阅读成就思想……

Read to Achieve

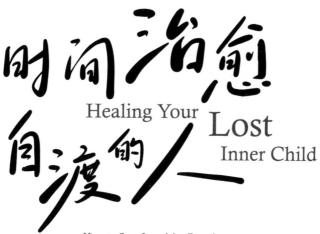

Healing Your Lost Inner Child

How to Stop Impulsive Reactions,
Set Healthy Boundaries and Embrace an Authentic Life

抱抱迷失在童年的自己

［美］罗伯特·杰克曼（Robert Jackman）◎ 著　黄子吟　辜子芮 ◎ 译

中国人民大学出版社
· 北京 ·

图书在版编目（CIP）数据

时间治愈自渡的人．1，抱抱迷失在童年的自己 /
（美）罗伯特·杰克曼（Robert Jackman）著；黄子吟，
辜子芮译．-- 北京：中国人民大学出版社，2024. 8.
ISBN 978-7-300-32972-7

Ⅰ．B84

中国国家版本馆 CIP 数据核字第 2024F6K186 号

时间治愈自渡的人：抱抱迷失在童年的自己

[美]罗伯特·杰克曼（Robert Jackman）　著

黄子吟　辜子芮　译

SHIJIAN ZHIYU ZIDU DE REN：BAOBAO MISHI ZAI TONGNIAN DE ZIJI

出版发行	中国人民大学出版社	
社　址	北京中关村大街 31 号	**邮政编码**　100080
电　话	010-62511242（总编室）	010-62511770（质管部）
	010-82501766（邮购部）	010-62514148（门市部）
	010-62515195（发行公司）	010-62515275（盗版举报）
网　址	http://www.crup.com.cn	
经　销	新华书店	
印　刷	天津中印联印务有限公司	
开　本	890 mm×1240 mm　1/32	**版　次** 2024 年 8 月第 1 版
印　张	8.125　插页 1	**印　次** 2024 年 8 月第 1 次印刷
字　数	162 000	**定　价** 119.90 元（全两册）

赞誉

罗伯特·杰克曼的《时间治愈自渡的人》这套书是数以万计的心理自助书籍中的一枚瑰宝。杰克曼在紧跟创伤缓解这一课题前沿信息的同时，出色地表达了个人的原创观点、概念和临床方向，每个饱受依恋创伤之苦的人都能感受到杰克曼对该问题真实而亲切的热忱。杰克曼对复杂心理创伤的理解，以及如何处理创伤的充满智慧的指导，将对读者产生永久性的影响。这本精彩绝伦的书能教会你如何保持乐观，如何鼓起勇气深入探索内心的羞耻感，从而达到治愈的效果。

罗斯·罗森堡（Ross Rosenberg）

教育学硕士，注册临床专业咨询师、注册酒精和药物成瘾顾问、注册性瘾治疗师，《人际磁石综合征：为什么你总被伤害自己的人吸引》（ *The Human Magnet Syndrome: The Codependent Narcissist Trap* ）一书作者，依赖共生治疗计划（the Codependency Cure™ Treatment Program）创始人

《时间治愈自渡的人》是一套出色易懂的书，作者罗伯特·杰

克曼是一名富有共情力和同情心的治疗师。这本书从头到尾都很流畅，虽然内容有深度，但语言通俗易懂。杰克曼以他独特的语言艺术，将来之不易的实践经验以有用、明确、合理和现实的方式呈现于书中，用自身的痛苦经历来帮助他人。读这本书时，我能感受到自己内心未治愈的部分需要温和地敞开，以便吸收书中的智慧。你的内在小孩将感谢你阅读这本书。

斯泰西·迪克尔（Stacy Dicker）

博士，心理学家，《心理学：运用宇宙的智慧来获得平衡并改善你的人际关系》（*Psychstrology: Apply the Wisdom of the Cosmos to Gain Balance and Improve Your Relationships*）一书作者

罗伯特·杰克曼是一位具有深刻洞察力的治疗师，拥有多年的临床治疗经验。在《时间治愈自渡的人》这套书中，他指出了存在于每个人心中的潜意识及其如何影响我们的人生观和与他人的互动方式。这套书提供了一种基于杰克曼自己过去经历的洞察方法，指导我们与所爱的人获得深层次的满足感和幸福感。在这个治愈过程中，我们将穿过迷雾重重的过去，找到通往理解、宽恕和幸福的道路，是一种美妙的感觉。无论你是幸运地痊愈（或部分痊愈）了，还是仍在毒性关系中挣扎，你都能从本书中获得深刻的智慧。

大卫·布伦韦尔（David Brumwell）

医学博士

《时间治愈自渡的人》这套杰作能让读者培养自我意识，深入探索自己的内心，治愈并觉醒为新的个体。我们都有内心的向导，能帮助我们成长，罗伯特·杰克曼唤起了我们那份治愈自己迷失的内在小孩的力量。

杰米·克鲁泽（Jamie Kruse）

社会工作硕士，临床社会工作者（创伤治疗师）

如果你花时间认真阅读罗伯特·杰克曼的《时间治愈自渡的人》，并按照练习册完成治愈过程，你一定会受益匪浅。这套书的作者是一位资深治疗师，书的内容条理清晰，充分反映了作者的同情心，并且能够有效治愈读者，使之内心得到成长。本书可作为蓝图，用来建立内外部的关系平衡，使人真正感受到快乐。我强烈推荐想寻求深度治愈却找不到合适方法的人阅读这套书，它是温和而有效的创伤治愈指南，是治疗师和来访者的重要资源。书中练习内容的价值远远高于买书的价钱。

斯科特·康克林（Scott Conklin）

艺术硕士，注册临床专业咨询师

在《时间治愈自渡的人》这套书中，罗伯特·杰克曼给予那些曾问过"为什么我总是这样"的人以深厚的同情和循序渐进的鼓励。他用非评判性的语言列举了若干个真实的案例，案例中的人努力找出了童年创伤的根源，并为保护自己免受触发事件的影响成功地建立了边界。识别和治愈过去的伤痛、为未来建立舒适和安全的边界、拥抱真实的生活，这些是我们所有人都应该努力追求的目标。杰克曼为我们的治愈之旅绘制了很棒的路线图。

卡伦·L.霍金斯（Karen L.Hawkins）

律师，法学博士、工商管理硕士，美国财政部国家税务局职业责任办公室前主任

罗伯特·杰克曼在《时间治愈自渡的人》这套书中，为治疗师和那些想要治愈内心创伤的人提供了全面的资源。通过调查研究、讲故事和列举真实案例，杰克曼帮助想要寻求自我整合的人从童年创伤中走出来。我相信这个世界会因这本书而变得更加美好，因为我们都需要治愈自己迷失的内在小孩。我向治疗师和任何希望感觉到快乐的人强烈推荐这本书。

乔·萨诺克（Joe Sanok）

播客博主，注册咨询师，Practice of the Practice 网站创建者

如果你发现自己一次次陷入同样的悲伤、愤怒或恐惧模式，如果你在关系中一次又一次经历了同样的痛苦，那么《时间治愈自渡的人》这套书就是为你准备的。罗伯特·杰克曼绘制了一张出色而

详细的路线图，帮助我们识别并治愈导致我们不断重复痛苦生活模式的内在创伤。这套书通俗易懂，包含了作者热忱的心意和来之不易的智慧。杰克曼引领我们进行重点练习，并运用他自己的例子和案例研究进一步阐明观点。这套书鼓舞人心，让人读起来很愉悦。

马克·普莱彻（Mark Pletcher）

文科硕士，注册临床心理专业咨询师，人际关系教练

《时间治愈自渡的人》这套书真正捕捉到了治愈过程的本质及其优雅之处，想要获得自我治愈的人会发现这套书内容非常有意义，配套练习册也颇具启发性。

乔尔·J.哈斯（Joel J. Hass）

医学博士，马萨诸塞州楠塔基特的家庭医生，文科硕士

推荐序一　带着地图踏上治愈之旅

邱丽娃

萨提亚家庭系统治疗资深讲师

隐喻故事疗法资深讲师

　　无论是心理学爱好者，还是走在自我成长路上的人，抑或是做心理助人工作的人，应该都很熟悉"内在小孩"这个词，而内在小孩的形成又与原生家庭脱不了关系。

　　卡尔·荣格（Carl Jung）曾说："每个成年人心中都潜藏着一个孩子——一个永恒的孩子，永远在成长，从未完成，需要我们持续地关怀、关注和教育。这是人类人格中想要发展并变得完整的那一部分。"

　　埃里克·伯尔尼（Eric Berne）还提出了"儿童自我状态"[①]的概念，这一概念最终被称为"内在小孩"。他的理论描述了自我状

---

① 埃里克·伯尔尼提出了映射人际关系的三个"自我状态"（three ego-states），分别是父母、成人和儿童。

态（或内在小孩）是我们内在阻塞情感能量的部分。为了愈合，我们需要与内在小孩重新建立联结，让他发声，这样他就可以释放痛苦了。

在《时间治愈自渡的人》这套自助式的自我治愈的书中，作者罗伯特·杰克曼引述了鲁米（Rumi）的一句话："在对错之外，还有一个所在，我将在那里遇到你。"这句话简明扼要地点明了这本书的内容取向——没有批判父母亲的对错，没有批评来访者的对错，而是把注意力放在如何治愈上。正如作者所说："在我的临床工作中，我关注的是一个人的功能、力量和应对能力，而不是仅仅关注他们的困难或问题所在。"

在你的内心深处，有一个迷失的、受伤的内在小孩，他蕴藏着智慧，渴望得到认可和治愈。而且，他还很容易迷路。

这套书——《时间治愈自渡的人》和配套练习册，为我们提供了一幅地图。地图上标有入口，告诉我们治愈的起点在那儿；还标有途径的路径，为我们的前进指引方向；也标有出口，能让我们最终拨云见日、柳暗花明。此外，这幅地图上还清晰地标记了旅途中重要的补给站，如果你感到累了、倦了、怕了，就可以去那里休息，重获能量后再次出发。

我忍不住想先和你"剧透"一些内容。

旅程的入口

自动化的反应

在我们成年后，之前那些习以为常的、已融入我们日常生活的反应，如果没有被提点、被告知，就会与我们相伴一生。这套书清楚地描述了迷失的内在小孩在我们的生活和工作中的一些表现，并能帮助我们分辨我们的哪些行为受到了迷失的内在小孩的影响（比如，冲动性反应方式就是迷失的内在小孩在影响成年人的行为）。

在入口阶段的工作重点是，分辨出有损健康、无益成长的表象行为内部的内在小孩。就像即将踏上旅程的旅人，在出发之前需要检查自己的鞋子是否有破损，鞋底有没有小石子。

旅程的路径

练习的方法

这套书不仅为我们呈现了童年的创伤、帮助我们了解受伤的内在小孩，还在配套练习册中提供了不少练习。相信你只要认真完成这些练习，就能让你迷失的内在小孩和你的成人自我相整合。

值得一提的是，配套练习册练习不仅有对《时间治愈自渡的人》要点和练习的提炼，还有更深入的升级练习。我们可以把这视为作者的一个个突破，我们也可以从中收获一次次成长。

真实案例

书中为我们呈现了不少的案例，还有作者自己的经历。这些案例就像一面面镜子，映照出了我们自己的迷失的内在小孩，让我们感同身受，并从这些案例中获得启发。

旅程的出口

最终目的

治愈之旅的最终目的是，经过发现和练习，我们可以与内在小孩建立更深的联结，让内在小孩与负责任的成人自我相整合。完成了这个过程，我们便抵达了出口。

运用工具

我们在儿童时期所使用的应对工具，到了成年后就不再适用了。因此，我们需要学会设置负责任的健康边界，使用功能性反应方式，拥抱真实生活，使用新的功能性方式。

沿途补给站

温柔对待自己

治愈从来不是一件容易的事，作者在这套书中一直提醒我们，要温柔地对待自己。

尊重过去

正如作者在配套练习册中引述的唐·伯特牧师（Don Burt）所说的"善待你过去的阴影"那样，我们要尊重小时候的经历。作者还说："你要知道，你在人生道路上行至今日，已经展现出力量、复原力和毅力，这也是在提醒你，你比之前任何时候都要强大。"

最后，希望你能手持这幅地图，拨开童年迷雾，让你的内在小孩与成人自我相整合，走向人生的康庄大道！

推荐序二　引领你走向内心深处的治愈之旅

糖心理

心理咨询师孵化平台

心理学普及平台

在人生的旅途中，我们都曾有过迷茫、痛苦和不安的时刻。这些时刻让我们感到无助和困惑，仿佛迷失了方向。然而，也正是在这些困境中，我们才有机会深入探索自己的内心世界，找到治愈和成长的力量。《时间治愈自渡的人》一书及配套练习册就像一盏明灯，照亮了我们走向内心深处的道路。

当得知有机会翻译这套书时，我们充满了激动与期待。我们深知每一本书的背后都蕴藏着作者的心血与智慧，而这套书不仅仅是一套自助书籍，更是一套能够触动我们内心深处的疗愈之作。

这套书的魅力在于它的真实和深入。作者罗伯特·杰克曼并没有回避那些让人痛苦的话题，反而通过真实的案例和故事，让我们看到了自己的影子。他的文字有一种独特的魔力，能够穿透层层防御，直达我们的内心深处。杰克曼以其独特的洞察力和同情心，为我们揭示了隐藏在每个人内心深处的创伤。他深知那些曾经受过童年创伤的人所经历的痛苦和困惑，因此他用极具亲和力的语言，讲述了自己对于心理创伤的深刻理解与解决之道。他告诉我们，这些伤痛并不是我们的错，而是我们成长过程中的一部分。通过理解和接纳这些伤痛，我们可以找到通往自我治愈的道路。他将那些深奥的心理学理论转化为易于理解的语言，娓娓道来。这样的文字，无疑是对那些饱受童年依恋或创伤之苦的人的巨大慰藉。

书中的每个章节都充满了智慧和温暖。杰克曼鼓励我们保持乐观和勇气，去深入探寻那些曾经让我们感到羞耻和痛苦的领域。他让我们明白，只有当我们勇敢地面对自己的过去，才能真正地拥抱未来。他教会我们如何与内在小孩对话、如何倾听他的需求和声音。在这个充满压力和挑战的社会中，我们往往忽视了自己的内在需求，忘记了那个纯真无邪的自己。这套书则能提醒我们，只有当我们重新找回那个迷失的内在小孩，才能真正地找到幸福和满足。

在阅读这套书的过程中，我们多次被书中的内容打动。杰克曼以他的亲身经历为例，为我们展示了如何面对和解决内心的创伤。此时，他不仅仅是一个治疗师，更是一个有着深厚共情力的个体。他用自己的痛苦经历来帮助别人转变他们的痛苦经历，这样的慈悲与智慧让人敬佩。

我们也时常被书中那些真实的案例打动。这些案例不仅仅是关于创伤的，更是关于勇气、爱与成长的。杰克曼强调了识别和治愈过去伤痛的重要性，以及为未来建立舒适和安全界限的必要性。对于我们每一个人来说，这样的观点都是极具启示性的。它让我们明白，每个人都在经历着自己的挣扎和痛苦，我们并不孤单。通过理解和同情他人，我们可以建立更健康、更深刻的人际关系，让自己和他人都受益。

此外，杰克曼还在这套书中为我们提供了一系列实用的工具和技巧，能帮助我们建立更健康的人际关系，保护自己免受触发事件的影响。这些工具并不是空洞的理论，而是基于作者多年的治疗经验和深入研究得出的结论。它们既实用又有效，还具有可操作性，可以帮助我们在日常生活中逐步改变自己的行为和思维模式，走上治愈之路。

值得一提的是，这套书不仅适合那些正在经历心理创伤、情感困扰的人自我治愈，对于心理咨询与治疗的专业人员也具有很强的指导意义。它提醒后者要始终保持对个案的共情和关怀，要用心倾听他们的故事、理解他们的痛苦。阅读此书，一定会给你带来意想不到的收获和启示。

最后，我们要感谢作者罗伯特·杰克曼为我们带来了这样一套杰作。他的智慧和经验为我们提供了宝贵的资源和支持。我们也希望更多的读者能够受益于这套书，共同探索、共同成长、共同疗愈。我们相信，无论你是谁、无论你在哪里，这套书都会给你带来深刻的启示和疗愈。

让我们一起踏上这趟找回真实的自我的旅程吧！

致谢

致我已故的父母罗斯·玛丽和鲍勃·杰克曼，感谢你们一直以来对我的信任，用爱填满、丰富了我的心。在我的内心深处，有着你们建立的关于家庭、爱和自我信念的坚实基础。谢谢你们一直鼓励我去追寻梦想，为之奋斗，我每天都在思念你们。

致我的妹妹辛迪·范·利埃，感谢你一直在我身边，你的出现给我的世界带来了光明。你不仅是我的妹妹，还是我的朋友。每一天，我都为身为你的哥哥而感到骄傲。我无法想象如果没有你，生活将会变成什么样。你是一个各方面都很出色的人，我爱你！

致我的爱人德鲁·考德威尔，感谢你过去30年所展现出的善意、爱意和坚定的力量。感谢你始终认为我是一个了不起的人，相信我能做任何我想做的事。谢谢你在我出现伤痛时，给予我理解和同情。如果没有你，我就不会成为今天的我。我无法想象与他人分享生命旅途，我爱你！

感谢这些年在我的职业生涯中与我分享你们内在小孩故事的人，你们拓展了我的思维。我从你们身上学到了很多，这令我感觉自己变得更充实了，我为此心怀感激。

感谢我的所有朋友，是你们听我滔滔不绝地讲述正在写的这套书。你们给予我无限的鼓励和爱，谢谢你们！

感谢"男人的胜利"（Victories for Men）团体中的兄弟们，你们的真情流露为我创造了一个安全的空间，也让我能够坦露心声，更加了解自己。2008年，我想更加了解自己，希望获得更多的方法治愈我的伤痛，于是开始参加"男人的胜利"团体的周末静修活动。在那里，我遇到了很多同样在寻找如何治愈内心中童年创伤的男人，他们既勇敢又脆弱，坦诚相待并富有同情心。我不仅结识了志同道合的朋友，彼此建立了深厚的友谊，还学会了如何表现出健康的男子气概。我修复了自己绝大部分"成为男人意味着什么"的扭曲的世界观，并努力治愈童年创伤，从而拥抱了真实的自我。谢谢兄弟们！

致敬我的导师克里斯汀·阿姆斯特朗（Kristin Armstrong），她让我明白了为拥有充实的生活建立强大边界系统的重要性，以及从过去的创伤中也能发现自爱。多年来，您睿智的建议给了我很多帮助。您既是良师亦是益友，谢谢您！

感谢我的另一位导师——已故的唐·伯特牧师，他让我知道"家是造就人的地方"，让我谨记我是一个普通人，但我也是一个独特的精神存在。

特别感谢那些在心理学、哲学和精神领域的领路人和思想领袖，他们对我自身的疗愈和创建治愈过程带来了巨大的影响，我是站在巨人的肩膀上发展我的理论的。

感谢已故的约翰·布雷萧（John Bradshaw），他是《回家吧，受伤的内在小孩》（*Homecoming: Reclaiming and Championing Your Inner Child*）一书的作者。20 年前，我参加过一个周末静修活动，约翰和克劳迪娅·布莱克（Claudia Black）带领我们走过了约翰所创设的治愈过程，让我学会了更加深入地与我的内在小孩建立联结。约翰帮助我理解通过给内在小孩写信所能实现的深度治愈，以及内在小孩与成人自我的整合是治愈过程的关键。

感谢《依赖症，再见！》（*Facing Codependence: What It Is, Where It Comes From, How It Sabotages Our Lives*）一书的作者皮亚·梅洛蒂（Pia Mellody），感谢她在**依赖共生**①（codependent）领域所做的开创性工作。我参加过一个星期她举办的名为"诱导后治疗"（Post Induction Therapy）的强化培训，学会了一种理念：通过创伤时间轴审视自己的过去，并识别其中发生的创伤事件。我还从她那里学到，儿时的我们如何发展出应对创伤、健康边界系统的功能，以及它们如何使我们在人际关系中有安全感。我基于她的工作进行了拓展，创建了冲动性反应方式（又被称为"受伤的情绪反应方式"）、时间轴概念和情绪反应量表。"功能性成人"（functional

---

① 请注意，本书加黑的术语的定义详见本书"附录 C：术语表"。

adult）一词最初也是由皮亚·梅洛蒂和特里·里尔（Terry Real）提出的。

感谢芭贝特·罗思柴尔德（Babette Rothschild），她是《治身疗心：创伤治疗的心理生理学》（*The Body Remembers: The Psychophysiology of Trauma and Trauma Treatment*）一书的作者。她让我清楚地了解到，经历创伤时大脑功能和记忆是如何运作的、创伤共鸣是如何储存在身体中的，以及治疗师为了探索和治愈创伤，在创建安全环境中的作用。

感谢我的朋友罗斯·罗森堡（Ross Rosenberg），他是《人际磁石综合征：为什么你总被伤害自己的人吸引》一书的作者。罗斯在该书中探讨了自恋者和依赖共生者之间的吸引力，并解释了依赖共生者行为中不断出现的深层创伤模式的起源，直到它们被治愈。罗斯，感谢你成为大家的引路人！

在我早期的心理治疗学习中，我受到了心理学家卡尔·荣格的启发。他称儿童原型为"**内在小孩**"（inner child），是这一概念的创始人。荣格写道："每个成年人心中都潜藏着一个孩子——一个永恒的孩子，永远在成长，从未完成，需要我们持续地关怀、关注和教育。这是人类人格中想要发展并变得完整的那一部分。"

感谢艾瑞克·伯恩（Eric Berne）博士，他是《人间游戏：人际关系心理学》（*Games People Play: The Psychology of Human Relationships*）一书的作者，提出了"沟通分析"（transactional analysis）的概念。

伯恩博士还提出了"儿童自我状态"（child ego state）的概念，这一概念最终被称为"内在小孩"。他认为，儿童自我状态（或内在小孩）是我们内心阻塞情感能量的部分，为了愈合，我们需要与内在小孩重新建立联结并让其发声，从而释放痛苦。他的工作成果以及其他对我产生影响的人的工作成果，帮我全面发展了"**负责任的成人自我**"（responsible adult self）和"**创伤年龄**"（age of wounding）的概念。

其他对我产生影响的思想领袖还有：《生命的重建》（*You Can Heal Your Life*）一书作者露易丝·海（Louise Hay）、《天才儿童的悲剧》（*The Drama of the Gifted Child: The Search for the True Self*）一书作者爱丽丝·米勒（Alice Miller）、《身体从未忘记：心理创伤疗愈中的大脑、心智和身体》（*The Body Keeps the Score: Brain, Mind, and Body in the Healing of Trauma*）一书作者巴塞尔·范德考克（Bessel van der Kolk）、《开启你的惊人天赋：科学证实你能活出极致美好的人生状态》（*Becoming Supernatural: How Common People Are Doing the Uncommon*）一书作者乔·迪斯派尼兹（Joe Dispenza）博士。

前言

你之所以选择这套书，可能是因为你疲于不断重复某种关系模式，你想要终止。也许你曾为改变循环做了一些尝试，试过一些权宜之计，甚至接受过治疗，但都无济于事。同样的模式仍在你的生活中重复，你的努力换不来任何收获。

你是否曾问过自己以下问题？

- 为什么我不断地犯同样的错误？
- 为什么我要继续和有毒的人相处？
- 为什么我感到心中有一个无法消失的空洞？
- 为什么我要将自己的权力拱手相让，让别人来决定我是什么样的人？为什么我自己的感受无关紧要？
- 为什么我拒绝他人的接近，哪怕对方是好人？为什么我不能允许他们靠近我？
- 为什么我总是在用语言攻击完别人之后，才保证再也不这么做了呢？
- 为什么我要改变自己迎合他人？

- 为什么被爱如此困难？我值得被爱吗？

- 为什么我总是自我怀疑，并总在事后批评自己？

- 为什么我感到如此受伤和愤怒？

- 为什么我为别人做了那么多事，却没为自己做什么？为什么我要自我破坏？

- 为什么我总觉得自己有必要对每件事、每个人负责，并需要掌控一切？

- 为什么我总与不适合我的人约会或结婚？

- 为什么我觉得自己是个失败者，毫无价值？

- 为什么我想要逃离自己的生活？

在某些时刻，你很可能问过自己这类问题。有些人试图自己回答，还有些人会向家人或朋友寻求帮助，找出问题所在。这种做法往往导致你从别人那里得到许多无益的建议，然后越发感到困惑——因为他们往往没有类似的经历，只会纸上谈兵，向他们求助就像从汽车保险杠的贴纸上获取建议一样不切实际。

其实，这些问题的答案就在你的内心深处。**在你心里有一个迷失的、受伤的内在小孩，蕴藏着智慧，渴望得到认可和治愈。这种未被承认的痛苦是所有问题的根源，这种伤痛在生活中不断显现，乔装成冲动的反应和过分夸大的回应。**

正视自己受伤或困惑的部分是需要勇气的。当然，很多人认为这就是生活本来的面目，他们不愿费尽周折地治愈自己。很多人安于现状，以同样的方式应对生活，日复一日，每次却期待会有不同的结果。打开本书，就意味着你已准备好去倾听自己的想法、痛苦和心声，治愈自己并改变应对生活的方式。

你可能了解自己的一些模式，也知道自己的情感伤痛所在，但你可能不清楚为何会变成这样。你知道曾经尝试的方法哪些奏效了、哪些令人失望。

治愈过程（即治愈并拥抱真实的生活）能帮助你治愈并释放那些植根于情绪伤痛中的不正常模式——它们是很久以前形成的。治愈过程也是一个转变过程，将帮助你逐渐明确并治愈那些不再适合你的、受伤的部分，引导你进行全新的内在疗愈。这个过程结合了许多方法和练习，帮助你理解引发你的反应和应对方式的根本原因。通过这一转变过程，你能够开始理解并承认你原有的、特定的伤害模式。一旦你完成了这个过程，你的伤痛就会开始与你负责任的成人自我相整合，而不再是未知的，你也不再会感到迷失。你不仅会明白自己做出那些冲动决定的原因，还会看清阻碍你获得满足感的关键模式，你会从挣扎的状态变为主动发展出更多、更丰富的情感。

治愈过程不仅为你重新找回**稳定**（grounded）、真实的自我，还能帮你在应对当前困境时意识到自身的复原力。这个过程能帮助你尊重那些努力保护你安全的部分，并审视那些与你背道而驰、阻碍你追求真实生活的部分。你将学会识别自己身上的幻觉，以及消极、局限性的信念。现在你也许还不清楚冲动性反应与你的童年创伤之间存在何种关系，但在完成治愈过程后，这些问题很快就会迎刃而解。这个过程会让你感到自己更加完整，并且能更好地掌控生活。

治愈过程能帮助你内心受伤的年少部分（也就是你感到迷失并正在探寻的受伤的内在小孩）与你负责任的成人自我整合在一起。在痊愈之前，受伤的部分会不断被触发，疯狂地显现，试图掌控一切并冲动地做出错误的决定，你负责任的成人自我就必须收拾烂摊子。**你要做的就是帮助你的成人自我建立所需要的反应方式，让你能够回溯过去，安抚受伤的内在小孩。**你的成人自我是自信的、有安全感的，能够掌控一切，能强化对迷失的内在小孩的爱，帮其设立强有力的边界，并告诉受伤的内在小孩："一切都会好起来的。"你将意识到受伤的自我是何时、以何种方式出现的，并获知需要治愈什么才能与成人自我相整合。毕竟，你只有了解自己的过去，才能明确将来的方向。

通过阅读真实人物的故事，完成每章节的练习，你将看到早期生活中建立的所有关系模式。一旦你看清重复发生的模式和主题，就不会再无意识地重复。当你注意到那些模式的那一刻——你灵光一现，恍然大悟——治愈就发生了，这是一个优雅的时刻。事实上，在治愈过程中，你会有很多恍然大悟的时刻。

随着时间的推移，你开始能看见并感受到自己的变化，因为你有意识地创造了自己的世界，而不是冲动地做出反应。你不再沉浸于白日梦的幻觉中，你要活在当下，先考虑自己，再考虑他人。你一定能够卸下所背负的痛苦，放下"你注定终生都要背负情绪伤痛"的谎言。

治愈内在小孩能帮助你找到问题的根源——核心创伤，而不是用创可贴盖住伤口，然后希望它能够自己好起来。"治愈内在小孩"这个概念并不是我创造的，在我之前，很多思想领袖提出了不同的方法来对待受伤的内在小孩。我怀着尊敬与谦卑之心承认，我的工作和灵感源于很多人的工作成果。我在这里提供的是我的治愈内在小孩的方法，和通过处理受伤部分，与真实、具有复原力的自我建立联结的方式。

在我的临床工作中，我关注的是一个人的功能、力量和应对能力，而不是仅仅关注他的困难或问题所在。我透过他痛苦的表象，与其睿智、真实、理性的部分对话，鼓励这部分为自己挺身而出，这种积极的心理学方式邀请痊愈部分成为受伤部分的支持者。在你阅读这套书时，你会发现自身的智慧、真实和复原力一直都存在，等待你的召唤，来帮助你受伤的部分愈合。

你会发现，书中有些内容与你的经历直接相关，有些内容则能让你有机会看到别人遭遇的困难。即使你认为自己有太多的情绪问题需要处理，也要充分相信自己，因为你遵循了治愈过程。你将会清楚地了解自己在何时、何地，是如何变成现在这样的，以及接下来你需要采取哪些行动。

在你阅读本书的过程中，可能会遇到难以承受的部分，这是很自然也很正常的。你可以结合配套练习册来做练习。如果你在做练习时感到难以承受，那么你可能需要与熟悉内在小孩工作的专业治疗师聊聊。

这套书并不能完全替代心理治疗，更确切地说，它只是我所知道的方法，也是我多年来帮助许多人痊愈的经验。我自己也曾使用该治愈过程来治愈我的童年创伤，并将其与我的成人自我整合。

慢慢来，享受这段旅程。在你走过后，你会对自己和与他人的关系有更清晰的认知。**治愈过程是让你更加了解自己，而不是改变自己。**

你准备好重获自由、做真实的自己了吗？如果你准备好了，那么我希望你能在这个过程中相信我，也相信你自己，你比你想象的更坚强！

目录

第 1 章

伴伤前行

夜深人静时，我独自撑着一叶小舟，周围的一切都是模糊的，苍茫的大海无边无际，灰白的浮云弥漫长空。我就想这样浮沉于海面，但我内心早已与深海结下不解之缘。

——鲁米

你有没有注意到？有些人能把自己的生活打理得井井有条，忠于自己；有些人的生活则是支离破碎的，不断重复上演相同的闹剧。

很多人不明白为什么自己总是会吸引一些对自己不好的人，或吸引那些自称是你的朋友却给你的生活带来更多混乱的人。最有可能的是，**你受伤的部分无意识地选择与有类似遭遇的人建立关系。也就是说，受过伤的人总会相遇。**

在成长历程中，当我们被忽视、被拒绝或被摒弃时，我们会感到受伤。有些人还会遭遇巨大伤害——他们被虐待、被忽视或遭受其他类型的创伤。一路走来，我们都竭尽全力地用自己的方式去摆脱所受到的伤害。无论我们如何面对伤痛，它都会在我们的内心深处扎根，占据我们的情感空间，影响我们对自己与外界的关系的看法。

创伤事件对每个人的影响不尽相同，有些人能淡然处之，有些人的伤痛深入骨髓。**每个人都有处理、应对和战胜情绪创伤的复原**

力。有时创伤和伤痛会一直伴随着我们，藏匿于日常生活中。我们会将伤痛埋在内心深处，不去想它，因为往事再次浮现会令自己非常痛苦。

如果我们不承认自己遭受的痛苦和伤害，它们就会换一种方式出现，试图让我们承认自己所遭受的一切，迫使我们面对这些痛苦和伤害。**情绪**（emotion）是内心的信使，总想引起我们的注意，但大多数人会抑制这些信号或全然忽略它们。

你或许已经习惯伴伤前行，你可能会想："我知道发生过这件事，但这已经是很久以前的事了。我想忘了这些痛苦，不想再回忆了。"然而，痛苦一直伴随着你，并想方设法地想让你承认它的存在。除非你应对它，否则它会一直存在。伤痛往往以间接的形式出现，让你偏离方向、失去平衡、变得抑郁和焦虑。

来找我咨询的人有着各种各样的痛苦和创伤的过往。许多人都曾遭受过严重的伤害，包括精神、身体和性方面的创伤，而且往往是由亲近的人造成的。人们通常很难去思考这类创伤性事件，更别说去深入探究了。大多数人都会竭尽全力地去忘记或远离这些创伤，他们会把发生在他们身上的事告诉我，我是唯一知情者。我认为需要对那些因创伤经历而产生的情绪进行特殊处理，并予以特殊照顾。

如果你小时候曾遭受过创伤，那么你需要了解以下几点。

- 无论你小时候做过什么，别人都无权这么对待你。

- 那些施暴者比你年长，更有权势，对你有影响力。

- 这种事现在不会发生在你身上了。

- 你并不孤单，你可以寻求专业的帮助来处理这些痛苦。你既能痊愈，也能摆脱痛苦。

如果你过去曾被伤害，感觉自己支离破碎，那么你要知道还有一部分的你是完整无缺的。这就是你真实的部分，未被他人触及，而这部分正是治愈的关键。

我年轻时，会不自觉地选择与自恋、受过伤的人为友。当时的我懵懵懂懂，后来才明白，我心中那个受伤的小男孩本能地知道如何与需要关注和认可的人相处，这是他选择的结果，而我会促使这些发生，同时将自己的需求搁置在一旁。我不需要考虑怎么做，也不需要去想如何与这类人相处，因为我已足够了解他们，但我却不了解自己。

> 若我都不为自己考虑，别人就更不会了。

我来自一个酗酒的家庭，这种家庭环境对年幼的我造成了伤害，使我形成了依赖共生。我将此视为监督和调整自己的方式，改变自己以配合他人的需求，而不是为自己活着。在治愈过程中，我学会了如何与痛苦共存、剖析痛苦、应对一些复杂的**感受**（feelings），以及重新融入真实的自我。我知道我能够做自己，不需要通过为他人付出来获得价值感。通过治愈过程，我内心的伤口得以愈合，进而整合我所有支离破碎的部分，成为一个完整的成年人，身边都是尊重并爱我的人。现在的我从专业角度出发，用相似的方法帮助遭受过创伤的人。

我经常与来访者分享我的故事，让他们知道自己并不孤单。当我讲述自己的经历时，来访者能听出我所经历的痛苦，以及我在治愈过程中的自我觉察。我常

> 我们的痛苦在寻求认可。一旦我们与自己的创伤产生联结，治愈之门就会打开。

常会收到来访者的感谢，因为我的经历让他们知道：有人也有过类似经历，他并不孤单。见证他人的治愈过程是一种很好的治疗方式，让我们不再感到孤单，也让我们彼此相依、不断成长（你将在第 3 章读到更多我的故事）。

我认为多数人都患有轻微的创伤后应激障碍（posttraumatic stress disorder，PTSD）。我无意贬低该障碍的诊断标准或轻视罹患该障碍的患者，只是想说明我们都经历过一些无法摆脱或不断在脑海中回放的事件。

你的情绪痛苦与你相关，它只对你有意义。别人听了你的故事后可能会说："哦，这没什么大不了的，我的情况更糟。"也许事实的确如此，但这又不是什么"最具戏剧性童年创伤奖"的比赛。我们每个人都背负着伤痛，这是你尊重并认可自己的情绪，并在最终获得治愈的机会。

循环的痛苦

我们都背负着一种痛苦，我称之为**循环的痛苦**（recycled pain），即当某些事引发旧伤时，过去的伤痛就会不断显露出来。你已经将这熟悉的伤痛深埋心底，即使你发现自己其实无法逃离，也希望可以忘记。

为了阐明循环的痛苦，我来举一个例子，这个例子可以说明受伤的幻想是如何成为你的一部分，而你又是如何对它们变得麻木的。

案例

儿时发生了一件令你感到震惊、困惑的事。这是一种全新的体验，让你感到束手无策。你只知道自己并不喜欢这种体验以及由此产生的感觉。

你感到受伤，为之痛苦。你的情感部分将这些经历视为"感觉不太好"的事，如果严重就会将其视为创伤，这是最初的**核心创伤**（core wounding）。

最初的核心创伤和情绪痛苦被冻结了，时间停滞在发生重大创伤事件的年龄（以五岁为例）。

你日渐长大，年幼时受伤的部分却被冻结了，并未与其他部分一起变得成熟，还会被与你五岁时所经历的类似事件触发。之前糟糕的感受再次涌上心头，让你循环经历着痛苦。

你的受伤部分付诸行动，要么采取防御和保护措施，要么自我封闭，变得沉默寡言，不为人注意。

你现在已经形成一套**受伤的情绪反应方式**（wounded emotional response tools）来应对特定情境。当类似的创伤事件再次发生时，你就会自动使用**冲动性反应**（impulsive reactions）来应对。

你心中那个受伤的五岁小孩总是站在一旁，怅然若失、过度警惕，生怕坏事再次发生。

成年后，如果类似的事触动了你心里那个五岁的小孩，他就会站到负责任的成人自我前面，用受伤的情绪反应方式做出应对。你所做的决定和情绪化反应都出自五岁的小孩，包括思维逻辑、语言用词和表达方式，这就是"你表现得像个孩子"这句话的由来。

你负责任的成人自我因伤痛的错觉待在原地，默默地看着这一切，对事态的发展束手无策。你内心五岁的自我在极力地保护你，不希望坏事再发生。

待这场闹剧步入尾声，五岁的小孩又回到了休眠和戒备的状态，等待再次被触发。

你负责任的成人自我感到茫然和困惑，不知道发生了什么，也不知道自己为什么要那么做。

你开始忘记和忽略刚刚发生的一切，继续生活，你对因不时触发受伤的部分而产生的有毒的循环痛苦视而不见。

处理这种循环的痛苦令人精疲力竭，回想一下你重演了多少次受伤小孩的戏码？也许每天都有很多次。如果这种循环的痛苦得不到治愈，它就会不断地被触发，持续出现、重复上演。我认为这是潜意识试图治愈伤痛的一种方式，但我们的身体、精神和灵魂不应承受如此沉重的情感负担。

你会多长时间陷入一次循环的痛苦中呢？你能想到哪些例子？其实这些都是感觉失控或夸大的反应。

重复错误的选择

让痛苦循环的另一种方式是重复做出错误的选择。比如，你的亲友可能不断地与同一类型的人约会甚至结婚，有些人并非良缘，可能都不是好人。你不明白为什么有人会有意选择与前任相似的人交往。你会想，既然连你都能发现这一点，那么为什么他们自己发现不了？也许你也会做同样的事。

我们常常在不知不觉中允许他人进入我们的生活，试图上演儿时伤痛的剧情。我们所选择的人往往也经历过我们童年体验到的创伤，这就是"伴侣身上有父母影子"的原因。

你一直在与同类型的人交往或结婚吗？你是否依然选择有毒的人或情感吸血鬼做朋友？你对事件或经历是否有相似的反应，例如严厉斥责、大喊大叫、畏缩不前？如果这些反应很明显、很激烈，那么事后你可能会意识到是自己反应过度了。你可能想知道，明明不是什么大事，为什么你会有这么大的反应？这是因为你的创伤显露出来了，它的出现是因为你内在的某些东西被触发了，并引发了深层的情绪伤痛——循环痛苦模式。你受伤但未治愈的部分被触发，它便决定了如何应对当下的情况。这个受伤的部分与最初的重大情感事件息息相关，你会基于深埋的情感伤痛不断重复错误的选择。这个受伤的部分并未与你成熟的、负责任的成人自我相整合，而是与之分离开来。

冲动性反应

案例

　　马丁和劳拉是一对到访我治疗室的夫妻。马丁经常对能引起他紧张的事产生强烈的反应。每当他被触发时，都会冲动地给亲友发类似这样的短信："我不能再这样下去了，我再也受不了了！"亲友在收到他的短信后，自然会很担心他的安危。

　　劳拉会试图帮助他，想让他冷静下来，会跟他讲道理。可是，马丁则陷入了负面情绪的怪圈中，他认为自己所做的一切都糟透了，并且无可救药。由于缺乏洞察力，他只能情绪化地处理问题，而劳拉则比较理性。他们无法理解对方，也不能产生共鸣。

我用了一个比喻来帮助劳拉理解马丁的行为。我解释道，当马丁情绪激动时，他说话的方式并不像个成年人，而像个不知所措的小孩。他的言语和反应来自他内心年幼的部分——那个心烦意乱的五岁小孩，希望有人能倾听、看到他的痛苦。马丁心中那个受伤的小孩希望自己的感受能被认可，不希望劳拉跟他讲道理。

劳拉立刻就明白了，我的比喻帮她理解了马丁的反应，她变得更有耐心了。当然，马丁是一个有工作、身背贷款、有家室的成年男性，他不是一个年幼的小孩，但他的一部分却在情感发展的过程中停滞在年幼时期。当他受伤的部分被难以承受的事情触发时，这部分的他就会认为儿时的痛苦经历要重演了，于是这个小孩就会走到他成人自我的面前，做出冲动的反应。

通过治疗他内心受伤的小孩，马丁现在几乎不会再有那么激烈的反应了，因为他了解了自己背负的伤痛的发展变化过程。劳拉也不会再在马丁情绪激动时跟他讲道理或理性分析他的经历，而是更关注他的情绪，承认他的感受。马丁如今正在学习如何与自己受伤的部分相处，调整表达感受的方式，劳拉也在学习以一种新的方式倾听他的心声。

> 无法拥抱阴影的人亦无法拥抱光明。要么拥抱所有，要么两手空空。
>
> ——杰夫·布朗（Jeff Brown）

冲动性反应是我们受伤的部分的应对方式，我们无法做出成熟的反应，冲动成了我们的首选。随着时间的推移，我们在成长过程中逐渐形成了这些冲动性反应，并收入受伤的**情绪反应方式**

你的冲动性反应方式在支持你迷失的内在小孩表达伤痛。

（emotional response tools）中，以供需要时使用。从青少年期到成年期，冲动性反应一直伴随着我们，我们无意识地使用冲动的方式，却不知道这样会强化我们循环的痛苦。

作为成年人，我们会根据自出生起获得的各种经验来应对不同情景。我们通过观察身边成年人的行为模式逐渐形成自己的行为模式，或根据自己的反应形成一套反应模式。这些情绪反应方式伴随着我们，其中有一些能帮助我们建立更好的人际关系，另一些则会损坏甚至摧毁关系。

情绪反应方式有两种类型——功能性反应方式和冲动性反应方式（又被称为"受伤的情绪反应方式"），二者都归属于我们的**情绪反应方式合集**（emotional response toolbox）。有时，使用冲动性反应方式（比如，大喊大叫或责怪他人）更加容易，因为当我们感到不安时，更容易使用发泄愤怒的方式，而不是成熟理性地去讨论。有时，如果我们不着急，让自己慢慢来，就能很容易找到功能性反应方式（比如，尊重和讲道理）。当我们深吸一口气，变得理智清醒时，我们就会选择这类方式，因为我们知道，使用冲动性反应方式有时会使结果更糟。

总之，成熟理性的功能性反应是我们有安全感和责任感时会使用的方式；而当我们不理智、心怀戒备时，就会使用冲动性反应方式。

我们了解自己的冲动性反应方式，因为我们从小就用它来应对发生的状况，且最终能够解决问题。虽然在我们成年后，冲动性反应方式可能就无法起作用了，但它确实曾在儿时帮了我们大忙，帮我们驾驭生活。当家里一片混乱或有坏事发生时，我们借助它获得自我掌控感，哪怕只是自我制造的幻觉。这些反应能让我们感到好受，觉得是自己在做选择，而不是他人替我们做选择，更不是他们将伤痛投射到我们身上。我们无意中创造了一个由复杂的情绪反应方式组成的百宝箱，让自己能够应对感觉上混乱不堪的世界。

这些方式当时对我们是有用的，但如今却不适用了。尽管如此，我们在长大后仍然会不自觉地选择这些方式并将其应用到人际关系中，因为这是我们熟悉的方式。

现在，请翻开配套练习册，完成"练习1：你的冲动性反应方式"。

伤痛如何显现

成年后，我们童年的伤痛会以多种形式在生活中显现出来。正如你在练习中发现的，这些反应大不相同，要么以性和赌博来回避，要么大喊大叫、冷嘲热讽，或变得畏缩不前，不想被注意到。举个例子，你也许发现自己通过透支消费、酗酒、沉溺色情文学来逃避某种感受，或会与他人发生争执。这些行为源于你受伤的部分，想要被你承认。**你的核心创伤和迷失的内在小孩通过这些表达想要被治愈的意愿，这样你所有的部分才能合为一体，继续前行。**

冲动行为来自你伤痛的部分，在情感方面从未与其他部分一起成长，这部分的情感被冻结了，不断重复伤痛模式。如今，你已

> 伤痛是我们不愿面对的真相，我们希望它能消失。

是成年人，肩负着很多责任，身处不同的人际关系中。但当你听到、看到、感受到或被某些事物触发了童年的伤痛时，沉睡的伤痛就会被唤醒，让你在时间的长河里逆行，像个幼稚的孩子一样，只想发脾气、逃避、大喊大叫、摔东西，或坐在水坑里大哭。

这些内心的伤痛是如何被触发的呢？假设你的家人认为你小时候很笨，且他反复提到这件事，其他人也说过类似的话，你就会感到羞耻。你从中学会了伪装，把别人不喜欢的那部分藏起来。哪怕你清楚别人对你的评价不一定是真的，你也不去讨论、拼命否认、想要摆脱。

随着时间的推移，你开始相信这部分的你是不好的、不如别人的。每当有人提到这一点，你的身体就开始发热，变得局促不安、

尴尬紧张。你希望自己能够躲起来，不被别人注意到，这种情绪伤痛正逐渐被触发因素**激活**（activated）。

许多生理问题也可能与早期创伤有关，我就曾将童年的伤痛经历内化了。小时候家庭环境混乱，影响了我的肠道，令我从小就有各种肠道不适的问题——因为我是一个富有共情力的小孩，我陷于混乱的情绪中，不知该如何应对周围强烈的情绪，于是我的腹部吸收了烦躁的情绪，使得我肚子疼。我屏住呼吸，试着压下不适感，之后转变成内心的焦虑感。我不知道如何表达这些感受，也不知道如何应对。

我试过想要告诉母亲发生了什么事，但我说不出话。以小孩的理解程度和表达能力，该如何解释这些让我感觉不堪重负的复杂情绪呢？后来我知道，当时我也是在努力保护母亲免受我的情绪影响，我不想让她难过，所以没告诉她我不喜欢父母大喊大叫。我认为要是我跟她说了，她就会对我失望。于是我就一直肚子疼，强忍着情绪，内化了家里强烈的情绪负能量。我在保护母亲，也在努力保护自己。

关于父母

我想花点时间谈谈我对父母的感受，可能非常复杂，但你一定要记住的一点是：**我们的父母或监护人，已经尽了他们最大的努力。**你可能很想责怪他们，你也可能已经在这样做了，但我希望你能停止，**温柔地看待他们，认可他们的努力**。

这并不是否认你的感受，而是希望你可以客观地看待自己的处境，不要迷失在习惯性自责、羞辱和指责中，因为多数人都是这样严苛地对人对己的。**我们要尊重自己的人生经历，知道每个人都有自己的奋斗目标和成就，同样，多数人心中也有许多未解决的伤痛，其中有一些与父母有关。**

我很幸运，能从心底感到父母无条件的爱。他们给予我关爱，为我感到自豪，无论是过去还是现在，他们无条件的爱都是一份丰厚的礼物，也是我最大的财富。

> 我们必须学会把童年没得到的东西给予成年后的自己。

我知道很多人在孩提时不曾感受过父母无条件的爱，有些父母也许不是爱的典范，但我相信他们已经尽力了。我知道我的父母已经尽力而为，有时我需要的比他们能给我的更多一些。**治愈过程的理念是：你知道过去发生了什么，如今你有能力去给予你内在小孩所需要的。**

我们的伤痛故事

也许你能对我的童年产生共鸣，但依然认为你的童年还不错，这很正常。事实上，在来访者的首次会谈中，大多数人都会告诉我他们的童年相当正常，没发生什么大事。他们形成了这种应对技巧，帮助他们对在**原生家庭**（childhood family）中发生的一些事感到好受些。

从出生到 20 岁，我们的核心创伤经历在成长过程中逐渐形成，并在我们如何看待自己和他人、如何与他人交往方面形成不正常的模式。**伤痛创造了我们自身的故事，即我们如何看待自己、如何叙述自己（narrative）、应得到什么。**我们开始相信那些半真半假的故事，将自我感受与所经历的事结合，那些未被治愈的核心创伤是不断出现伤痛模式的根源。

当我们认为"我曾被虐待、忽视、伤害和拒绝，因为我是一个坏人，我不配要求得太多"时，如果我们没有强大的边界，就会把树立自我价值感和身份认同感的权力交予他人，放弃自我意识，从根本上放弃自我。我们开始背负他人的伤痛，围绕他们对我们的**投射**（projections），即我们是谁、我们该是什么样子而活着。在这个过程中，我们压抑并埋葬了真实的自我，放弃了自我价值感、自爱、自信和自尊。

> 我们学会了比别人更讨厌自己。

在我们的成长过程中，可能会将美好或糟糕的记忆套入贺曼电影（Hallmark movie）①的情节，安慰自己："每个人在成长过程中都会遇到挫折，这很正常，但结果终归是好的。"成年后，我们为糟糕的经历找借口，将其合理化，拼命否认它们所造成的伤害。我们的理智试图向前看，尽量将发生在自己身上的伤害最小化。然而，核心创伤依然存在，而且随时会再次出现，直到我们去应对。

当有人告诉我他们的童年"相当正常"、没什么大问题时，我相信他的话。但是，我也知道他结过三次婚，婚姻不幸福，他的生活经历与童年记忆并不相符。他认为发生在自己身上的事都是正常的人生经历，并未意识到儿时发生的事正是导致他现在无法拥有幸福、成功的亲密关系的罪魁祸首。他一直在虚构童年故事，不会很糟糕，自己也不会觉得羞愧，还会讲给别人听。他并没有撒谎，只是轻描淡写自身的经历——**这其实是并不了解这些事件的长期影响及其所带来的伤痛，他只是在用成年人的视角去看待自己儿时的经历。**

我们会对残酷的事实产生"情感失忆症"，因为我们本能地知道藏匿于表面之下深层的痛苦。

当我们治愈伤痛时，那些往日记忆会再次浮现。

对大多数人而言，只需要轻轻掀起伪装的表面，就能看到深处涌动

---

① 由贺曼频道（Hallmark Channel）制作或播出的电影，以家庭友好、浪漫、温馨和感人为特点。这些影片往往情节通俗易懂，围绕爱情、家庭、友谊或假期主题，强调乐观、积极的价值观。——译者注

的那些等待被承认的伤痛。**我们内化的羞耻感包裹着伤痛的记忆，影响了我们对自己的看法。**

否认情绪伤痛是人类的天性使然，但我们越想推开它就越无法逃离，它会变得更加明显，直到被治愈。当伤痛出现时，往往会间接影响我们的选择、生活和自我价值感。

小时候，我们会听从他人的意见、接受批评，本质上是接受了他人所投射的羞耻感。不知不觉地，我们会说服自己："我爱这个人，我尊重他并希望他能喜欢我。我对自己不了解，所以我要以对方看待我的方式要求自己。"我们开始相信自己并不漂亮、不是好孩子、做了错事、无知愚蠢……当我们接受并内化了这些时，就失去了与真实的自我的联结。

然而，我们对自己的看法并不总是要受外界的影响，还可以由自己决定——我们如何能让自己变得更好、提高做事效率或比别人更优秀。无论我们对自我的看法源于何处（也许最初只是某人无意的评价，也许是我们自己的想法），都有可能变成受伤、扭曲的自我概念。我们接受错误的认知，将其写入我们的"伤痛故事"中。这种自我曲解会一直存在，直到我们开始治愈过程，开始进行积极的自我对话。

以上仅是用来说明我们是如何接收并形成激发过去伤痛诱因的例子。不过，我们可以通过学习，采用正确的方式来穿越伤痛的迷雾。

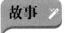

史蒂文：一个被情感抛弃的少年

30 岁的史蒂文是一名蓝领，他想和女友在一起，女友却一直推开他，对他也不太好。他坚持不懈，就像其他追求着内心渴望的人一样，竭尽全力地维持这段关系。他不想失去女友，也不想放弃，所以希望通过不断地改变自己，变成女友想要的样子，这样女友就不会不高兴了。他不断放弃自己的权力，过度补偿，自我妥协，却没意识到自己在做什么。

> 需要追逐的爱并不是真爱，真爱是双向奔赴的。
>
> ——杰夫·布朗

史蒂文的亲密关系不太稳定，就像一辆三轮马车，有时载着货物向前走，随后就倾翻了，货物散落一地，车底也被刮坏了。史蒂文"希望这段关系能够继续下去"的愿望阻碍了他看到真相，他继续通过否认、忽视自己的需求来维系这段关系。他只看到这辆马车平稳前进的时刻，却忽略了所有马车倾翻、货物散乱一地造成的混乱，需要一段时间才能恢复的时刻。

治疗的大部分都是教来访者内省，我们虽然掌握了很多信息，但多数时间仍无法静下心来倾听自己。有时我们知道某段关系或某种处境对自己不利，但仍去否认，期盼会有所改变。史蒂文一直活在对理想关系的幻想中，忽略了现实。

当我问他一直追求女友的原因，以及他心里不愿意放弃的到底是什么时，他说只是太想维系这段关系了，甚至可以不惜一切代价。然后他说：

"那天她当众对我大喊大叫，我觉得是我自己活该。"他忽略了这段关系中的虐待性质，即被羞辱、被推开、被虐待。

史蒂文无法从痊愈的角度看待这段关系，他负责任的成人自我和受伤的自我都接收到了外界传入的信息，但他受伤的自我却认为自己活该受到这样的对待，且这个部分很突出。他自我封闭，不愿面对真实的自我，沉溺于幻想中。他只知道，当女友不在身边时，他会感到沮丧和彷徨，所以他想紧紧地抓住她，待在她身边，这样他就不会感到孤独或被遗弃了。

我们刚开始治疗时，他说他的生活中没发生过什么大事。他接着说，小时候他跟姨妈很亲近，一起经历了许多冒险活动，分享很多秘密。在他14岁时，比起跟姨妈一起玩，他更想做其他事。他虽然仍喜欢和姨妈待在一起，但他的生活圈子在扩大，那时他已经是一名高一的学生了，开始关注一些女孩。姨妈出于某些原因对这种变化很反感，便突然抛弃了他，不再来看他，也不让他做什么了，即使是在家庭聚会上也不理他。史蒂文受到了打击，他很疑惑、受伤，深深地怀念过去与姨妈的关系。他接受了暗示，不再尝试联系姨妈，但这件事所造成的伤害却一直伴随着他。

史蒂文告诉我，在被姨妈拒绝后，他觉得一部分的自己已经死了。他很自责，当开始和女孩约会时就变得非常黏人，对女友言听计从，因为他不想让对方失望——就像他和现任女友这样。他不想让女友像姨妈一样离开他，他受伤的部分不想再有那种感觉。

史蒂文正在经历因姨妈的拒绝带来的情感反噬，他的一部分冻结在了14岁，也就是姨妈在情感上离开他的年纪。这种情感上的遗弃一直伴随着他，他已经内化了这种想法：是我做错了才导致关系的结束，我是问题所在。

成年后，史蒂文只知道他曾失去过一段重要关系，他不会让这种事再次发生，因此他无法放下这段有毒的关系。他 14 岁时受伤的部分一直在坚持着，拼命地想把女友留在身边。他无法全身心地投入到这段关系中，因为处在这段关系中的是曾经那个受伤无措的少年，而不是现在成年的他。

我引导史蒂文写下从出生到他 20 岁这 20 年的时间表，写下他记得的事和当时的情绪（你可以在第 5 章绘制自己的时间轴）。他很快就发现了自己早年遵循的模式——他在努力重塑与姨妈的关系。他非常怀念那段亲密无间的时光和姨妈对他的肯定，怀念和姨妈一起玩乐、一同冒险。他想和女友仿照这种模式相处，却忽视了现实的本来面目。意识到这一点之后，他开始打破该模式。

史蒂文发现自己正紧紧地抓住一段对自己不利的关系，这样他就可以避免孤独感，不会再次感到被抛弃了。他认为自己只有两个选项，要么置身于一段糟糕的关系中，要么孤身一人。成年后的他看到自己陷在伤痛的循环中，先是感到悲伤，然后是对自己的愤怒——因为他意识到自己浪费了很多时间去和一个只想在不正常关系中发泄伤痛的女性约会。

他开始设立边界，明确女友（或其他人）可以对他说什么以及不能说什么。比如，轻视、忽视或对他很刻薄，这都是不行的；尊重、肯定他，始终如一地把他当朋友，这是可以的。

在治疗期间，女友甩了他，说史蒂文跟她想象的不一样，不是她需要的那个人。她沉溺于自身崩溃 – 恼怒的循环中，把所有的痛苦都投射到史蒂文身上。然而，史蒂文的情绪反应方式合集中有了一些边界，他用它来保护自己，并告诉女友自己因为她的言语和行为感到多么受伤。

在治愈过程中，史蒂文 14 岁时受伤的自我开始痊愈，与他负责任的成人自我整合在一起，开始设立边界。他 14 岁的自我不再因女友的离开而惊慌失措，现在他的所有部分都明白，这段关系是有害的、不正常的。他后来意识到自己因为想要挽回女友做了多少让步、放弃了多少权力，他看到了自己在这个过程中是如何逐步迷失自我的。

在治疗初期，史蒂文非常关注当下发生的事，看不到早年的情感伤痛是如何阻碍了他，14 岁的他是如此疯狂而不顾一切地想留住女友，以至于牺牲了自己。如今，他的所有部分都知道要如何为自己争取权益，也在学习如何在关系中不放弃自身宝贵的部分。

●●●

内在小孩

大多数人内心深处都有一个更年幼、更不成熟、更被动、更失落的部分，我们可以将其视为迷失的内在小孩，也就是承载着我们情绪痛苦的那一部分。简单地说，你迷失的内在小孩承载着受伤的情绪和冲动的反应，当旧问题被触发时，会通过现在成年的自己表现出来。

> 不再恐惧年幼时强烈的情绪，是我们遇见真实的自我的唯一途径。
>
> ——爱丽丝·米勒
> （Alice Miller）

有时候，童年时期受伤的自我会掩盖其他部分，这部分的自我已经学会了自我保护和防御，甚至会用吵闹或粗鲁的方式保护自己，因为它再也不希望任何坏事发生。这部分的自我受伤了、害怕了，僵在原地，不会长大，也不成熟，生活在恐惧中，失去了信任，开始主宰情绪。基于恐惧，受伤的自我会抨击任何试图帮助自己的人甚至是善良的人，防御他人，以此保护受伤的自己，认为别人都对自己存在着威胁。

这一部分的自我往往占据话语权，因此很有必要了解受伤时的个体及其家庭情况。例如，根据史蒂文的描述，他在十几岁前有一个相对较好的童年，但在了解他以前的情况后，我鼓励他回忆这部分，让他童年的自我有机会说出感受。最终史蒂文能够将自己与内心强烈而真实的声音联结起来，帮助他在成年后形成边界。

如果你发现受伤的部分掌控了话语权，处于主导地位，那么可以试着与之安静地独处，看看能否请这个部分和你分享一些智慧。你内心的小孩可能会愤怒、高兴、快乐、悲伤、痛苦或自怜，希望能够发声并被承认，因为他曾受过深深的伤害。

在我的自我探索过程中，我了解到我在 10 岁时经历过一件关键的创伤事件，尽管之前和之后也发生过很多事，但在 10 岁时，我的情感被冻结了，生活开始伴随着伤痛。我很害怕、很困惑，当时的我并不明白父母为何会争吵。我试图做和事佬，尝试去控制父母，只有这样我才能在家庭混乱的关系中不至于不知所措。

和大多数孩子一样，我认为自己是强大的，可以成为英雄，可以影响我的父母。我认为通过孩子的**奇迹思维**（magical thinking）——如果我变得完美，完成所有要求我做的事，并且永远不惹父母生气，他们就不会吵架，我就会感到安全。然而，无论我表现得多好，都无法让父母一直相亲相爱。我无法改变父母，也改变不了他们的行为，但"我需要变得完美"这一信念一直伴随着我。这种伤痛贯穿了我的青春期，也影响了我的成年生活。

小时候发生的事往往比成年后的事对我们有更大的影响，孩子的世界很小，没有太多权力，缺乏掌控感，大脑也没有完全发育成熟，因此小时候的我们会觉得很多经历都很重要。随着我们的成长，我们的世界逐渐扩大，我们就会认为儿时的经历并不是什么大事了。

当我们从成年人的视角去回顾童年时，认为自己应该克服发生的一切，我们淡化了儿时的感受和经历，并告诉自己当时每个人的家庭都是"那样"的。虽然这可能是事实，但也只是成年人的视角。我们不想回忆发生过的坏事，但它们却是事实，等待我们去探索。**迷失的内在小孩记下了所有事，如今的感受与当时一样真实。**大人随口说的每句话，都可能成为孩子自我意识的决定性时刻。

治愈过程能帮助你以安全、温和、充满爱的方式去直接触碰受伤的部分，让你开始整合受伤的内在小孩，成为一个完整、健康、成熟的成年人。

HEALING
YOUR LOST INNER CHILD

第 2 章

治愈情绪创伤

生于自然，死于自然，任其自然，则本性不乱；

不任自然，奔忙于仁义之间，则本性羁绊。[1]

——老子

---

[1] 原书的英文为："If you are depressed, you are living in the past. If you are anxious, you are living in the future. If you are at peace, you are living in the present." 直译为："如果你感到沮丧，你是活在过去。如果你感到焦虑，你是活在未来。如果你平静泰然，你是活在当下。"不过，虽然这句"老子"的名言在英语国家流传甚广，但是经查证后，《道德经》一书中并没有这句话，本文的翻译是与之意思最相近的一句，是老子与孔子对话时所说的。当时孔子在黄河岸边感叹"逝者如斯夫，不舍昼夜"。[参考《老子传》，余世存著，中国友谊出版公司；《春秋战国（典藏套装版）》，高兴宇著，中国国际广播出版社。]——译者注

讲故事是最有效的治疗方法之一，你会在把自己的故事讲给别人听的过程中获得力量。写下自己的故事也同样有效，你在承认自身痛苦的同时也是在表达："是的，这些事曾发生过，但已经过去了。"

在接下来的章节中，你不仅会看到我的来访者的故事，还有我自己的故事。除我的故事外，其他故事都使用了化名并修改了个人信息，且都获得了来访者本人的同意。通过这些故事你会发现，我们小时候经历了令人吃惊或引起情绪剧烈波动的事件后，所产生的创伤会凝结成内心的核心创伤，与我们当时的年龄冻结在一起，我称之为"创伤年龄"。为了应对这种情绪创伤，我们会使用不成熟的情绪反应方式与主观混乱的世界互动，而这些方式的基础源自在创伤年龄冻结的情感。你将学会如何将自己的这一部分人格化，并与之建立联结。

请注意，在本书中我经常使用"**受伤的部分**"（wounded parts）、"**受伤的自我**"（wounded self）、"**受伤的、迷失的内在小孩**"（wounded, lost inner child）等术语来指代情感受伤的内在小孩。

在治愈过程中，你也可能会找到适合自己的方式来称呼内心迷失的小孩，比如，可以用小时候的乳名或长大后你觉得合适的绰号

当你受伤的部分发声时，它会欢欣鼓舞，因为痛苦终于被听到了。

［需要说明的是，"受伤的内在小孩"这个概念并不意味着你患有分离性身份障碍（dissociative identity disorder），即以前的多重人格障碍］。

你受伤的部分一直在尝试通过受伤、冲动的反应与你沟通，一直在发送暗语、危险信号和警报，但可能都被你忽略了，你并不知道这意味着什么，也不知道该如何应对。这种不正常的互动方式是痛苦和伤痛的流露，它们试图将声音传达出去。有些冲动性反应可能比孩子的反应更成熟一些，但也都源于痛苦的经历。

现在请花些时间深入你的内心，想想你背负的伤害、创伤、痛苦和沉重的东西。你是否能静下来去倾听那些试图引起你注意的情绪创伤？可能是一段不断浮现的记忆，还可能是你处于某种情境下的感受，这些都是你天然的一部分。试着保持这种情绪，继续下面的练习。

花些时间找出你现在的三种情绪，可能与你眼下的事有关，还可能与你小时候的经历有关。这些情绪反映了你内心的感受——**没有好坏之分，只是感受而已**。你注意到了什么？我想请你慢慢养成这个习惯：习惯性地审视自己的情绪，这能带给你启发（如果你不

了解自己的情绪，就请参考"附录 A：感受列表"）。

任何形式的痛苦都会一直伴随着我们，直到被解决，这是内在伤痛的信使通过抑郁、焦虑、心痛或躯体问题不断发出信息，直到我们去处理。这些情绪可能会对我们的一些抉择产生深刻影响，我们需要意识到情绪，然后再有意识地、理性地选择处理方法。

治愈过程是如何进行的

将一张纸揉成团，然后再展开，纸又恢复了原本的平整。然而，当你在桌上尽量把纸抚平后，这张纸很可能会有瑕疵，既有光滑平整的部分，又有褶皱不平的部分。我们也是如此，**各部分整合在一起，成为完整的自己，既不完美也不糟糕**。我希望你将自己看作一个整体，是各个部分的总和。

当你在治疗中经历了一些治愈的时刻后，会觉得某些褶皱不平的部分开始变得光滑平整了。当你得到治愈时，神奇的事发生了：你开始变得更平静、更容易接近，会展现出新的自信、智慧的面貌，对某些事的反应也不会像过去那样强烈。你也许会注意到，以前没有让你感到烦恼的人或事，现在会引起你的不快，但你却不明所以，这些都在表明你正在通过拓展自我进入一个更宽广的领域。你开始更多地聆听自己的心声，记录并辨别可能一直存在的感觉，并问自己："我现在该怎么做？"

在治愈过程中，你将检验已经痊愈的部分——正常、完整、负责任的成人自我，因为你大部分时间已经能做出正确决定了。你还需要检验功能失调、解离的部分，因为受伤的部分需要被治愈。

我之所以用"治愈"①这个词，是因为我相信**人生会不断治愈、发展和成长，直至死亡。我们生来是完好的，是生活的悲欢离合影响和改变了我们的自我意识。**

治愈过程能帮助你从不同的角度更清晰地看待自己，当你开始把童年的伤害性事件与现在的

> 治愈过程超越了你的错误，揭示了你的正确。

问题和反应联系在一起时，你会灵光一现，逐渐了解如何运用正常的反应模式。你会清晰地看到受伤的内在小孩是如何出现的，又是如何因被伤害和被误解而做出一些幼稚的、情绪化的决定的。一旦你意识到你的所作所为是在伤害自己，就不会继续那么做了。

治愈过程是一种转变的体验，旨在增加你的自我认知，这是一个动态过程，能让你通过学习他人的经验来观察和描述自己的人生旅程。在这个过程中，我将引导你写出从出生到 20 岁发生的重大事件，你将通过审视这些经历学会辨认哪些是**情绪突出的事件**（emotional standouts）。幸福快乐的经历能开阔你的眼界，令你变得理性和真实；痛苦难忘的经历束缚了你的真实的自我，令你无法成

---

① 注意，原文中使用的是"healing"一词，是现在进行时、主动语态。——译者注

为完整的个体，不再自由、坦率。

在你发现了主要核心创伤后，你会更容易将这些经历、感受和冲动性反应与你现在的一些反应联系起来。你开始将儿时建立的反应模式与如今的模式做对比，会发现一部分的你确实长大了，你负责任的成人自我能够在如今生活中做出成熟的决定。

负责任的成人自我

负责任的成人自我是随着时间的推移，你在心智和情感上成熟的部分，又被称为"成长的部分"，是不受过去的影响、行为举止像个成年人的部分。负责任、理性、有收入、通常在做正确的事情，这才是最好的你。**负责任的成人自我不会一直在，但当它出现时，会努力使所有事情都走在正轨上。**

负责任的成人自我并未陷入不正常的伤痛循环中，而是继续生活、完成学业、找到工作，或许还觅得良缘，拥有了自己的生活。当你的痛苦被触发时，受伤的部分就会出现。不过，负责任的成人自我也可以在你需要时挺身而出，并在你理智、自主时做出合理的决定。

负责任的成人自我是功能性的自我，能够设立适当的边界，帮助受伤的部分愈合。这部分的你会变得强大，能维持边界、保持冷静，成为所有部分的捍卫者。**负责任的成人自我是使治愈过程顺利进行的最重要的一环。**

珍妮弗和她的重复循环

珍妮弗是一个聪明的女人，她努力去了解自己为什么在感情中不断地犯同样的错误。她选择对她不好的男人，其中有的人甚至会虐待她。她的第一任丈夫没有辱骂她，但他对这段关系不忠诚，多次出轨。她的第二任丈夫有两个十几岁的儿子，是个"双面人"——在亲朋好友面前是个好人，但当他和珍妮弗单独相处时却辱骂她，并在交往期间出轨。

珍妮弗的第三段长期关系维持了 12 年，第三任丈夫叫弗雷德，是个鳏夫。珍妮弗也是后来才意识到，弗雷德是个迷人的自恋狂，控制欲很强，并且有虐待倾向。他们相遇时，弗雷德独自抚养三个年幼的孩子。在这段关系中，弗雷德一直辱骂珍妮弗和孩子们。珍妮弗之所以和他待在一起，主要是因为她不敢让孩子们单独和弗雷德待在一起。她暗自发誓，一定要坚持到最小的孩子上大学。当珍妮弗结束这段关系时，她为自己感到骄傲。但弗雷德不让她离开，跟踪她，还在她的车上安装了追踪装置。珍妮弗得知此事后吓坏了。

珍妮弗来找我时，她的情绪沮丧，也很困惑，她受够了这种过山车似的生活。她在工作时心情挺不错，也试图在回家后或与闺密聚会时尽量保持积极乐观的心态，但她的内心深处依然很痛苦。由于被前任精神洗脑

（即煤气灯效应^①），她有时觉得自己很正常，有时觉得自己疯了。她知道离开这段有毒的关系是对的，但又担心今后可能也就这样了。尽管她已经离开了，但这段极度不正常的关系所产生的创伤后的症状仍在影响着她。

珍妮弗的转变始于治愈过程。当她绘制从出生到 20 岁的时间轴时，发现 8 岁那年发生的一件事令她印象深刻。小时候，她曾在爷爷的水果摊帮忙卖西瓜。有一天，他们的收入少了 25 美分。珍妮弗的爷爷不是一个理性的成年人，他没想到可能是找错了钱，而是指责珍妮弗，说她偷了这些钱。这次的经历让珍妮弗很崩溃，她认为自己让爷爷失望了。不过，珍妮弗知道自己并没有找错钱，因为她一直在记账。可是，珍妮弗很相信爷爷，认为爷爷一定是对的，如果有错就是自己的问题。毕竟，爷爷为什么要骗她或伤害她呢？这是她的爷爷，他说过他爱她，所以她当然认为这是自己的错。

8 岁的珍妮弗缺乏设立边界的能力和判断力，她开始把"对不起"作为口头禅。她调整了自己与人交往的方式：她成了受害者，为别人的不恰当行为承担后果。珍妮弗变得相信别人是对的，而自己是错的。

这段经历是珍妮弗人生中的一个决定性时刻。在珍妮弗回想起这件事时，她的伤痛在 8 岁这年被激活，从此她一直认为自己很愚蠢，需要为别人的行为承担后果并把"对不起"挂在嘴边。

当她回顾自己成年后的生活选择和模式时，珍妮弗发现她交往过的三

---

① 煤气灯效应（gaslighting）是一种心理操纵，方法是个人或团体隐秘地让受害人逐渐开始怀疑自己，使其质疑自己的记忆力、感知力或判断力，导致受害者认知失调或产生其他变化（比如，低自尊）。——译者注

位男性有很多共同点：他们都很自恋、自私，会以他们自己的方式虐待他人，并且很会伪装——在亲友面前是个君子，但在她面前是个恶魔。她发现这三个人和她爷爷有相似的地方——他们都让她相信珍妮弗没有价值、不聪明，让她极度没有安全感。

通过治愈过程，珍妮弗清楚地看到了这种模式，并认识到无论是单身还是处于亲密关系中，自己都需要有健康的边界。珍妮弗发现这些男人之所以吸引她，是因为这与她曾遭受的创伤和她对自身的看法有关。珍妮弗无意识地被这类人吸引，因为她内心深处想要以此来治愈伤痛，但这是不健康的方式。

珍妮弗学会了如何设立内部边界，以阻止她持续不断地自我否定。珍妮弗也不再因他人的行为而道歉，她形成了新的功能性反应方式，以更好地应对**触发事件**（triggering events）。珍妮弗后来说，她学到的最重要的一点就是对自己负责——**唯有自己才能解决自己的问题**——并停止将一段关系的结束归咎于男人。

通过自省，珍妮弗意识到，尽管她的成人自我知道她处在一段不健康的关系中，并且知道她可以拥有更好的关系，但她受伤的内在小孩仍然选择与这类男人相处。珍妮弗形成的功能性反应方式和设立的边界为她在日后能拒绝不良的亲密关系、打破持续不断的负面循环奠定了基础。

在第一次咨询中，珍妮弗花了 45 分钟告诉我那些男人有多么卑鄙。我说，只有她能努力反思自己以及她做出的选择，能为她自己负责而不是去弄明白那些自恋的男人，我才可以帮助她。我还说，虽然我们可以反复地讨论那些男人为什么那样对她，但我们这样将永远都找不到答案。她所寻求的治愈不应该是弄明白那些男人，而是治愈自己。这个领悟帮助她将注意力从别人身上转到艰难的探索自我上。

珍妮弗后来告诉我，正视自己并非易事。然而，一旦做到了，她的一切就都开始改变了。她说，治愈伤痛使她能够爱自己、原谅自己。她的生活中出现了很多优秀的人，这是以前不敢想象的，为此她深表感激。

●●●

功能性反应方式

这个故事告诉我们珍妮弗是如何形成这种反应模式的，即为别人的行为承担后果、为别人做错的事道歉，以此来维持和掌控亲密关系。在经历早期的伤痛后，珍妮弗发展出冲动性反应，比如，防御、过度道歉和责怪自己。她可以继续留在怪罪那些男人（包括她的爷爷）的循环中，但这样做只会让她继续当个受害者。她学会了发展功能性反应方式，即**自己做决定并为此负责，不再责怪他人和自己，并学会设立边界**。她负责任的成人自我本身就有很多功能性反应方式，治愈过程帮助她学会了如何在治疗和亲密关系中加以使用。

我们往往在职场中拥有良好的边界，但像珍妮弗一样，我们认为在生活中不需要边界，这常让我们感到疑惑："为什么自己的生活会如此混乱无序？"我们其实都有边界，但我们不加考虑，并不能一直坚持。我们还会随机使用冲动性反应方式和功能性反应方式，但关键是要根据不同的场景去选择正确的方式。

你的**功能性方式合集**（functional toolbox）中有很多正向积极的想法、感受和行为，帮助你与自己和他人建立关系。它们不是生长于伤痛处，而是来自你心中完整或已治愈的部分，并扎根于可靠的核心。当你情绪稳定、保持客观时，无论是独处还是与他人在一起，你都会使用它们；当你能明辨是非、知道什么对自己是有益的并能设立良好的边界时，你会使用这些方式；当你感觉真实、胸有成竹、逻辑清晰、意志坚定时，你也会使用这些方式。

当你失去理智时，就不太容易使用功能性反应方式了，只会倾向于选择最容易获取的方式。若你感到恐惧或不知所措，尤其是受到伤害、情绪不稳定时，你最容易选择的方式并非最有用的。相较于保持冷静、清楚地表达你的感受或设立良好的边界，你更容易选择沉默不语或破口大骂作为应对方式。

第 3 章介绍了不少我发展的成熟、实用的方式，灵感来源于我的父母及其他成年人，这些都是他们在保持理智、头脑清晰、意图明确时做出的反应。他们富有同情心且心存善意，向不幸之人伸出援手，我从他们身上学到了很多。此外，我还通过观察理性可靠的朋友来了解他们如何运用功能性方式来应对出现的各种情况。

你的功能性反应和冲动性反应在同一个反应合集中。通过治愈练习，你会同情自己内心受伤的部分，理解它为何会使用冲动性反应，还会发现这些冲动性反应如何帮助曾经的你渡过难关，而如今又如何阻碍你成了一个完整的成年人。

与冲动性反应方式一样，你的功能性反应方式也随着时间的推移而发展。你儿时的一些想法、感受、行为曾对你很有用，如今可能依然有用，能帮你保持理性，与真实的自我联结。

以下为功能性反应方式的示例：

- 即使你没有得到认可，也为自己感到骄傲；
- 意识到自己需要做出健康、积极的行动和选择来度过每一天；
- 结识为你着想并鼓励你的朋友；
- 当你完成一件非常具有挑战性的任务时，为自己鼓掌；
- 尊重自己及自己的决定；
- 能够辨明一段人际关系是不是互惠的；
- 知道自己每天都在尽可能地做出最好的选择，即使这个选择并不完美；
- 鼓励自己继续前行，找到动力去做适合自己的事；
- 关爱你内心仍需照顾的部分，这样它们才能被治愈；
- 向他人寻求帮助；
- 自我照顾——多休息，也可以参加兴趣活动或体育运动来进行放松；
- 向信任的人展示自己脆弱的一面；

- 与亲友建立联系，让他们帮助你感受完整的自我；
- 能够辨别谁会帮助自己，谁又会对自己不利。

一旦从治愈的视角去处理问题，你的功能性方式就会脱颖而出，因为你会看到你使用这些方式所获得的积极、健康的结果。拥有这种视角能使你更容易选择功能性反应方式，而不是受伤方式。

现在，请翻开配套练习册，完成"练习 2：你的功能性反应方式"和"练习 3：你今天使用的功能性反应方式（和你未来想建立的方式）"。在第 7 章"建立新的功能性反应方式"部分会用到本练习的内容，请注意留存。

治愈过程的目标

每个人都有被鼓励和支持治愈的经历。治愈过程旨在鼓励你的所有部分不断地愈合，达到与负责任的成人自我相**整合**（integration）的状态。这是一个转变、动态、持续的过程，你正在形成新的思维感知模式，它将成为你的一部分，让你变得更完整、更真实。

真实性

真实性（authenticity）是指我们最重要的部分，是我们真实的本质。当我们保持理性、情绪稳定、独立自主时，这部分的我们知道自己值得被爱、被尊重和被信任。**你的真实的自我从未抛弃过你**，但你会将自己创造的幻觉或别人投射到你身上的想法置于其上，认为自己不值得被真诚对待。

别人强加在我们身上的幻想常常会伴随着我们，扼杀了真实的自我，将之深藏于欺骗与虚伪之下。治愈过程的目标之一就是要揭示真实的自我，鼓励这个部分超越幻想，使其更突出、更强大、更完整。**当你与真实的自我建立联结时，生活会变得很简单，因为你只需要做自己和展示自己。**

> 我们并非生来就认为自己不如别人，这是后天习得的观点。

复原力

复原力（resilience）就像水面上的一叶扁舟，即使在波涛汹涌的大海上也不会沉没。虽然起起伏伏，但这一部分会重新浮出水面，推动我们继续前行。当我们需要克服困难或渡过难关时，拥有复原力的自我会与真实的自我相结合，帮助我们渡过难以承受或反复出现的情况。它是我们内心深处力量和毅力的源泉。

拥有复原力的自我协同真实的自我，帮助我们在绝望的状态下找到动力，使我们坚强并牢记：**即使被爱拒之门外，我们也是讨人喜爱的。**它让我们每天早晨起床时都相信：**一切都会比前一天**

更好。

复原力是我们适应、驾驭、应对生活挑战的能力。当我们迷失方向、认为自己一无所有时，拥有复原力的自我会给真实的自我带去希望。治愈过程的目标之一是强化和修复这部分，使其充分发挥潜能，以便在你需要时加以使用。与你的真实的自我一样，它正等待着鼓励和再生。

调谐

调谐（attunement）是我们针对特定情况所使用的反应，用来形容我们对他人需求的反应程度，以及我们的回应方式。**自我调谐**（self-attunement）是指自我与自己的生活和自身需求的一致程度。

你的童年经历塑造了你，无论你认为这些经历是好是坏，它们都成了你的一部分。你的一生都在用自身经历编写属于自己的独特故事，没人和你一模一样，所以每个人都是独特的、重要的和特别的。自我调谐被编织到了你的故事中，其程度与你内心被治愈的程度相关。如果你因有很多悬而未决的问题而依然心存**怨恨**（resentment），那么将更难调谐。

世上没有完全相同的两个人，每个人的经历都是独一无二的。别人也许有类似经历，但不会有完全相同的感受。你调谐到特定的视角，能看到你独特的地方，在讲述自己的故事时希望被注意到。

我们认为自己的故事是特殊的，也希望别人能承认并认可这种特殊性。

自我调谐与我们自身的独特性有关，包括人格（先天）、环境（后天），以及自身的复原力（还可以称其为"驾驭某种经验的能力"）。基于我们编织到人生故事中的自我调谐度，有些人能游刃有余地驾驭戏剧性、惊险刺激的经历；有些人在经历类似的事时则会感到不堪重负，精神上备受打击，只想逃离。

我们与他人的契合度决定了我们更愿意和喜欢摇滚乐、喧闹刺激的朋友在一起，还是与享受宁静、沉稳安静的朋友相处。每个人都通过自我调谐镜头感受生活，会被有好感、契合、自然而然就喜欢上的那些充满活力的人或物所吸引。我们透过调谐的镜头来解读自己的经历，因此，有些事物与我们的本性**协同**（synergistic，即相得益彰），有些则与我们的自我调谐相**对立**（opposition，即互相抵触）。

> 当你完全自我调谐、不被错误认知干扰时，就很容易与真实的自我联结。

举个例子，对一个安静内向的孩子来说，"四年级时在全班同学面前发言"可能会让他不知所措，甚至会造成创伤。这可能会成为这个孩子的一个核心创伤，让他感到很受伤、很残酷。但班里的"活宝"就不会觉得有什么困难，他的发言会很流畅，因为这个舞台很适合他。这种事与前者的本性不符，却与后者相符，只因两个孩子的本性不同。内向和外向的人都有很多可贵的技能和天赋,他们只是对事物的感受不同。

如果我们深入探究这个例子就会发现,人们往往鼓励内向的人变得外向,但这与内向的人的本性相悖。还有一种情况是,当你与别人不调谐时,他们往往试图改变你,因为他们并不欣赏你的独一无二。他们会把自己的喜好和产生共鸣的事物告诉你,在他们看来这优于你自己的爱好。在这种情况下,你们并不调谐,而是对立的,如果你没有强大的边界,就会感到困惑,还可能遭受情绪创伤。

当别人把他们的想法投射到你身上,而且你也把这些想法牢记在心里时,就会受到伤害。举个例子,你小时候你的父母或亲朋可能会问"你确定要穿那件衣服吗",或问你想打排球的原因,或不赞同并质疑你喜欢鸟类学的理由。这些并无恶意,但在你反复听到后就会将其记在心里,由此产生消极的自我对话。例如:"我是个坏孩子。""我太笨了。""为什么我不能做得更好?""为什么他们对我这样刻薄?""我做错了什么?"你开始在脑海中回放别人的言论,并相信他们说的都是对的。

这可能会形成一种持续一生的思维习惯和感受,即怀疑自己、质疑一切事物,害怕别人会说些什么。陷于自我怀疑的人虽然仍在进行调谐,但已失去了与真实的自我的联结。他们封闭了真实的自我,因为他们把太多权力交给了别人,并开始相信那些模糊和不正确的自我知觉。一路走来，他们的自我幻想与真实的自我并不一样。

那些能够自我调谐、与真实的自我紧密联结的人不在意别人的看法，他们有很强的边界，能够不理睬、不接受别人的看法。他们了解自己的调谐反应（即他们真实的自我感觉），他们的复原力和协同性都很强。他们始终保持强大的内部边界，能与真实的自我保持一致。

总而言之，**培养和保持完全的自我调谐（即如何感受和解释日常生活中的所有互动）是治愈过程的目标之一。**

辨别力

小时候，在你清楚地知道自己不喜欢某个东西或不想做某件事时，就是在运用**辨别力**（discernment，或者说你对某事的看法），你的辨别力是清晰明确的。随着时间的推移，其他人和事影响了你，也许会削弱你辨别自身喜好的能力，你的自我开始变得模糊不清。因为爱和信任，你开始让他人来决定你的自我价值和自我认同。

辨别力决定你做某件事情时是谨慎的还是冲动的。治愈过程中的一个重要部分就是学习辨别自我感觉与他人对你的看法之间的区别。

配套练习册的"练习 4：自我辨别力"能帮你学习辨别技巧，旨在让你真正了解哪些人与你契合、哪些人与你对立。拥有清晰的辨别力是与真实的自我保持高度一致的关键。

治愈过程也将帮你辨别对自己的真实感受，你将了解对自己的看法是受别人的影响还是来自你对生活事件的解读。这种辨别技巧帮你从旁观者的视角去了解"自己不如别人"的想法从何而来，因为它并不是与生俱来的。

解冻创伤

如上所述，治愈和拥抱真实生活的目标包括提升和尊重你的真实性、复原力、自我调谐和辨别力。虽然这些都是治愈过程中很重要的目标，但也都是为了支持一个更深层次的目标——治愈你儿时受到情绪创伤的那部分，它被冻结在创伤年龄上。愈合的伤痛部分与你负责任的成人自我相整合，会使你获得情绪自由。治愈这个被冻结的部分，使其不再出现以至于做出错误的决定，这对全面治愈你自己至关重要。

正如你在第 1 章所学到的，你的这一部分在情绪发展中受伤了，它停滞不前，被冻结在创伤年龄上。这一部分总在寻找与创伤类似的事件，导致你的受伤反应模式不断出现，直到你有意识地治愈它。一旦被治愈，伤痛的记忆就将不再被触发，你也不会再重复相同的模式。换句话说，你将与真实的自我建立完全的联结。

边界

边界有助于你在人际关系中获得安全感。在第 4 章，你会知道边界缺失是如何使伤痛无法愈合的。在第 6 章，你将学习如何建立功能性边界。在本章中你会明白，**边界是你对某种情况的直觉反应，源于你立刻知道自己喜好的那部分。**

当你与自身的边界联结紧密时，就知道要为自己着想。**内部边界**（internal boundaries）是对自己的承诺和约定，即明白什么是可以接受的，什么是不可以接受的。**外部边界**（external boundaries）是你对他人的态度或行为，明确了你想要什么、不想要什么。受伤的内在小孩需要明白，负责任的成人自我会保护自己、设立坚固的功能性边界，这样内在小孩就不会再次迷失、受伤了。受伤的那个部分想知道，在不正常或混乱的情况下，负责任的成人自我是否会设立边界。

人们通过多种方式设立边界系统，大多数人都会使用一些边界。如果原生家庭中有很好的榜样，个体在成年后就能够建立良好的边界；相反，如果个体在成长过程中缺乏榜样，那么他往往有着不稳定、不完整的边界，甚至根本没有边界。如果个体缺乏良好的内部和外部边界系统，他在人际关系中就会缺乏安全感。

很多人在童年时期没有强大的边界系统，甚至不知道可以设立边界，受伤的部分都在使用冲动性反应方式而不是设立适当的边界来保护自己。受伤的部分会用冲动性反应干预成人自我的反应，直到负责任的成人自我设立清晰的边界。

边界能帮助我们与他人建立私人化、身体和情绪上亲密的、有安全感的关系，因为良好的边界使我们即使在充满挑战和威胁的情况下也能够保持自我意识。有边界意味着我们能够在想拒绝时直接拒绝、与真实的自我有着紧密的联结、能够了解自己的感受。

在功能失调的环境中长大的孩子不知道如何设立良好的边界，这样的家庭往往也不存在边界。以我为例，我学会了把别人看得比自己重要，优先满足别人的需求。我一直压抑着自己的感受，积累着负面情绪，直至最终爆发。即使我拒绝了或生气了，也不懂如何保持良好的边界。我不曾从家人那里学会如何明确边界，也从未真正弄明白哪些是我的责任，哪些又是我父母该承担的责任。由于边界模糊不清或**关系混淆**（enmeshment），我最终产生了这种想法：家里变得混乱是我的责任。

功能性边界系统是治愈过程的黏合剂。按步骤学习建立良好的边界，受伤的部分就会知道自己不需要时刻保持警惕。在这个过程中，你会明白你不必背负别人的伤痛，也会知道你的边界以及别人的边界在哪里。一旦学会了设立边界，你就不仅能挺过糟糕的经历，还能茁壮成长。

整合

治愈过程的最终目标（也是最关键的目标）是为所有受伤的部分提供支持和鼓励，使其能与负责任的成人自我相整合。内省会整合你那停滞不前、被冻结在创伤年龄的部分。

治愈过程会促使你负责任的成人自我向前迈进，并设立坚固的内部和外部边界，以此来缓解伤痛，并使之慢慢愈合。拓展的视野使你能够辨别冲动和破坏性模式，让你有能力改变受伤时的情绪反应。愈合后，你受伤的部分将不再被触发，你也就不再感觉如芒在背。你依然会记得发生过的事，但在回忆时不会有太多强烈的情绪。

随着受伤的部分逐渐愈合，它不再形单影只、潜伏休眠、等待着再被触发，情绪会变得成熟，与负责任的成人自我融为一体。

故事

阿尼娅：一个勇敢的小女孩

阿尼娅今年 32 岁，是一名事业有成的职业女性。她的父母是第一代美国移民，十几岁时就都移民到了美国。之后他们相遇、相爱、工作，还生了两个女儿——阿尼娅和她的妹妹基拉。在外人看来，这个家庭实现了美国梦，但只有置身其中的人才知道他们实际上并不如表面那么幸福。阿尼娅的父母轮班工作，只能将两个孩子寄养在同栋楼的年长亲戚或不太熟悉的邻居家里。

九岁那年，阿尼娅的母亲告诉她，父亲回家前阿尼娅就是家里的大人，必须照顾六岁的基拉。于是，阿尼娅成了"小母亲"。因为母亲上晚班，父亲上早班，所以母亲还让阿尼娅确保父亲回家后不喝酒。阿尼娅每天需要把晚饭端上桌，还要确保基拉完成作业，以及把酒瓶藏起来或想办法分散父亲的注意力，让他不至于喝太多，这样母亲回家后就不会因为父亲喝多了而生阿尼娅的气。唉！对年幼的孩子来说，这些任务太繁重了！

可见，阿尼娅遭受了许多核心创伤。我们讨论得越多，她回忆起小时候的事就越多。治愈过程给了九岁的阿尼娅一个安全的环境，让她可以发泄自己对这些事的感受，这是她的家人未曾听过的。她开始能够体验年幼时受伤的感受，也发现这类感受在成年后依然会出现。她感到豁然开朗，第一次清楚地看到了自己小时候所经历的情绪挣扎。

阿尼娅开始明白，在她小时候，她的母亲给了她多大压力！但当时她觉得这些很正常，一点也不过分。她的父母不让她抱怨，也不想让她对此有任何感受，因为他们需要她"尽职尽责"地去维持这个家。阿尼娅的父母让一个小孩承担成人的责任，剥夺了阿尼娅自由自在的童年时光，她的童真和梦想不得不为了生存而让路。她无法当小孩，因为肩负的责任太过重大，每天要做的事超出了她的能力范围，甚至还要承担起阻止父亲酗酒的责任。用依赖共生的术语来形容，她变成了照顾者、筹划者和掌控者，自己变得无需求、无欲望，反而高度关注他人。不幸的是，无论她多么努力都做得不够，她无法让事情变得更好，她一直在逆流而上。

阿尼娅的父母不承认曾强加给她压力，这使阿尼娅感到愤怒和怨恨，并随着时间不断地累积。现在她已长大成人，并已结婚生子，可她不知道该如何处理自己的挫败感，因为她无法回到过去去解决这些问题。即使是成年后，阿尼娅发现母亲依然继续让她扮演照顾者的角色，向她灌输"如果你是为了自己就该感到愧疚"的想法。阿尼娅爱她的父母，仍尽力去帮助他们，但她却感到力不从心和绝望，她认为这种循环永远不会结束。

阿尼娅最终意识到，童年时期的情绪突出问题是她感觉自己不被重视。如果父母能够意识到并理解她小时候超负荷承担的责任，她的内在小孩的感受就能得到肯定。但他们忙于生计，没有意识到一个小孩不应该承担成年人的责任。

在治愈过程中，阿尼娅给儿时的自己写了很多封信。她表示，写信的过程给了她巨大的解脱感，让她终于承认并肯定了自己做过的那些艰难的工作。她为曾经的那个小女孩哭了很久，终于允许自己去正视小时候被要求做的那些荒唐而艰巨的任务，以及背负的情绪负担。她必须快点长大，发展自己的认知能力，以便能够有计划、有策略地做事，可却因此无暇顾及自己的感受。

> 那些具备很强的分析能力、过度依赖智力而压抑情绪的人，可能从小就养成了这种习惯，因为在他们看来，这样做比觉察自己的感受更有用。

像阿尼娅这样的个案，当事人往往都压抑了自己的感受。在这样的环境中长大的孩子都知道，感受帮不了自己，只会让事情变得更糟。这样的孩子长大后会具备很强的分析能力和逻辑思考能力，却几乎没有感受。因为他们为了不被自己的情绪吞噬，把所有的精力都用于解决复杂的问题。

如今，阿尼娅从事着一份分析性极强的工作，她善于察言观色，知道他人的心情，还知道如何根据他人的情绪来调整自己。这些都是她童年时期的受伤情绪反应方式，长大后依然还会使用。这些技能在某些方面的确对她有所帮助，阿尼娅愿意做照顾者，但这会让她把注意力都放在别人身上，从而忽略了自己的需求。

阿尼娅认为，一切都应该井然有序，凡事都需在她的掌控中，绝不能出任何意外。毕竟，她从小就知道她必须管理好家里的事，否则母亲就会生气。随着年龄的增长，她因为母亲对她寄予了超负荷的期望而对母亲产生了恨意。她经常将由此产生的愤怒发泄到丈夫身上。

在治愈过程中，阿尼娅逐渐了解自己，她负责任的成人自我开始意识到，当她年幼时受伤的部分被触发时，她就会冲动地想要控制和"拯救"一切。她负责任的成人自我很难过，因为这些冲动性反应源于她在小时候经历的痛苦和情绪挣扎。因此，我们的工作更多的是围绕治愈她心中的那个受伤的小孩，这个小孩为了维持家庭辛劳付出，内心有很多伤痛。

阿尼娅处理了很多情绪突出的问题，她用写信的方式与自己对话，提升了自我意识，缓和了与丈夫、母亲的关系。她能够摆脱自己几十年来一直使用的生存/控制模式，能够放松自己，更加享受生活。她还学会了设立内部和外部边界。

阿尼娅意识到了自己的成长和转变，但她的母亲却一成不变。不同的是，阿尼娅不再对母亲的要求言听计从。现在，当母亲对她说三道四或无视她的努力时，她会用言语表达自己的感受。她的那个内在小孩能够发声，而她的成人自我能够通过言语去设立与母亲之间的边界。

阿尼娅负责任的成人自我在提醒她受伤的小孩：小时候的事情不会再发生了，你现在是安全的。阿尼娅可以设立人际交往的边界，现在的她在情绪上比以往任何时候都要安全。而且她还有一个爱她的丈夫，会和她一起抚养孩子。

● ● ●

当你通过治愈过程来治疗自己内心的情绪伤痛时，你会发现周围的人并不会跟你一样发生改变。**虽然你无法改变或掌控他人，但你由内而外的变化会影响你的人际关系。**

我们在童年时没得到的东西，成年后要学会给自己。

第 3 章

迷失的内在小孩

治愈男孩，男人就会出现。

——托尼·罗宾斯（Tony Robbins）[1]

---

[1] 托尼·罗宾斯，企业家、畅销书作家、慈善家、生活和商业战略家、潜能开发专家，著有《钱：7 步创造终身收入》（*Money: Master the Game: 7 Simple Steps to Financial Freedom*）、《生命力》（*Life Force: How New Breakthroughs in Precision Medicine Can Transform the Quality of Your Life & Those You Love*）等。——译者注

很多人都没意识到自己内心深处有一个迷失的小孩，他会替成年的自己做很多决定，而负责任的成人自我则不得不收拾残局。迷失的内在小孩习惯性地做出冲动性反应——大喊大叫、退缩、生闷气，或因害怕与他人有情绪联结而刻意保持距离。他很受伤、很困惑，感觉自己被虐待、被羞辱、被忽视，行为就像个孩子，但外表和声音都是成年人。这些人未察觉到自己的一部分已经迷失，且这部分的情绪停滞不前。他们害怕审视内心，因为他们会隐约感到有一些强大的能量潜伏在黑暗中，承载着自身想要逃避的感觉。

迷失的内在小孩是你的一部分，这部分的情绪被冻结在创伤发生的年龄（即创伤年龄）上。这里的"迷失"是指你可能会对这部分明显的交流迹象视而不见，尽管这是你的一部分。之所以"迷失"，是因为它在情绪上并没有与其他部分一起变得成熟。

接下来，我要讲述一个我的故事，请你体会一下你的内在小孩是如何迷失、受困的，又是如何急切地想要与你沟通的。在故事的最后，你会知道我是如何找到并治愈迷失的小孩的。

我的故事

1961 年，我在美国肯塔基州的路易斯维尔市出生。20 世纪 60 年代，美国西南部的生活很美好，有着漫长而炎热的夏天，我可以与大自然亲密接触，回家时口袋里常常会装满石头，有时还会有青蛙。那是喷气机的时代，汽车上有鱼鳍状的装饰，与探索太空毫无关系的物品上印着火箭和轨道形状的图案。那是一个充满希望和乐观的年代，但也有很多种族冲突和抗议活动。黑白电视每天的晚间新闻都会讲述越南战争中发生的大屠杀，那时的我坐在编织地毯上，感到惊恐、困惑和悲伤。我至今仍清楚地记得，在我五六岁时，父亲问我是否想去打仗。这对于孩子来说是一个很荒谬的问题，我非常肯定地说我不去。现在回想起来，这是我童年第一次有意识地明确自己的边界。

我来自一个大家庭，与很多亲戚来往密切。我也有一些很少见面的表亲，所以我有时候不太知道某个棕色头发的小孩是哪个亲戚的孩子，也不知道他叫什么。渐渐地，我知道了美国南部人做事的顺序、习俗和礼节，也知道社会存在等级制度，有人渴望成为富人，但大多数人只能勉强度日。

我很幸运能在一个完整的家庭中长大，被爱包围着。母亲在家照顾我和妹妹，父亲在一家公司勤勤恳恳地工作了 40 多年，为我们提供了舒适的生活，让我们稳稳地跻身中产阶级。我上高中后，母亲回到她结婚前所在的公司继续工作。我的父母都在蓝筹公司工作，因为能找到归属感、与他人联结、抚育孩子，而且工作长久稳定。

我的父母营造了一个环境，让我从内心深处知道他们爱我、关心我，这一坚实的基础使我拥有无条件的爱和复原力。即使生活变得越来越复杂，他们也都尽最大努力抚养我和妹妹。然而，越来越大的压力导致父母发生争吵，父亲开始酗酒，母亲因生病变得情绪起伏不定。对于促成父亲情绪爆发这一点而言，母亲起到了关键的推动作用。

在这种情况下，我学会了依赖共生的技能，它是一系列行为，我称之为用来适应压力或不正常情况的技能。在此期间我学到的依赖共生技能是我的反应方式合集中第一批受伤反应方式，这起初是对我非常有帮助的，因为当时我想要理解并解决家人的情绪问题。同时，我也在塑造一个**虚假自我**（false self），它有别于真实的自我，让我学会了否认自己的需求、压抑自己的感受。大约从六岁开始，为了帮助父母减轻压力，想让他们不再争吵，我的内在小孩就想："我要完美地完成父母让我做的每件事，只要我做得好，他们就不会吵架了，父亲就不会喝酒也不会发脾气了。"

这是一个典型的孩子为父亲酗酒行为承担责任的案例，我认为我可以通过改变自己来控制父母的状况。在这个以酒精为主要情绪导火索的家庭中，我是家里最大的孩子，也具备长子的所有特质。因为父亲，我开始害怕发怒的人；因为母亲，我开始通过过度补偿来寻求别人的认可；我对这个家产生了巨大的责任感。我感受到了家中强烈的情绪，但我不知道如何应对，就把它们内化了。父母剑拔弩张、一触即发，这些强烈的情绪在我心中转变成忧虑和悲伤。令人疑惑的是，紧接着又截然相反，我们会经历片刻满足甚至是快乐的时光。

我七岁那年，妹妹出生了。我之前习惯了独生子的身份，所以当她来到我身边时，我感觉很困惑、很受伤，但她最终让我感到不再孤独。后来我们俩相互陪伴，我保护着她。

大约在 6~11 岁期间，每当我感觉不知所措时，我就会跑回自己的房间，趴在床上哭。我极力掩饰自己的情绪，认为我不该表现出来，毕竟，我关注的是父母的情绪，不想让他们对我失望。我是一个非常难懂的小男孩，有时母亲或父亲会到我的房间，坐在我的床边，轻声问我怎么了。我能感到他们真的很关心我，但他们不知道该怎么做才能让我感觉好一些。

他们的关心给了我一定的安慰，但当时我无法清晰地表达自己的感受。我只记得跟母亲说过，我希望她不要和父亲吵架。我从心底里害怕他们争吵，感觉他们吵得房子都快爆炸了——这或许是我内心强烈的感受吧？他们看到了我的痛苦，却看不到他们在我的混乱和痛苦中扮演的角色。他们看不见的是，原本一切都很好，但随着父亲因焦虑而喝下一瓶啤酒，母亲就开始紧绷嘴唇，这预示着一切又要发生变化，又将是一个动荡的夜晚。我就在旁边，屏住呼吸，感觉胃在绞痛。

我用了许多受伤的情绪反应方式来应对，包括充当照顾者、调停者、纵容者和避免冲突者。我觉得自己不被需要，与家人很疏离，随后我变得情绪低落，想要隐身。我学着读懂他人，尝试控制局面，将自己的情绪隔离，结果内化为肠胃不适。我想要通过自己发展的受伤的反应方式来让一切变得更好，想要成为英雄，拯救这个家。

为了在紧张的家庭氛围中生存，我学会了隔离自己的情绪，并将内心世界划分为不同的自我，试着理解内心那些令人费解的感受。我在早年发展出隔离情绪的方式，以应对家中强烈的情绪冲突。因为我闭口不谈自己的感受，所以常常陷入抑郁和悲伤。表面上，我希望别人认为我一切都好，但我的内心却感到空虚、无力和孤独。

我努力变成父母期待的样子，观察他们的表情和走路方式，通过听他们的语气判断他们的心情。我还会观察他们的面部表情，以确定我要如何通过改变自己来帮助他们。例如："我应该走到他们身边，告诉他们我今天过得怎么样吗？""现在适合问问题吗？""我是应该安静地看书或看电视，还是应该出门去小溪边玩？"我逐渐成了一名读心术专家，这种方式被放进了我的情绪方式合集中。

于我而言，融入大自然是自我安慰和回归自我的最佳方式。我会带着火柴盒汽车和玩具小兵去小溪边，那里溪水潺潺，宛若世外桃源，好像偌大个世界只有我一个人，能让我从家庭的压力中解脱出来，暂时放空自己。

退缩和疏离是儿童遭受创伤性压力后的表现，也成了我常用的应对方式。随着年龄增长，它发展成了我的受伤的情绪反应方式，使我陷入孤独，不敢表达真实的感受。我还发展了自我反思、在大自然中冥想、探索等方式，以此重新与真实的自我建立联结，这些成为我的功能性情绪反应方式。

我和我的朋友们（或其他小孩）没什么不同，我只知道眼前的世界。我试图理解自己混乱的家庭，方法是通过改变自己来适应。我越期待自己能处理好这些问题，当某种方法不起作用时，我就越觉得是自己出了问题。我以为我能弄明白父母吵架的原因，以为我能让一切变好，能够调节父母的情绪，所以当他们争吵时，我便会认为是我做得不够好。我认为自己失败了，有些地方做得不对，存在缺陷。

我对自己产生了这样的看法：我不够好，不如别人。我把这种自我幻觉变成了现实，导致与真实的自我之间的联结断裂。我不认为我可以做自己，而是认为我需要为他人考虑，不能为自己付出，因为我不值得。

在我和妹妹的成长过程中，大多数日子都是平凡且无聊的。父母上班，我从学校走回家，等妹妹长大些，我们就一起回家。我照顾妹妹，我们一起写作业，晚上一起在客厅看电视。到了周末，父亲把小艇放在车上，母亲准备好食物和冷藏箱，我们一家开车去湖边或河边，和朋友玩一整天，玩得很开心。回家时我们都很疲惫，一上床便沉沉地睡去。

我是一个高度敏感的小孩，即使在常态下，也能觉察出事情是否变糟。前一秒我可能还很放松，下一秒便高度警惕，观察父母的一举一动。我从不知道他们什么时候会争吵起来，"战争"爆发的随机性令我不安。

我的内在小孩的大脑和心脏开始短路，因为美好的时光总会被父母的争吵和混乱的场面打断。我开始创造一个虚假自我，我通过压抑自己来适应周遭环境和我的家庭。我把更多的权力和精力给了虚假自我，我叫他鲍比①。鲍比相信自己能够控制和改变大人的行为和情绪。我陷入一种奇迹思维中，即我可以掌控家庭，让大家永远快乐；如果做不到，那么至少还能心平气和。

母亲也努力用她自己的方式让家人变得平静且有安全感。我知道，如

---

① 鲍比（Bobby）是作者名字罗伯特（Robert）的昵称。——译者注

果我们没在父亲下班回家前收拾好家里，那个晚上就不会好过。从我记事起一直到离开家去上大学，我一直根据母亲的受伤情绪反应方式来行动，承担她的痛苦和随之而来的负担。我能看到并感受到母亲紧张的情绪，陷入她的情绪中，我俩的情绪混合在一起，我不知道哪些是她的情绪、哪些是我的。我是一个小孩，却不能只当一个小孩，我不仅要负责照顾母亲，还要控制父亲的情绪，让他不生气，不对我们大吼大叫。

尽管父亲酗酒、爱生气，但我知道他是爱我的。他不会吃人，也不刻薄，他只是有情绪（主要是未确诊的焦虑），他不知道如何用正常的方式表达自己。我记得大概从八九岁开始，当我坐在客厅看电视时，从听到车库门打开的声音开始，我就会想："我今晚要做什么？"我的胃开始痉挛，我仔细地听父亲的脚步声，判断是轻还是重。待他走进客厅后，我会观察他的表情，揣测他的心情。比如："他看起来不高兴吗？""他板着脸吗？""他在皱眉吗？""他看起来很放松吗？""我今天做错了什么吗？"我的情绪很复杂，因为一方面是很高兴见到父亲，另一方面是不知道父亲在回家后会是什么样子。

当愤怒平息、想喝酒的欲望消退后，父亲会尝试弥补，修复家人之间的关系。他会教我怎么做东西，带我们到美国各地旅行，丰富了我的生活，提高了生活质量，我的很多朋友都不曾体验过这样丰富的生活。他牺牲了自己的时间、金钱和精力，为我和妹妹打造了多维度的童年。父亲有很多复杂的情绪，内心有很多痛苦，但他不知道如何表达。我必须发展出一套类似我母亲的情绪反应方式，才能体会父亲的感受。

在我成年后，母亲会告诉她的朋友们："鲍比很乖，他总是按照我们的要求去做。"鲍比当然很乖，这是他的"工作"，他会承担起做好每一件事的责任。然而，这对一个小孩来说是多么大的压力啊！

我清楚地记得在我 10 岁那年发生的一件事。那天，父母在厨房争吵，我和妹妹分别坐在客厅沙发上的两端。我们听到了父母的争吵声，但我们继续看电视，就像什么都没有发生一样。这就是依赖共生的孩子的做法——我们假装听不见，尽管他们持续不断的争吵声越来越大，早就盖过了电视的声音。

我变得极度紧张、不知所措，想要缩起来，或让沙发把我吞没，这样我就能逃脱了。他们的争吵愈发激烈，我挪到妹妹身边，为她和父母之间构建一个缓冲区。我想保护妹妹免受强烈情绪的影响，保护她不受愤怒的冲击。但是争吵仍在继续，声音越来越大，越来越激烈，中间夹杂着咒骂声。我必须带妹妹离开，我必须保护她，于是我鼓起勇气，拉起她的手，带她去她的房间，然后"砰"地关上了门。我们静静地坐在床边，我抱着她。父母还在吵架，我们在房间里一言不发。突然，门外安静下来，接着传来脚步声。

我被吓坏了，因为乖巧的小鲍比反抗了。我面对高高的围墙，墙内是愤怒且不正常的父母，我拒绝待在里面。我不知道接下来会发生什么，但我知道为了妹妹的安全着想，我必须带她离开客厅。我遵循的是典型的依赖共生者的做法，能够设立边界去保护另一个人，但不一定会为自己设立同样的边界。

父亲吵得面红耳赤，他打开门后看到我抱着妹妹，就叫我们马上回到客厅。他想让我们见证他们的争吵，这样才算是一家人，但我一点也不想回去。我第一次那么勇敢，听到了自己内心的声音，找到了真实的自我和复原力，也发现了我的决心。我拒绝了，但父亲伸手抓住我和妹妹的胳膊，把我们带出房间，让我们坐在沙发上，他希望一切恢复"正常"。

我不知道父亲在想什么，但我确信他的某个部分意识到自己失控了。然而，我已经受够了，我鼓起很大勇气，想要打破家庭的循环模式。从根本上说，我不希望这样的事再次发生。他们的争吵已经让我疲惫不堪，我不想让妹妹经历这一切，不想让她受到伤害。我想："我已经卷入家庭的漩涡之中，但不能把妹妹也拉进来。"我知道我无法和父母争论，但可以用行动表达我的感受，保护我的妹妹。我记得当时的一切——时间、光线、家具摆设、每个人的站位，这些细节说明这件事成了令我印象深刻的创伤事件。

（我想先解释一下大脑在创伤发生时和发生后的活动：当我们经历创伤时，大脑会记录下一切，如果再次发生，我们就会收到警告信号，并让自己去一个安全地带。这是发生在大脑深处的杏仁核和海马体中的一种原始生存反应。在经历创伤事件时，杏仁核充当大脑的指挥中心，根据接收到的信息决定下一步采取的行动。它通过中枢神经系统与身体的其他部位沟通，为我们提供战斗、逃跑或僵住的能量。在正常情况下，海马体会给发生的所有事盖上时间戳——开始、中间过程和结尾。然而，在创伤事件中，海马体受到抑制，创伤记忆不会像其他记忆一样被储存起来。这就是为什么在创伤事件过去很久后，当我们被触发时会通过闪回再次经历创伤事件——因为部分大脑并不知道创伤已经结束了，这也是某些记忆会反复出现的原因。）

当快进入青春期时，我知道我需要保护自己不受父母关系的影响，但是我没有任何功能性反应方式。有时我会突然意识到要设立自己的边界，感觉自己充满了力量。但大多数时候，我都在使用小时候形成的冲动性反应方式。

在我十几岁时，母亲开始因多种疾病做手术，她在病床上指导我做什么菜以及如何搭配。之前我总是尽力去应对各种情况，但这次不同，因为我从未做过饭。做饭成了我身体力行展示的机会，证明我能够帮助家人，让一切变得更好。因此，我无论多累都要做完所有家务，还要写完作业，为家庭付出所有精力，这让我透支了自己。之前形成的虚假自我让我忽视自我照顾的情况更加严重，因为我与真实的自我断开了联结，它已变得模糊不清。

我也在努力想办法改善与父亲的关系，但我对他愤怒时的行为心存不满，而且我也怨恨父亲无法控制自己。我不理解这个爱我、善待他人、给我和妹妹制造了很多美好回忆的男人为什么会暴怒，还说那些刻薄的话。我当时正处于青春期，被迫卷入父亲混乱的情绪中令我变得更混乱、更情绪化、不知所措、精疲力竭。后来有一天，我的内心发生了改变。

在十几岁之前，我的情绪一直受周围环境的影响，已经让我适应了，并且一天天长大。然而，尽管我的年纪和身高渐长，但在内心并不觉得自己长大了，仍然觉得自己只是个受伤、迷茫的小男孩。当父亲生气或母亲伤心时，我的反应还是跟小时候一样。我吸收了所有情绪，内心因此留下了疤痕。我也有自己的剧本，知道接下来会发生什么。我觉得我的情绪受到了打击，并没有设立良好的边界，为了帮助他人不得不放弃自我感知。

可是，我每天依旧为不正常的家庭付出，充当着英雄。

那时我就知道自己未来想要一份能帮助他人的职业——因为我之前当过学徒，所以自然就想到了从事这方面的工作。读本科的前几年，我在一家私立精神病院当护工，这段经历将我的看护、救助和修复技能提升到了一个全新的高度，对我来说是潜心钻研进入心理健康领域的训练阶段。当时是 1980 年，想象一下所有工作人员都穿着白大褂和白鞋子，系着白腰带，简直就是经典电影《飞越疯人院》（*One Flew over the Cuckoo's Nest*）里的场景。

我被分配到男性重症监护室，这里收治病情最严重的病人——精神错乱、行为失常。我从一个独特的视角观察到，重度精神病人在精神错乱的状态下四处走动，他们被药物弄得神志不清，要么趿拉着脚步漫无目的地游走，要么站在原地盯着空白的地方发呆。

彼时，医疗系统正缓慢地引入新的精神卫生保健药物，但大多数情况下只有为数不多的治疗方法和少量的几种抗精神病药物可用于帮助患者缓解症状。这些具有广泛作用且会影响大脑功能的药物会让患者产生僵尸般的反应（例如，神情呆滞、动作迟缓），即使我看到很多患者因此失去理智，也仍对这些药物心存感激。那是一个为"无期徒刑者"提供长期机构化庇护的时代，如果患者在年轻时出现早期精神病症状，就会被收治入院，而后大部分时间都住在医院。我带着他们接受电击治疗［如今被称为电休克疗法（electroconvulsive therapy，ECT）］，在治疗室里观摩精神科医生实施治疗，结束后再将他们护送回病房。

尽管我接受过培训，也知道安全规则，但对我这个瘦弱的刚满 18 岁的年轻人来说，实在难以应付一名正处于精神错乱状态、目光凶狠的成年男性。我和其他护工用皮带把他庞大的身躯绑在床上，他叫嚷着要杀了我们。我童年时期学会的隔离、压抑自己的情绪，帮助我在患者陷入精神错乱、出现幻觉和躁狂发作时保持冷静。我曾目睹过父亲暴怒时母亲通过不表露情绪来化解冲突，因此当我在医院工作时，我早已拥有很多可以使用的情绪反应方式。

　　我的父母不明白我为什么要去"山上的疯人院"工作，我无法解释，只能说自己对心理学很感兴趣。我现在知道了，是因为我能够共情那些遭受情绪伤害的人，能与他们建立联结。我想通过学习心理学来了解自己，我能体会患者的情绪痛苦。我逐渐长大，视野变得宽广，能感受到自己的力量。不过，我也知道被伤害和被情绪淹没的感觉，我可以克制自己的情绪，因此我可以和精神崩溃的患者相处。在某种程度上说，我和他们是一样的。

　　我在本地的一所大学读了两年后，转学去了美国芝加哥洛约拉大学。从那时开始，我和妹妹的一切就都改变了。当时我 20 岁，摆脱了剑拔弩张的家庭。但在我离开后，妹妹就被推到了前排，我不再是父母和妹妹之间的缓冲带。我不再解读每个人的情绪，不再能缓和气氛、平息事态，也不再努力促进家庭关系。这些都是我为家庭和谐而养成的技能，是我独有的。在我带着这些依赖共生方式离开后，妹妹就要独自与父母相处，她必须发展一套属于她的技能来应对。

　　妹妹上高中时，她和父母的关系也到了崩溃的边缘。她经常因为要应对父母的争吵而备感压力，在开车上学的路上会因哭得太厉害而需要在路边停车休息。有时她会因心情不好不去上学，母亲从未对此产生疑问，只会替她给老师打电话请一天病假。

母亲有自己的伤痛，她很痛苦，所以看不见妹妹的痛苦。妹妹甚至觉得自己不被父母放在眼里，父母无法深入了解她的感受，因为他们都自顾不暇。他们爱妹妹，但不知道她到底怎么了。后来，妹妹与父母和平相处，她原谅了父母，也放过了自己。

在我获得了心理学学位后，我搬到了芝加哥，从事过很多类型的工作，也做过很多治愈工作。我最终去读了研究生，获得了硕士学位和专业执照。即使我接受了如此多的教育，做了很多自我探索工作，也还是处于理想的完美自我与真实的自我的冲突中，不清楚与真实的自我到底存在多大的差距。

芝加哥的生活新鲜而刺激，尽管一切看起来很正常，但我在内心并不这样认为。我认为我一切行动的出发点都是谋生，比如，为了工作、租房、车贷。我内心有 20 多年来吸收和储存他人情绪所形成的裂口和伤痕，在学习成为一个正常人的过程中，受伤的自我不断出现，并做出一些冲动性决定。

我一直希望有一个理想的童年，但彼时我已经 20 多岁了，便打算放弃这种不切实际的想法，开始接受心理治疗，帮助自己从内到外地成长。我厌倦了自卑感、困惑感以及那些不美满的人际关系。我意识到自己有问题，但不知道问题出在哪里，我的情绪反应合集中也没有任何方式能帮助我解决。治疗师帮助我探索我的成人自我，我了解了自己是如何学会弥补并适应我的生活的，开始明白我是如何将童年的伤痛和情绪反应方式带入成年生活的。通过治疗，我开始重新与我的内在小孩建立联结。

在我初次做内在小孩的工作时，就像从书架上抽出一本尘封已久的相册，翻开了几页。故事似曾相识，即使以成年人的视角客观地去看待，我也能再次体验到年少时的情绪。在我回忆往事时，我看到了内心的那个小男孩，他面带笑容，似乎很快乐，内心却感到困惑、害怕、不开心、愤怒、自责和孤独。然而，在我向治疗师讲述我的故事时，我本能地保护我的父母，把他们捧上了高高的神坛，不想让他们蒙羞，也不想对他们不忠，我不想对着一个陌生人讲父母的坏话。

我们都知道父母做了一些错误的选择，但往往并不想指责他们，而是保护他们，这可能是因为把他们捧到神坛，理想化父母也就理想化了我们的童年。在某种程度上，我们想要维持这种假象。不过，我们也知道，一旦窥探到幕后真相，揭开童年的真实面目，就再也无法回头了。即使明知事实并非如此，但仍要处于"一切都很好"的幻觉中，这是我们保护虚假自我的方式。

我讲述了自己的成长故事，了解到自己依赖共生的特征。治疗师问我："小鲍比觉得自己是几岁？"我以前从未想过这个问题，但很快就确定了内心这个小孩大概是 10 岁，因为那时家里的气氛变得很紧张。对我来说，10 岁的自己承载着那个时期的家庭集体创伤，那种感觉很直观。

我逐渐明白，小鲍比仍在我的内心深处，哪怕我如今已长大成人。当我被混乱、吵闹、愤怒、不确定、失控、怪异、恶心、刻薄或威胁的事物触发时，小鲍比就会出现，让我仍用 10 岁小孩的眼光和感受去生活。

显然，我在以 10 岁小孩的身份应对和处理生活中的情绪问题。作为一个成年人，我会感到害怕、行为退缩、过度思考并将情绪内化，弥补他人的行为和选择。我会压抑自己的感受，不表现出自己的痛苦，也不让任何人了解我。通过接受治疗，我学会分辨哪些是我的痛苦，哪些是别人的，了解到我受伤的部分是如何应对的。我学会关注自己的调谐、设立边界、邀请真实的自我出现。

我希望别人看到我快乐和成功的一面——当然，我也是这么做的，因为我希望自己看起来是完美的，与小鲍比的想法一致。我一直因自我接纳而挣扎，逃避不开心的工作，避免审视自己的过去。我过的生活不是真实的，在我成年人的躯体中住着一个适应了伤痛的孩子。

我的自我认知反映在友谊上，除了儿时与我情同手足的朋友外，我年轻时在芝加哥认识的一些朋友（我称他们是"受伤的鸟"），他们自恋、依赖共生、功能失调，很多人的父母也是酗酒者，这些朋友反映了我内心的依赖共生者—拯救者—修复者自我。他们和我一样，都伴伤前行，但我以为自己可以帮助他们，或者至少能产生共鸣（记住，受伤的人总会相遇）。我遵循的是酗酒者的成年子女的行为准则，所有受伤的情绪反应方式都具备这样的特征：孤立、过度负责、照顾他人、觉得自己不被需要、关注他人的感受。

当我遇到坚强而真实的人时，会想知道他们是如何做到的。他们怎么能如此自信？他们又是如何知道自己是谁的？我能感受到他们内在的力量，想和他们待在一起，想和他们成为朋友。然而，这种友谊并不持久，因为我从未有过类似的情感空间。好像在与我在一起时，他们的真实性就会被抹去；同时我也不想和他们待在一起，因为他们不需要我的照顾或修复。我不知道如何与他们相处，因为我不知道自己能为他们做什么。

小鲍比不知道如何与人相处，尤其是那些自信、吵闹、粗鲁、易怒等表现出男性特质的人。这让内在小孩感到恐惧，难以预测对方接下来的行动，认为大喊大叫、失去控制、精力旺盛都很像我父亲愤怒时咄咄逼人的表现，让我下意识地把男性的攻击性或过于自信的行为与失控的触发因素联系在一起。

在我治愈了自己的伤痛，学会爱自己、尊重自己，并学会设立边界后，我的人际关系也得到了改善。我的外在表现镜映了我的内心世界，开始觉得自己变得强大，与他人建立联结，活得更真实、更自由、更像自己。我选择与活得更真实的人为友，因为我也活得更真实了，再也不会为了取悦他人而忽视自己的感受。

在我获得治愈的同时，我的人际关系也获得治愈了。我学会了将童年时受伤的部分整合到功能性成人自我中，开始使用从父母及其他人那里学到的功能性反应方式。例如，允许自己有梦想、创造自己想要的生活、向他人和自己表达爱和同情。我不再与那个受伤的内在小孩隔离，因为这一部分正在愈合，不再被触发，我的成人自我正在使用健康的功能性反应方式（尤其是通过设立边界）来保护自己。随着自我价值感的提升，我的一些友谊自然淡去了。随着我设立边界，年轻时结交的一些朋友不再觉得我对他们有帮助，因为他们和我做朋友就是想让我一直在他们身边（但他们从未考虑过我的感受）。我看清了他们的真面目，不再对他们抱有希望。我学会了尊重自己，开始整理自己的情绪。

我和母亲一直保持着密切的联系。随着我的年纪增长，伤痛慢慢获得治愈，我能对她的人生经历深感同情和尊重，也能意识到她为了保持家庭的整体和谐也做出了很多牺牲。

我与父亲的关系得到了修复。我先是学会了自尊自爱，然后学会了尊重和爱我的父亲。我能够完全接受他，把他放在心上，我们不再是对立的关系。我能够原谅他的缺点，哪怕他有伤痛、容易焦虑、常常酗酒、在痛苦中发泄情绪。我能够看到他带给我们的美好回忆、那些未宣之于口的爱、丰富的创造力、他的力量和同情心。我对我们的关系看得更清楚，看到了他多么以我为荣。

如今，我的父母都已不在了。我爱他们，也一直怀念他们。

治愈工作的任务之一就是要面对和接受我们的过去。重新讲述自己的故事可以帮助我们完成整合，在写下或讲述自己的经历时，我们会对自己有更深刻的认识。我想分享我的故事，因为在接下来的章节中，我常会提到这个故事，以此来说明什么是核心创伤，以及治愈过程将如何帮助你。

● ● ●

现在，请翻开配套练习册，完成"练习 5：记录你的想法"。

多种形式的创伤

情绪创伤有多种形式，从看似微不足道的行为（比如，被辱骂）到重大事件（比如，遭遇车祸、经历战争、亲人离世、遭受性虐待和精神虐待），任何形式的创伤都会对我们产生持久性的影响。在创伤事件中，身体、心灵和精神会经历一系列复杂的过程来保护核心自我，并安全地储存核心情绪。

我们主要会通过三种方式来应对创伤：**压制**（suppression）、**压抑**（repression）和**解离**（dissociation）。压制是指有意将一段记忆从脑海中抹去，主动选择忘记，不让它影响自己。压抑是指在一段时间内无意识地将某件让我们一想起来就很痛苦的事从脑海中抹去。解离会在遭遇严重创伤时出现，儿童的生存本能会认为："你可以伤害我，但是无法伤及我的核心。"儿童或成年人会在内心深处与事件断开联结，以此保护自我。

创伤事件结束之后，遭受创伤的人不一定知道事情已经结束了，会变成循环的痛苦，不断想要引起我们的注意，促使我们采取行动来进行处理。

给创伤命名很重要，这样做可以让创伤走出阴影。当创伤隐藏在黑暗中时，就成了黑暗、肮脏的秘密。如果不谈及创伤、不处理伴随的情绪，就会影响我们的生活；一旦给它命名，我们就能掌控它。

核心创伤

核心创伤听起来非常痛苦，就像一个由创伤事件或创伤记忆造成的伤口，让人痛不欲生。情绪上的核心创伤来自与家庭成员（就像我的故事中那样）或信任的人之间的日常互动。既可能是无关宏旨的言语攻击，又可能是旨在伤害他人的讽刺或羞辱性言论；既可能偶尔发生一次，又可能每天都发生。无论是怎样的，所造成的伤害都是持续存在的。久而久之，我们习惯了情绪上的打击，最终形成一个痛点，发展成一个无形的伤口。这个伤口包含着被冻结的情绪痛苦，最终成为我们的一部分，影响我们对自己的看法。

你现在可能正在回想生活中的一些事，想知道你所经历的是不是核心创伤。我们每个人在成长过程中都经历过伤害，都曾失望过，也都感受过羞耻，但**很多受伤的经历都是成长的必经之路，是发展过程中的正常环节，无谓好坏，只是一种经历**。不过，我们每个人受到的影响会有所差异，应对的方式也不同，尤其是小时候的我们需要依赖自己的复原力和独特的自我调谐能力。

当然，行为不端或情绪失控的孩子需要被纠正和管教。很多父母犯的错误是说孩子本身不好，而不是说孩子的行为不好。久而久之，孩子会把父母的羞辱或奚落内化，认为自己本质就是一个坏孩子，形成核心创伤信念。**如果能澄清"坏孩子"和"坏行为"之间的区别，可能就会使很多人对自己的看法变得完全不同，并改变他们的生活轨迹。**

有些伤害性互动会深深地影响我们，而有些则不会被放在心上。回顾你的生活，看看哪些事深深地影响了你？别人会说你是

"坏孩子"，还是会说你有"坏行为"？我们接受和处理这两种情绪信息的方式有很大区别。

情绪上冻结的创伤

当你经历了核心创伤时，它会冻结在你遭受创伤的年龄（即创伤年龄）。这个创伤像雪球一样凝固住，在你成年后被触发时就会再次出现。这些被冻结的情绪创伤不会随时间流逝而变化，创伤或情绪上的痛苦一直处于休眠状态，直到被触发，然后循环发生。

"伤痛冻结在创伤年龄，就像一个雪球停滞在你心中"，这个观念能帮你理解和联结承载着伤痛的部分，是一种从不同角度来看待你自己以及长期以来所背负的情绪痛苦的方式。

深层创伤

创伤性核心创伤源于极度深层的伤害，包括身体虐待（比如，拳打脚踢、被扇耳光）、情绪虐待（比如，被辱骂、被忽视、感觉不被需要或不被尊重）、性虐待（比如，被迫接受非自愿性性行为、年幼时被迫接触色情作品、非自愿地目睹某人暴露自己的私处）。这些类型的身体、精神、性和情绪创伤，尤其是性虐待造成的创伤，对个体影响深远。

所有深层创伤都会进入心灵深处，往往需要更长时间才能修复。这类创伤往往会改变情绪和智力发展轨迹，并引发持续一生的抑郁、焦虑，甚至更严重的精神疾病。不过，每个人都有自己的复原力，可以用来应对、回应和整合该类型的创伤。

在我的职业生涯中，曾与一些遭受过极其可怕的事件的来访者一起工作过，但我没把他们的经历当作本书范例。我听到他们的经历后深感惭愧，也深表同情，他们在儿时不得不忍受极端的创伤，超出了他们的承受能力，我看到了他们勉强支撑着，尽全力去生活。

儿童有一种非凡的能力，能够承受成年人的愤怒，并发展出适应性技能，让身体和精神得以生存。我见过儿童和成年人利用自己的复原力来保护真实的自我免受伤害，但每个人都有极限，能够承受的压力和使用的复原力也是有限的。一个人一生中经历的创伤越多，其复原力储备就越少。

经历创伤的方式因人而异，对某个人来说是毁灭性的事件，对另一个人而言可能是无关紧要的。每个人都会通过自己的世界观、人格和自我意识来理解自己所遇到的问题，有的人比其他人更能经受特定的风暴。

我们有时会想"好吧，每个人都被打过屁股"，或"我是个坏孩子，所以我活该"。这种合理化或把问题最小化的思考方式，有助于我们理性地看待发生的事，使我们不受其扰，继续生活并向前迈进。大脑有意识地压制不好的感觉，并告诉我们："继续前进吧！如果陷入这种情绪中太久，就会感觉不好受。走吧！没什么好看的……"

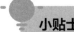

小贴士

如果你因身体或性虐待而遭受很严重的创伤，就请了解以下内容：

- 虐待是发生在你身上的事；
- 不是你所做的事导致对方施虐；
- 现在不会再发生了，你是安全的；
- 你可以寻求帮助并治愈创伤；
- 你能够获得治愈并拥抱真实的生活。

你的创伤需要根据你的时间和节奏来愈合。在创伤发生时，你并没有控制权。你小小的身躯无法通过言语来表达你的需要，也无法保护自己。你的世界只有几条街那么大，你依靠周围的成年人来保护你免受各种伤害，但他们正陷于自己的痛苦中（比如，成瘾、精神疾病、情绪困扰），且他们工作繁忙，无暇顾及你，有些成年人甚至自己也曾遭受过虐待。

有时候，父母在多年后才知道自己的孩子曾遭受过虐待，他们内心充满愧疚感。他们可能当时不知情，或选择睁一只眼闭一只眼，将问题轻描淡写；施虐者可能会要求孩子发誓保密，永远不能告诉其他人；陷于痛苦中的父母，可能不会注意、理解或看到孩子的情绪痛苦；有些父母看起来是成年人，但他们的内心可能还很幼稚（从如何回应孩子就可以看出来，或干脆不予回应）。

在治愈自己的创伤前，我们无法从治愈的视角去看别人的情绪创伤。一切似乎都很正常，仿佛"事情本来就是这样"。例如，父母没有注意到孩子正在哭泣，或感觉很悲伤，可能是因为父母自己也很悲伤，他们也需要认可、呵护和关怀，这就是代际情绪创伤存在的原因。整个家庭都停滞在情绪创伤的年龄，直到有人打破僵局，治愈恶性循环。

人在严重创伤经历中形成的受伤情绪反应方式和冲动性反应方式，是用来应对特定的创伤经历。遭受性虐待的孩子往往会学会隔离自己的情绪，这是一种创伤生存技能——解离。为了保护自己的核心，遭受创伤的孩子会做出无意识的反应，告诉自己："这个年长、高大、强壮的人比我更有力量和控制权。他正在做一些错误的、糟糕的、令人讨厌的事。他让我不要告诉别人，我想拒绝，也反抗过，但他比我强壮，比我高大。我无能为力、力不从心，所以屈服了。既然我无法与他抗争，那么就要从内心拯救自己。我把我的情绪、核心自我、人格、声音和灵魂深深埋藏在心底，不让他得到真实的我。他可以肆意对待我的身体，但得不到我的灵魂。"

不少在儿时遭受过性侵犯的人直到后来才知道，自己是通过解离才在情绪和精神上幸存下来的。创伤的程度和负担对年幼的孩子来说太过沉重，使他们的自我价值、爱、信任和尊重支离破碎。他们不再相信自己和这个世界，永远地改变了。

　　儿时遭受的性侵会对孩子的心理造成非常严重的伤害，这类深层核心创伤会发展出特定的应对技巧和受伤情绪反应方式，其中有些是设计好的，永远不会被他人发现。一个被侵犯的孩子极度希望自己不被发现，便藏了起来。他们掩饰自己真实的羞耻和愤怒的感觉，变得过度警觉、处处提防。他们为了从创伤中生存下来，与自己的感受联结断裂。在这个过程中，他们关闭了部分功能性情绪反应系统，变得冷漠无情。如果经历了非常严重的创伤，他们就会出现解离。

　　情绪上的伤痛可能是逐渐积累的，也可能是在一瞬间造成的。我们对伤痛的体验基于自我感知、真实性、边界和复原力。核心创伤有多种形式，例如，一句脱口而出伤人的话、家庭的混乱模式、严重且反复发生的虐待。深层的情绪创伤会导致心理和精神层面的伤害，需要付出更多努力才能治愈。除非核心情绪创伤得以解决，否则可能导致成年后依然有无法愈合的伤痛，并且其模式会不断重复。个体会警惕类似威胁，以免再次受伤，却忽视尚未解决的核心创伤。**伤痛在被承认前不会愈合，个体也不会变得成熟。**

　　我们不断选择生活中出现的人来共同完成或演绎我们的情绪剧本，因为未愈合的核心创伤停滞不前。我们有时会意识不到这是不好的，反而认为生活就是这样的。潜藏在意识之下的模式使伤痛冻结在雪球中，迷失在创伤发生的年龄，等待着被触发，然后再通过受伤的情绪反应方式显现出来。

当你正在经历治愈过程、探索自己的核心创伤时，请给自己多一些时间，慢慢来，对自己温柔一些。如果你不确定某件事是不是核心创伤，那么它很可能就是。如果它一直伴随着你，并且当你想起时会有情绪反应，就意味着它对你有某种启示。好消息是，**所有创伤都可以被治愈，通过治愈过程，你可以成为一个完整的成年人。**

第 4 章

受伤的小孩，
受伤的成年人

在对错之外，还有一个所在，我将在那里遇见你。

——鲁米

在你长大成人后，会认为自己不再幼稚。我们与他人交往，做出理性的决定，承担更多的责任。然而，受伤的小孩会变成受伤的大人，即使已经成年，你有时也会做出冲动的反应，之后会因自己的行为感到尴尬或羞愧。

在爆发的情绪逐渐平息后，负责任的成人自我会评估造成的伤害，并会想："刚才不像是我，我为什么要那样做？"你在发泄情绪后常常会感到困惑，感觉说不通——你明明知道自己做了什么，但不知道为什么那么做。对于这些，你回忆起来满是羞耻感，你会因此无法原谅自己，因为羞耻感太强烈了。

事实上，**你不必活在羞耻中，而是可以打破冲动性反应的模式**。不过，在核心创伤被治愈前，你随时都可能受到受伤的内在小孩的影响，做出不适当的冲动性反应。

在本章中，你开始深入了解治愈过程，能更好地理解核心创伤发生的原因，以及如何治愈迷失的内在小孩，使其与成人自我整合。**核心创伤一旦被治愈，就不会再被触发**。你也不会一再重复不健康的反应模式，受伤的小孩不再控制受伤的成年人，将与负责任的成人自我整合，你会体验从未有过的平静、安宁与自由。

重复模式

想发展健康的人际关系的人常常会感到沮丧，因为他们知道在某种程度上自己正在使用固有的情绪反应方式，重复相同的模式，且除此之外不知道还能做些什么。他们真心希望摆脱糟糕的、不尽如人意的相处模式，但他们的情绪创伤还未愈合，会做出所谓的"糟糕的选择"，或总是基于自己未被承认的核心创伤来挑选伴侣。这是另一种"受伤的人总会相遇"的情况，他们说不想再跟与前任类似的人交往，但现任却总是与前任很像。新伴侣的外表或行为表现可能与前任有所不同，但与二者相处的本质却是相同的，想要改变的那个人在这段关系中仍会做出与上段关系中相同的冲动性反应。

他们尚未愈合的情绪创伤在寻找能够重现最初受伤经历的人，在内心深处，他们想要治愈受伤的模式。举个例子，某个人可能会下意识地想："我确实很想治愈我在十几岁时男友带给我的伤害。"然后，这种想法会内化为："哦，我知道了，我要选择一个自恋受伤的对象，和他建立依赖共生的关系，哪怕对方对我不好也不要紧，因为我知道如何适应这种情况——我有应对的方式。"

当然，我们不会有意识地去想这些事，但潜意识会这样想，这是做出"糟糕的选择"的原因，直到受伤的部分得到治愈才会有所改变。我们是基于遭受的情绪创伤来选择伴侣，无意识地想要摆脱循环痛苦的亲密关系。**受伤的人相互吸引，而治愈的人则会遇见健康的人。**

布里奇特：一个被遗忘的小女孩

布里奇特在职场上表现出色，但她的私人生活却充满挑战。她离过婚，有两个十几岁的儿子，和前夫轮流负责照顾孩子。布里奇特第一次来找我时，表示自己对亲近他人或谈恋爱毫无兴趣。在生活稳定时她感觉还可以，但大多时候她都感到失望、害怕和孤独。

任何事情一旦出现差错，或出现意料之外的问题，或儿子们快把她逼疯了，布里奇特就会变得非常紧张。她的核心创伤被触发，导致她变得愤怒，使用言语攻击他人，只能通过酒精、致幻剂和处方药来让自己好过一些。

布里奇特意识到了循环的痛苦，希望停止这一模式：行为失控时就像是另一个人，完全不像自己。她说自己当时的感觉以及表现出来的行为就像是一个不高兴的孩子在发脾气，根本不是事业有成的成人自我的言行举止，而是她受伤的自我在对最亲近的人发泄愤怒。

布里奇特觉得自己内心受伤的小孩大约只有四岁。在治疗的早期阶段，她不愿承认内心有一个受伤的小孩。通过治愈过程，她了解了这个受伤的小孩为什么会出现。然而，她厌倦了受伤的部分和不断循环的痛苦，她说："我只想让她消失！我恨她！"

治愈过程并非忽视或抛弃年幼的自我，而是将这部分与成人自我整合。布里奇特学会了识别触发伤痛的诱因，也学会了如何与受伤的自我沟通。她将自己的冲动性反应列成一份清单，这样就能知道被冻结的情绪创伤何时会被触发了。

有一天，当她为自己内心有这样一个受伤的小孩而生气时，我问她："那个小孩在什么样的地方？"她毫不犹豫地答道："在又冷又黑的地方，地上铺着破布，房间里没有窗户。"我说："听起来很惨。如果有一个四岁的小女孩站在你面前，也和你有类似的感受，也居住在又冷又黑的地方，那么你会怎么做？"布里奇特说："我会拥抱这个小女孩，给她洗澡，带她去一个更好的地方生活。"她为心中的小女孩想象了一个充满爱的地方，有窗户，地上没有破布。通过把这一部分人格化，布里奇特不再拒绝接纳自己最需要帮助的部分。

当受伤的小孩被触发时，布里奇特感到很紧张、焦虑不安，对四周充满了警惕和控制欲，她发展了一些功能性反应方式应对这种情况。我们想了一些她负责任的成人自我可以说的话，例如："没关系，我保证不会有坏事发生。我很冷静，我相信自己会做出正确的决定。"这样的话足以让她受伤的自我安心，她对自己和他人设立的边界越多，她受伤的自我就越明白是负责任的成人自我在掌控局面。

如今，布里奇特仍继续努力给自己和他人设立边界。她的生活并不完美，儿子们仍然让她抓狂，她依然单身，但她年幼的部分不再那么冲动。布里奇特努力辨别受伤的部分何时出现，并使用功能性反应方式来鼓励自己、安慰自己、自尊自爱，这会让她继续保持理智和真实。

● ● ●

你的冲动性反应方式

正如你在第 1 章中学到的，你在童年时期形成了冲动性反应方式以应对家庭状况和周遭环境。你看到了自己在小时候形成的一些冲动性反应方式（参考练习册中的"练习 1：你的冲动性反应方式"）。现在我们要尊重它们，并进行深入探究。

尊重你的冲动性反应方式似乎有些违背常理，但这些方式的确能帮助你在年幼时适应、应对、驾驭并理解伤害、痛苦和困惑。你曾使用的这些方式如今已经不再适用，却依然试图让生活变得容易掌控。基于你目前对自己的理解，这些方式是最适合你的。

你的任务是学会自爱，而不是自我厌恶或自我拒绝。你依然可以使用你的冲动方式，但现在你要用这些来拓宽视野，而不是退缩。我们的目标是让你清楚地了解你拥有的方式，然后在不同情况下使用合适的方式。

想一想你使用的受伤的反应方式并牢记于心，例如，也许你过度补偿，过于讨好他人。以前在你需要时就能使用这种方式，并感谢它的存在。现在请问问自己这些问题：你还需要它吗？还是只是习惯性地使用它？你能暂时放下它吗？你能治愈它、让它离开，然后使用新的方式吗？你可能感到内心深处有一些东西在萌发，这很正常，让这种情绪涌向你，像风暴掠过山谷。**这只是一场风暴，只是一种感受，让它穿过你，继续向前。**

你可能还没准备好放弃你长期依赖的方式，因为你并不知道自己是否还会需要它。这是很正常的。在治疗中，在来访者感到安全并懂得自我保护之前，我通常不希望他们暴露情绪。如果你认为自己仍然需要这种方式，就不用放弃，你只需承认它可能不太适用，并清楚何时会使用它就够了。例如："如果我愿意，那么我仍然可以使用冲动性反应方式，但我也知道，如果使用冲动性而非功能性反应方式，我在人际交往中就会付出代价。"

你的情绪反应方式，无论是冲动性还是功能性反应方式，都随时供你使用。不过，也请你展望未来，然后扪心自问："这个方式是我目前最好的选择吗？"

现在，请翻开练习册，完成"练习 6：你的冲动性反应方式是如何形成的"。

破碎的边界

大多数人都不知道自己是否有良好的边界，不知道如何设立边界，甚至不知道自己是否设立了边界，也不知道边界是什么样子的。边界为我们的人际关系创造了安全感，能让我们立即明白自己是否喜欢某人或某物，或者是否想要参加某项活动。当我们没有健康的内部和外部边界时，我们的伤痛就会显现；当我们的边界被打破或边界模糊时，冲动性反应会在成年生活中以各种形式表现出来。

当迷失的内在小孩因没有良好的边界而做出冲动性反应时，负责任的成人自我需要协调和应对受伤部分所造成的问题。缺乏边界会造成很多混乱，我们可能会迷失在各种问题和受伤部分的声音中。成人自我很难忽视内心的混乱和动荡，在治愈伤痛和学会设立健康的边界之前，受伤的自我会继续循环受伤的模式，做出冲动的反应。

无边界

无边界是指没有建立明确的边界来表达对某事或某人的感受，且不知道如何使用边界向他人主张自己的立场、为自己发声。当人们对边界的概念模糊不清时就会陷入困境，经常被卷入别人的事中，觉得自己必须承担一切，让朋友和家人把问题都甩给自己。用依赖共生的术语来形容，他们是修复者、拯救者、控制者，常常感到不知所措，不知道如何处理自己的问题，便插手别人的问题。之所以会造成关系混淆，是因为他们有时边界模糊，有时没有边界。

无边界的人会觉得自己不被需要，也无欲无求。他们封闭了内心，不去争取自己的权力，经常扮演受害者的角色。他们不知道自己喜欢什么、不喜欢什么，所以会问别人的喜好，然后模仿。他们执着于了解他人的行为和感受，当你问他们"你想要什么"的时候，他们往往会回答"我不知道，你想要什么"。

无边界的人经常会因为缺乏边界以及由此产生的纠缠而心力交瘁，想要逃离。他们没有安全感，一生都在让别人决定自己应该成为什么样的人以及应该如何看待自己。他们将自己的是非观投射到他人身上，给自己造成了两种主要的伤痛模式。

第一种模式是**读心症**（mind reading），即试图想象他人对自己的看法和感受。这种类型的伤痛会让双方都很困惑。读心的人经常会根据仅有的几个事实点编造出一整个故事，然后为可能发生的事创建场景，将他们自己的不安全感和判断投射到他人身上，基于自身感受，臆想他人的感受和想法。读心很容易让人陷入误区，认为自己的生活一团糟，被所有人讨厌。

第二种模式是无边界的人被动攻击性地试图控制别人，因为他们觉得别人在试图控制自己。无边界的人试图在人际关系中建立安全感，获得控制权，但他们会采取间接隐晦的方式来避免冲突。他

> 别小看我，也别假定我会如何反应。

们不知道如何表达自己的感受，因此希望别人能从他们回避、暗讽或不问青红皂白的言行中解读出正确信息。起初，对方可能毫不在意，没发现暗藏其中的微妙线索，如果对方有自恋倾向，这种情况就会更加明显。不过，大多数人都会立刻发现自己被操纵了，从而产生怨恨，导致关系进一步复杂化。

无边界的人通常会感到迷失、怨恨、紧张、疲惫、焦虑和困惑，不知道自己为什么会变成这样。他们的行为源于恐惧——害怕起冲突、被忽视、无法控制局面、自己不被需要，还害怕自己在任何时候、任何情况下都对别人没有价值，也害怕自己的价值被贬低。无边界的人迷失了自我，往往会有强烈的悲伤的、戏剧性的、受伤的感受。

现在，请翻开练习册，完成"练习7：无边界和/或关系混乱"。

由于边界系统薄弱或不健全，因此伤痛会不断地循环。**一旦你知道如何设立强有力且实用的边界，就能重新获得个人力量，并与真实的自我建立联结。**如果你知道如何以一种有效的方式保护自己，你就能停止伤痛循环。通过以上练习发现的模式和主题会有助于你更加了解自己。**自我对话**

> 设立健康的边界能让你摆脱不良关系，并有助于重新定义那些可能已经迷失方向的关系。

和知觉在你的内心世界所扮演的角色，远比你知道的更为重要。

在学习设立边界时，请温柔地对待自己。你可以拥有边界，为自己发声，并创建充满爱和尊重的人际关系。

气泡边界

许多人内心都装备着一层情绪盔甲，随时准备迎接一场想象中的战斗，因为他们受伤的部分不知道战斗已经结束，每日还是身负重担，准备迎战。他们的周围有边界 [我称之为**气泡边界**（bubble boundary）]，保护着他们不受外界影响。

气泡边界强大而脆弱，可塑却顽固。它是你与人保持一定距离时的边界，同时也是让你既保持警惕又持开放的态度的边界。你既没有极端地与世隔绝，也没有与他人关系混淆。你参与生活，享受与他人相处的乐趣，但也希望别人不要靠得太近。在你的气泡边界内，你感觉被保护着，仍与人交往，甚至让人靠近；一旦靠得太近，触及你的气泡边界，你马上就能察觉到。**你的气泡边界是你的避难所。**

拥有气泡边界的人学会了保护自己免受原生家庭的攻击，攻击的形式可能是隐匿的、间接的攻击性言语，还可能是令人窒息的沉默。家庭成员之间很少表达情绪，也缺少表达的榜样，因此他们从未学会如何表达自己的感受。

由于缺乏健康的情绪支持，这些孩子的情绪需求在成长过程中被忽视了，他们只能通过编造故事的方式来理解世界。他们虽然在衣、食、住等基本生活需求方面得到了满足，但情绪上的滋养和培育却被忽视了。

有时，缺乏情绪表达和情绪培育的孩子内心会形成空洞，他们会试图用其他方式来填补，让自己感觉完整，可能包括逃避现实、孤立自己、退缩、过度幻想、吸毒或酗酒、自残、大喊大叫以及其他不当行为，这些是受伤的、迷失的内在小孩用来自我安慰、应对和理解世界的情绪反应方式。孩子和父母未能建立安全的依恋关系，使得孩子在之后的生活中形成不健康的依恋方式。

在**情绪缺失**（emotionally unavailable）的家庭中，孩子通常只会得到批评或羞辱，所以他们学会了低头、保持低姿态。到达一定程度，他们就不再寻求父母的情绪滋养，受伤的内在小孩会退缩进内心世界，使用受伤的情绪反应方式来保护、安慰和安抚自己。随着时间的推移，这个边界变成了围绕和保护他们的气泡。不过，这是因孩子感到困惑、沮丧、不被需要、心中有缺口而产生的，与他们的真实的自我以及他们的希望和梦想不一致。

气泡边界的极端形式是通过成瘾、过度饮酒、不恰当的性行为、吸毒、与人保持距离、分散注意力来逃避自己的内心。短期效果是麻木，但这些行为最终会让人形成依赖性，然后变成无效的边界，成为受伤的、迷失的内在小孩的应对方式。

有气泡边界的成年人会寻找情绪缺失的伴侣来重演创伤事件，试图以此获得爱。他们想要亲近他人，却又把人推开。他们暗自希望有人能看穿他们的伪装，透过他们的气泡，看到他们真实、受伤、渴望得到认可、获得爱的自我。

有时，由于受够了挫折感，有气泡边界的人想要卸下束缚、打破气泡，在一段关系中敞开心扉。他们想要与人建立联结，认为自己可以轻易打破自己的气泡边界，然后突然变得脆弱，但这太过冒险了。因为在寻求亲密关系、想要伴侣时，他们并不总有好的"选择"，当他们仓促地想要与某人建立亲密关系时，会牺牲自我意识，从而很可能会带来毁灭性的后果。他们往往很自卑，觉得自己不够好，所以在与伴侣的交往中，他们并没有强大而实用的边界来支持自己。

想要打破气泡边界的人在认识新朋友时会感到兴奋和紧张，可能会说出自己的所有秘密，提供过多个人信息，将所有不堪都公之于众。他们会下意识地认为，自己这样做就能让对方更了解自己，他们还很想知道，展示了真实的自己是会拉近与对方的距离，还是会把对方推开，从而慢慢变得没有边界。

由于他们不了解自己的情绪，也没有健康的边界系统，因此他们会过度分享自己的想法，并希望以此与对方建立亲密关系，但这同时也是一种考验。情绪宣泄往往会使对方不知所措，把对方吓跑，也会让过度分享者因过早透露了太多隐私而感到羞耻，并认为自己很愚蠢，于是退回到自己封闭的气泡边界里。

极端边界

极端边界（extreme boundary）与无边界相反，比气泡边界更苛刻。极端边界指的是一个人在生活中做出巨大改变，认为这是唯一能保护自己免受他人情绪、身体、心理或性侵害的方式。例如，某个人为了远离另一个人或家人而搬到另一个地方或另一个国家。设立这种边界就像建造一座钢筋混凝土堡垒——禁止他人入内，把他人永远挡在外面。

设立极端边界的人通常会因他人的行为而感到愤怒和受伤，或对某些事感到非常恐惧。他们宁愿失去友谊、结束关系或辞去工作以逃离恐惧感，因为他们认为自己没有其他选择，保护自己唯一的方式就是将对方拒之门外，与世隔绝。然而，很多人过早地设立极端边界是因为挫败感，而不是害怕受到伤害，当他们不知道如何设立健康的边界时就会发生这种情况。

以下是极端边界的一些例子：

- 我要离开了，但不告诉你我要去哪里；
- 我屏蔽了你的所有联系方式，包括电话和社交媒体；
- 即使我们共处一室，我也不会承认你的存在；
- 我拒绝一切事物，把所有人拒之门外；

- 我不会承认自己的痛苦，与世隔绝（这是一个极端内部边界的例子）。

其中一些不正常的极端边界听起来像是为保护自己而需要搬到千里之外的人会设立的，有些人的确需要为了自身安全而远离某些人。然而，在使用极端边界之前要慎重考虑，这是迫不得已使用的最后手段，因为可能会对人际关系造成长期伤害。

现在，请翻开练习册，完成"练习 8：设立极端边界"。

如果你符合无边界、气泡边界或极端边界的一些情况，那么请记住，你也拥有健康、实用的边界，花点时间想一想你在维护自我意识上做得好的地方。可能是一段平等互惠的关系，你感觉被尊重、被信任、被爱着，这类关系是你与他人交往或发展人脉时的黄金标准，你想拥有更多这样的人际关系。很多人在职场中拥有良好的边界，但在家里却没有，这往往是因为职场中有明确的工作守则和行为规范，但家庭中却没有，所以他们倾向于将原生家庭中学到的边界（甚至缺乏边界）运用到人际交往中。

请记住，**你做对的事要比做错的多**。你用自己的方式尽力生活，在治愈过程中你会逐渐明白自己已经做到了哪些，哪些部分仍需改进。

愤怒边界

　　很多人都是在忍无可忍、恼羞成怒之后，才会与人划清边界。他们一直压抑自己的感受，然后利用积压的愤怒和怨恨来允许自己维护自身立场。他们利用被压抑的情绪来证明边界存在的合理性，之后为自己设立边界找到的理由是"你让我很生气"。他们躲在这个借口后面，而不是对自己的感受负责。回想一下，我 10 岁时也是这样做的，我压抑了太多愤怒，再也无法忍受。我是在保护妹妹，但自己也是到了崩溃的边缘。

> 愤怒是巨大压力下的恐惧。

　　因愤怒而设立边界的人往往不习惯设立边界，他们很难表达自己的感受，所以别人也不清楚他们的想法，直至他们压抑的愤怒爆发出来。有人可能认为问题在于他们的愤怒，但其实并非如此。事实上，问题在于他们从未学会如何处理愤怒情绪，所以他们先压抑、后爆发。

　　讽刺的是，不习惯设立边界的人往往会学到这样的观念：愤怒的情绪是不好的，不该有这样的情绪。压抑－爆发的循环在男性身上更常见，因为他们在成长过程中会听到这样的教导："不要生气，不要哭！""我不是你肚子里的蛔虫，你要告诉我你的感受。""在学校不要打架，你要争取自己的权益！""你是男子汉，要有男子气概！"女孩则会听到："你不要那么情绪化，你为什么突然不说话了？""告诉我你的感受，你要坚强才能被重视。"女性被告知要做自己、爱自己，但同时迫于社会压力，她们要以别人的需求为先，从而忽视了自己的感受。

你不需要为自己的感受或边界道歉或辩解，也无须向任何人解释。你的感受是你自己的，你可以选择表达愤怒的方式。如果你的边界被侵犯了，那么你不需要费力找借口来说明自己的感受；你要做的是让自己冷静下来，关注当下的情绪，倾听自己受伤的部分想说的话。

表达感受

有时候，设立边界最困难的部分是找到恰当的词语来描述感受，一旦找到，就可以清楚地表达自己的感受。假设某人没邀请你参加聚会，你感到很受伤。一旦你确定了"受伤"的感受，就可以对对方说："你没有邀请我去参加聚会，我感到很受伤。"对方可能不知道你有这种感受，也可能是故意这样做的。无论如何，重点是你表达了自己内心的痛苦，让对方知道了你的感受。你为自己挺身而出，用最恰当的言语表达了自己的感受。

若我们什么都不说，之后就会对此产生怨恨，甚至可能在脑海中一遍又一遍地回放，不断地重复受伤的感受——循环痛苦。身心都在告诉我们要去应对，时间越长，伤痛越明显。

在我刚开始学习表达自己的感受时，因为年龄还小，还不习惯用语言表达，也没有丰富的词汇去描述我的感受，所以当我心烦意乱时，不知道该说什么，也不知道如何设立边界，只会很慌张地说："我不知道自己有什么感受，一切都让我觉得怪怪的，很不安。"尽管这些都不是最贴切的词，但我在试着表达自己的感受，这是最重要的部分——**用最实用的方式表达自己，设立边界，慢慢进步。**

这类练习不是为了追求完美，而是为了尊重你的感受，让它们发声。随着时间的推移，你的情绪词汇量和用法会增加。如果你很难找到描述自己情绪的词，那么请参考"附录 A：感受列表"，其中列出了大量的情绪词汇以供参考。

严重的创伤和解离

如前文所述，不健全或根本不存在边界系统往往是由原生家庭功能失调造成的，即家庭中缺乏健康的情绪反应方式。可悲的是，在许多家庭中，父母或监护人自己也深受其害，以至于他们无法作为榜样让孩子学会功能性行为或建立良好的边界，也无法理解孩子遭受的情绪创伤，这甚至可能是造成孩子创伤的直接原因。这种忽视会让置身其中的孩子形成很深的情绪创伤，并在成年后带来毁灭性后果。

我们已经探讨了创伤与每个人的关系，以及自身复原力、自我意识的协调方式。严重的创伤，尤其是反复出现的创伤，会形成心理、情绪和精神上的核心创伤。在创伤发生时，遭受创伤的人往往会出现解离，这是一种自我保护的方式，是在安慰自己"你可以伤害我的身体，但你无法触及我的核心"。

解离是一种创伤反应，使人在精神和情绪上"脱离"现实。为了保护自己，遭受创伤的人会不自觉地隐藏自己的感受，断开与现实的联结，进入幻想世界。这种反应在某种程度上可以被视为设立了内部极端边界，让他们能够撤回到安全可控的地带，类似于让精神和情绪功能处于离线状态。他们与现实断开联结，在身体遭受创伤时，精神可以与之分离。

罹患创伤后应激障碍的人在被诱因触发后往往会出现解离，可能是在某一次对话后或在电视上看到一些东西后，他们回想起最初的创伤。他们的精神会随之与身体解离，因为在最初的创伤发生时，他们就是这样应对的。

创伤未愈的大脑有时并不清楚创伤是否已经结束，当被外界事件触发时，他们开始在脑海中从头到尾再次观看自己的"创伤电影"。多数人都能想起创伤记忆中的一切细节——周围的声音、触觉、情绪、当时的天气是晴天还是雨天、别人穿的衣服及他们身上的气味。

我能记起当初把妹妹从客厅带回房间的每一个细节，因为我花了所有力气来保护她，这对我来说是一种创伤。即使我没有创伤后应激障碍，我也能回忆起 10 岁那年发生的那件事的所有细节。然而，并不是每个经历创伤的人都能详细回忆起发生了什么，有些人只是大概记得发生了不好的事，仅此而已。

如果你感觉好像曾经发生了什么事，但你又不确定，那么你不要强迫自己去回忆。如果你的潜意识准备好将某些信息释放到你的意识层面，那么那时你才需要处理并治愈创伤。强迫自己去回忆可能会像最初的事件一样造成创伤。请你相信，如果你该想起某件事，那么你自然会想起来。

下文是关于一位早年遭受严重创伤的女性的故事，她儿时缺乏设立边界的技能，成年后也一直受此影响，后来她踏上了一段勇敢的旅程。你从这个故事中会发现，**即使经历了严重的童年创伤，也是有可能获得治愈的**。你还会从中了解到童年创伤是如何影响她成年后的生活的，她需要勇气、力量及意愿，并且需要花些时间来承认发生在自己身上的创伤事件，之后才能痊愈。这个故事令人心酸，但我仍选择讲出来，我希望你知道：**我们可以治愈自己的创伤，设立良好的边界，变得更健康**。

> **故事** ✏️

玛丽安娜：一个经历了严重的童年创伤的女孩

玛丽安娜小时候是个乖孩子，但她的母亲认为她总是闯祸，于是玛丽安娜也认为自己无论做什么都不够好。母亲会让她回到房间，并告诉她：

"等你父亲回来再说。"渐渐地，玛丽安娜学会了自我贬低，即使没做什么坏事，也觉得自己很糟糕。

玛丽安娜 13 岁时被一个自己很信任的邻居性骚扰，她把这件事告诉了母亲，但母亲不相信。事实上，母亲从不相信玛丽安娜受过虐待——她什么都不相信。母亲总是怀疑她，对她不太好。玛丽安娜是一个聪明的女孩子，她觉得自己只有更加努力才能获得母亲的信任。

玛丽安娜 16 岁时被她的高中老师性侵了，对方让她不要告诉别人，但她勇敢地告诉了校长和母亲，结果这两位都不相信她。母亲一如既往地怀疑玛丽安娜，于是玛丽安娜开始相信别人比她更了解自己，尽管这对她来说毫无意义。玛丽安娜变得悲观、自怨自艾。

后来玛丽安娜变成了问题学生，会和父母（主要是和母亲）顶嘴，并在 17 岁时被父母送进精神病院住了三个月，因为父母不知道还能做什么，他们认为问题都在玛丽安娜身上。玛丽安娜在医院遇到了迈克，迈克是一名护工，比她大六岁。迈克不仅迷住了玛丽安娜，也迷住了她的母亲，他想要和玛丽安娜结婚。

玛丽安娜高三时就跟迈克结婚了，并以为自己结婚的对象是一位有魅力的男士，会照顾、倾听、认可她。那时玛丽安娜认为迈克与自己的父母以及周围其他男士都不同，但后来发现丈夫极度自恋。

跟大多数自恋者一样，迈克的魅力和善良很快就消失了，在婚后九个月左右，他变得控制欲很强、暴躁易怒。迈克殴打玛丽安娜，把她打得满脸是血、浑身是伤。玛丽安娜跑回娘家向母亲求助，但母亲认为一定是玛丽安娜做了让迈克生气的事，她应当回到迈克身边。母亲又一次不相信自己的女儿，于是玛丽安娜又一次责备自己，也认为这都是自己的错。

在长达10年的婚姻中，迈克一直家暴玛丽安娜，强迫她参加性派对，并强迫她与其他男人或女人发生性关系，然后跟他描述细节，以满足他变态的性欲。迈克经常威胁要杀了玛丽安娜，开车时会威胁要故意撞向混凝土护栏。

任何事都可能激怒迈克。玛丽安娜给他做晚饭，若他觉得任何地方不合心意就会摔餐具，再让玛丽安娜清理。迈克说玛丽安娜就活该做这些，她相信了。迈克威胁她、家暴她，并对她进行心理操控，让她觉得是自己有问题。玛丽安娜还经历了很多可怕的事，不胜枚举。

玛丽安娜被困在家庭暴力中，她向很多人讲了受虐的情况，包括医生和神职人员。但在20世纪70年代，这些专业人士都对虐待行为视而不见。他们让玛丽安娜继续待在丈夫身边，让她努力改善婚姻，暗示她被虐待在某种程度上是她自己的问题。

玛丽安娜27岁时，在一个真正爱她的男人的帮助下终于离开了迈克，她形容这个男人是"暴风雨中的灯塔"。不幸的是，玛丽安娜没能力接受或维持与这个男人的爱，她最终离开了救她于水火的男人。现在回想起来，玛丽安娜很感激那个男人帮她摆脱了悲惨的婚姻。

玛丽安娜的自我价值感、爱、信任和尊重都被击垮了，多年来的情绪、精神、身体和性方面的伤害让她精疲力竭，她只能伤痕累累地活着。玛丽安娜的经历展现了儿时的创伤以及与母亲之间不合理的边界是如何为她遭受性侵、成为受害者埋下伏笔的，她早年的经历使她成为自恋者攻击的目标。但和其他小孩一样，玛丽安娜当时的眼界有限，真的不知道有更好的选择，她不知道自己有糟糕的边界，只以为母亲不相信自己说话。她向母亲求助，母亲却无法给她提供情绪支持，母亲也只是有糟糕的边界，只会责怪玛丽安娜。

心理治疗师罗斯·罗森堡在他的著作《人际磁石综合征：为什么你总被伤害自己的人吸引》中写道，像迈克这样的自恋虐待综合征的施虐者"有一种不可思议的能力，能够分辨潜在受害者是否怀有病态的孤独感，或者是为根深蒂固的、真实或感知到的无力感、脆弱感所困扰。他们会从人群中捕捉到任何一个格格不入、与所爱之人有隔阂的人，尽管他们声称会保护和爱这些受害者，但他们对受害者既不感兴趣，也不会陪伴他们。自恋虐待综合征的完美受害者早已学到，反抗是徒劳的，而且往往会让事情变得更糟"。

人们常会听到像玛丽安娜这样的事，不明白"玛丽安娜们"为什么不离开。自尊心低、无边界的人看不清出路，玛丽安娜知道自己所受的对待是错误的，她试图请成年人帮助自己设立边界，但她的努力不断受挫。在多次求助无果后，她与生俱来的自我保护能力逐渐消失了，开始相信问题确实出在自己身上。久而久之，她觉得自己理应受到这样的对待，开始迷失在伤痛中。

玛丽安娜第一次来找我时已经 51 岁了，她沉默寡言、防御心重、控制欲强，是个完美主义者，有严重的强迫行为。她只能感受到两种情绪——愤怒和恐惧，每天都在焦虑和抑郁中挣扎，与同事保持距离，只会设立愤怒边界。她的医生建议她来找我治疗。

玛丽安娜当时对我说话很谨慎，因为她从未向别人提过小时候和年轻时的经历。毕竟，她已经知道告诉别人自己的经历并不会有什么帮助。她的边界系统极度脆弱，在自己内心设立堡垒式的极端边界，躲在其中，与他人隔绝。

治疗一开始进展得很慢，因为我必须让她觉得安全，需要赢得她的信任。我向她保证，哪怕大多时候她都无法把控任何事，我也会按照她的节奏，由她来控制进度。她了解了创伤反应过程以及对于罹患如此严重的创伤后应激障碍的人来说，她的反应是一种自然反应。

在我们治疗的最初几个月，我就看到了玛丽安娜的聪明才智。她不仅使用自己的适应技能在糟糕的经历中生存下来，还将能量转化为令人难以置信的思维能力，用于整理数据、管理复杂的交易、培养管理系统审查工作中的合规性。在玛丽安娜防御性的愤怒背后，我看到一个亲切友好、考虑周到、深思熟虑的人。

随着治疗的推进，我发现自己需要不断地重复身心如何应对创伤的例子，但玛丽安娜的反应像是从未听过一样。她是一个聪明的女人，但她不记得我告诉过她关于创伤后应激障碍、创伤反应和应对技巧的事。于是我意识到，每当她讲述一件自己遭遇的事，或我提到的事让她想起自己的经历，她的创伤就会被触发，从而出现了解离。她的言行举止都很正常，能自如地谈论自己的经历，但之后什么都不记得。其实她当时正处于解离之中，大脑中正在回放与我们提到的触发词、声音、故事或图像相关的创伤。她在很小的时候就学会了这种受伤的情绪反应方式，几十年后仍在使用，因为这对她非常有用。

渐渐地，玛丽安娜能够意识到自己何时会出现解离。我帮助她发展了一些实用的技能（比如，脚踩在地上，然后说："我现在很安全，一切都在我的掌控中。以前的事不会再发生了，我能够保护我自己。"），帮她保持清醒。她开始意识到自己在家里、店里或与朋友共进午餐时会出现解离，发生的频率比她意识到的更频繁。她知道为了自己的心理健康，需要发展新的功能性反应方式。

玛丽安娜学会信任、倾听自己，了解自己的需求。她养了一只狗，第一次感受到无条件的爱。她知道自己是受害者，被虐待不是她自己的问题。她学会了与人沟通，并建立友谊。她参加自助课程，开始爱自己、信任自己、尊重自己。这种自爱对她而言仍有些难以接受，但她每天都在进步。如果在她遭受创伤时有人能够相信她，她之后的人生会截然不同，就会是另外一个故事了。

如今的玛丽安娜仍会出现解离，但触发因素往往与她读的书，以及在电影或电视上看到的内容有关。她能够从解离的状态中走出来，并意识到发生了什么，然后继续生活。她仍然有强迫行为，但她知道其本质，我们也在监测其发生的频率。

玛丽安娜现在会用语言来保护自己，表达自己的感受，捍卫自己的权力。如果遇到让她感觉糟糕或不舒服的事，那么她会有办法保护自己，也知道自己有能力离开。她选择与尊重她的人交往，关系是互惠的。玛丽安娜每天都维持良好的边界，从中获得力量，并继续通过治愈过程来接纳和转化自己的伤痛。

本章通过案例让你了解了受伤的内在小孩是如何成长为受伤的成年人的，你会发现背负情绪创伤的一些原因会让人感到害怕和不知所措。不过，**了解自己的过去非常重要，这样你才能知道未来的方向。**

你可能会认为自己无能为力，没有人愿意去回忆痛苦的事。但你要知道，**你在人生道路上行至今日，已经展现出力量、复原力和毅力，这也是在提醒你，你比之前任何时候都要强大。**

玛丽安娜经历了许多严重的创伤，现在她学会了茁壮成长，也学会了爱自己。相信我，你也可以！

HEALING
YOUR LOST INNER CHILD

第 5 章

治愈过程

做自己是我们终生的特权。

——约瑟夫·坎贝尔（Joseph Campbell）

治愈你迷失的内在小孩的伤痛需要时间，你需要温柔以待，学会关爱和拥抱受伤的部分。在前几章中，你了解了受伤的内在小孩、伤痛是如何产生的、外界因素如何触发成年人受伤的内在小孩，以及如何通过治愈这些伤痛来让自己过上更健康、快乐的生活。你已揭开了童年的记忆，想起当时的创伤事件，它们至今仍在影响着你。你知道自己为什么会做出冲动性反应，以及拥有哪些情绪反应方式。你掌握的所有信息和新的认知都将发挥作用。在本章中，你将深入探索自我，去治愈你内心的伤痛，拥抱真实的生活。

放下防御机制

在开始治愈工作前，你要放下常见的防御，这很重要，因为这些障碍会破坏治愈过程，阻碍你前进。为了取得最佳效果，你必须辨别并有意识地放下一些防御。参见配套练习册的"练习9：你的

> 治愈过程是与你的所有部分建立信任和联结的纽带。

防御机制"。

很多人不愿回忆童年的伤痛，因为觉得这很痛苦。如果你也这么认为，可能就会把痛苦的经历隔离开来，假装没那么糟糕。"我现在挺好的，不是吗"这种合理化会给你逃避感受或面对事实的借口。然而，正如你在前面章节中学到的，触及曾经的创伤经历并不会要了你的命，只可能会伤害你或刺痛你，但你比你想象得要坚强。通过自我照顾，你可以完好地度过这个阶段，并且能感觉好很多。

如果你对治愈过程产生抵触情绪，那么这是很正常的反应。承认自己的防御性反应，允许自己回顾童年的方方面面，看看如今的你对它们有何感受。

接下来，请创建一个时间轴，这有助于你了解早期伤痛和突出事件，帮你从不同的角度看待自己及生活中的事件。

时间轴聚焦从出生到 20 岁的发展阶段，但无须严格地限制在这个范围内，因为有些人在 20 岁出头甚至更晚的时候经历了深刻且严重的伤痛，因此这个范围不是硬性规定。不过，**早年往往是深层伤痛或创伤对人影响最大的时候，会形成终生的伤痛模式。**

童年时间轴

很多人不记得小时候的事，这是很常见的，我们大多数人都不记得幼儿时期的许多事。然而，从我们很小的时候起，就开始形成了两种类型的长期记忆——**内隐记忆**（implicit memory）和**外显记忆**（explicit memories）。内隐记忆是指三岁以前储存在无意识中的记忆。比如，你可能不记得每个星期六早上和父亲出游的具体情景，但每当你想到和父亲在一起时，就会有一种很模糊、温暖的感觉。大约三岁左右，外显记忆开始储存。比如，你有意识地回忆起每个星期六早上父亲带你去吃早餐，记得你们去了哪里以及是怎么去的。

七岁前的大部分记忆都是内隐记忆，但三岁是一个转折点，外显记忆变得更加频繁，大多数人能够回忆起五岁以后发生的事。从七岁开始，孩子的记忆与成年人相似。如果你的记忆有空白，那么你可能是以压制、压抑或解离的方式应对自己的感受。记忆是存在的，如果没有自然地浮现到你的意识中，那么不用强迫自己去回忆。

在创建你的时间轴之前，我们先来看一个例子。

案例

妮科尔是一位30岁的单身独居女性，她觉得自己和父亲的关系比母亲亲密，她还有一个和她关系亲密的弟弟。妮科尔有一份正式工作，有几个经常见面喝酒的好朋友。她正在和某人约会，但没有很认真。

我们可以从妮科尔的时间轴上看到，她小时候的经历有些是好事，有些是坏事。她把记忆中所有印象深刻的事都写了进去，并概括描述了每一件事。

+ 3 岁：父母离婚。

+ 5 岁：母亲再婚；妮科尔在情绪上经历了一段艰难时期。

+ 6 岁：举办了有趣的生日派对，所有朋友都在场。

+ 7 岁：父亲再婚；妮科尔的情况好转。

+ 8 岁：在学校被欺凌。

+ 10 岁：遇到了最好的朋友。

+ 11 岁：转学到新中学，不得不离开朋友们。

+ 13 岁：初恋。

+ 15 岁：第一次发生性关系。

+ 16 岁：父亲得了重病，差点去世。

+ 16 岁：拿到驾照后把家里的车撞坏了。

+ 17 岁：学习成绩差；不想去学校，感到迷茫。

+ 18 岁：毕业，但没有人生方向。

+ 19 岁：上了大学，但感觉很艰难；开始抽大麻、喝酒。

+ 20 岁：差点被退学。

这些描述足以唤起妮科尔的记忆，我们也可以从中发现一些模式。让我们看看其中的一些模式和她显著的记忆。

5 岁时很艰难，因为父母离婚了，母亲又再婚。之后生活安定下来，但 16 岁左右又开始变得糟糕，父亲差点去世。17 岁时，妮科尔不想上学。她没有自杀倾向，只是不想再过那样的生活了，因为她感觉太累了。

我们可以看到，妮科尔早年的伤痛出现在 5 岁左右，当时母亲再婚，她的生活中出现了继父，情绪上经历了一段艰难的时期。她在 17 岁时觉得很迷茫。在妮科尔的时间轴上，5 岁和 17 岁时的情绪特别突出，代表了她的创伤年龄。她可以先把注意力放在最"突出"的创伤年龄上。

创建你的时间轴

现在花些时间来深入了解你自己，创建你的时间轴，找出情绪突出的经历。在这个过程中，你要慢慢来，温柔地对待自己，留出充足的时间，待在一个不会被干扰的地方。你要做的是一些深刻且重要的工作，但也无须过度思考。这是你自己的故事，也只有你清楚其中的细节。

现在，请翻开配套练习册，完成"练习 10：创建你的时间轴"。

情绪反应量表

创建完时间轴后，可以用情绪反应量表来确定每件事对你的影响程度。这个练习基于你的主观判断，能帮你更好地了解如今你对这些事件的感受。因此，做情绪反应量表的重点是尊重你对每件事的感受，得到的分值能帮你确定创伤年龄。

情绪反应量表的等级从 0 到 10，0 代表最低的情绪强度（比如，平静、快乐或喜悦），10 代表最高的情绪强度（比如，极度羞耻或悲伤）。该量表并不是用来评判事件的"好"或"坏"，只是评估你想起某事时内心情绪的强烈程度。

请用情绪量表中的描述来确定你的时间轴上每个突出事件的情绪强度。

低强度（1~3）

低强度的例子：

- 我小时候很受这件事的困扰，但现在已经不记得了；
- 当我想起这件事时，大多数时候都很平静；
- 这是一段快乐的回忆，充满了喜悦；
- 我对这段记忆不以为然，能继续过自己的生活；
- 我能与伤害过我的人继续相处，我已经原谅了他们，放下了伤痛，这没什么大不了的；

- 我曾对某件事或某个人很生气，但我已不再痛苦，有了更大的格局。

中强度（4~6）

中强度的例子：

- 我记得有一段时间我曾过得很糟糕，但翻看照片却发现自己看起来很开心，所以很疑惑自己"应该"是什么感受；
- 有时我对自己的遭遇感到不安，但并不是一直都这样；
- 这类情况（比如，家庭动荡或长期存在的问题）仍会扰乱我的生活，我不喜欢，并希望它消失；
- 当我想起这件事时我感到很痛苦，但糟糕或羞耻的感受来得快去得也快。

高强度（7~10）

高强度的例子：

- 每当我想起发生的事时，就会非常生气 / 非常受伤 / 非常悲伤；
- 每当我想起发生的事时，就会感到不知所措、沉默不语，并封闭自己；
- 当我在特定的地点或周围有人让我想起施暴者时，我就会有生理反应；

- 每当我想起这件事时，就会感到羞耻和痛苦；

- 我希望这段记忆能消失，我想抹去整个事件；

- 当我想起这件事或被某件事触发创伤时，我就会出现解离或"游离"（这个强度是 10 级）。

现在，请翻开配套练习册，完成"练习 11：你的情绪反应量表。"

原生家庭

另一种看到你的时间轴以及你在前 20 年发生的事情的方式，是回想你的原生家庭中家庭成员以及你们的互动方式。以下是与情绪反应量表相关的家庭类型描述，以及在相应原生家庭中长大的人在成年后的情绪和人际关系方面的表现。

低强度情绪的家庭

如果你在一个整体情绪强度较低的家庭中长大，就可能会在大部分时间感觉良好。尽管偶尔也会发生一些让你心烦的事，但不会有什么离奇的、古怪的事。你能够对大多数令人不快的事一笑了之，能够交到朋友并维持友谊。虽然生活并不完美，但你拥有的快乐时光更多。有情绪稳定、关心爱护你的成年人常常陪伴在你身边，尽管他们也有自己的问题，但总能调节好情绪，他们会一直爱着你、给你回应。你会感觉自己被人认可、尊重和疼爱，每每想起成长中的某段时光，你就能从内心感到温暖。

拥有低强度情绪的家庭经历的人在成年后的表现

在你成年后，当有事困扰你时，你可以和伴侣或朋友沟通。你在童年获得的良好感受会延续到你的成年经历中，你的成年生活反映了你的成长过程和环境。

中强度情绪的家庭

如果你在情绪强度为中等的家庭中长大，你可能就会觉得家庭氛围在大部分时间还可以，但有时你的感受也不太好。事物的表现与带给你的内心感受不符，就像邻居只能看到房子光鲜亮丽的外表，却看不到房子里发生了什么。你感到困惑，可能会觉得"没人理解我"或"没人喜欢我"。

在这类家庭中长大，表明你的童年没有反复经历强烈情绪或创伤事件，但有时也会陷入困境，伤害和愤怒的回忆可能会掩盖了童年的快乐时光。你可能会觉得身边有些成年人让你有安全感，他们能掌控局面；但有些成年人让你感到害怕，你想要远离他们。

在中强度情绪的家庭中，父母、兄弟姐妹或其他亲属可能会有酗酒、吸毒、赌博或其他成瘾问题。

拥有中强度情绪的家庭经历的人在成年后的表现

如果你在这类家庭中长大，那么与同龄人相比，你身经百战，但总体来说还算过得不错，大多数时候都会自我感觉良好。成年后，你或许需要药物来治疗焦虑障碍或抑郁症，但并不是一直需要。你也能维持长期关系，但需要付出努力，因为儿时一些悬而未决的问题依然存在。

高强度情绪的家庭

如果你在情绪强度高的家庭中长大，就表明你的童年时期存在持续不断的混乱和不安，你的周围也许有情绪稳定的成年人，但不是常态。你一直在寻找能够掌控局面的大人，若找不到，你就会觉得自己必须负起责任、掌控一切，因为其他人都失控了。你经常会出现躯体问题，比如，头痛、肠胃问题、紧张不安和过度警惕。即使无事发生，你也会保持警惕，总是在等待下一次的爆发。

在这类家庭中，你的父母或其他主要照顾者自身经常出现紊乱、酗酒和多重成瘾问题，往往陷于自身困境中，无暇顾及你。之后会出现两种情况：要么长子变得极度负责；要么孩子们都退缩，并想方设法逃离。

拥有高强度情绪的家庭经历的人在成年后的表现

作为成年人，你已尝试过多次治疗，为了缓解问题，已经断断续续地服用了不同类型的药物。你的童年和成年生活都令你感到困惑，想知道别人是如何获得幸福的。你很难与伴侣保持情绪上的亲密，总被同一类型的人反复吸引，哪怕知道并非良缘。你可能不希望自己新组建的家庭跟原生家庭一样，但混乱似乎不可避免。

例如，我将自己的创伤年龄定为 10 岁，把"努力让自己和妹妹有安全感"的创伤记忆定为高强度（10 级）。我评估我的原生家庭经历大概介于中强度到高强度之间。

现在，请翻开练习册，完成"练习 12：原生家庭强度模式"和"练习 13：你的百宝箱"。

情绪突出事件

再看看你的时间轴，记下你在情绪反应量表中评分为 7~10 分的事件。这些事件的情绪强度很高，对你来说很艰难，甚至会影响你的人生道路。当你被触发或回忆起这些突出事件时，你会记得很清楚，并感觉很痛苦。用荧光笔在你的时间轴上标出这些情绪突出事件，或者写在另一张纸上。

现在，请翻开配套练习册，完成"练习 14：你的情绪突出事件"。

创伤年龄

在前面的章节中，我们谈到过创伤年龄，即童年时经历的重大事件引发了核心情绪创伤，与你当时的年龄有关，创伤冻结在事件发生的年龄，冰封于内心的一个雪球中。

接下来，我们来看一个关于如何确定创伤年龄的案例。

案例

约翰的父母在他7岁时离婚了，但父母之间的矛盾和争吵一直影响他到12岁。这5年是他人生中情绪上的困难时期，他不断地在父母各自新组建的家庭之间来回奔波，年幼的他无法处理发生的一切。在他到了12岁时，他进入青春期，感到很迷茫、不知所措。

约翰在7岁和12岁前后的情绪记忆十分沉重，但在他回顾时间轴时，很难说清楚哪个时间段的感受更强烈。为了确定创伤年龄，约翰问自己哪个时间段的伤痛最严重，是5岁时父母离婚的那段时间，还是12岁时母亲再婚的那段时间？他觉得是母亲再婚时他的情绪最强烈，因为父亲从家里消失了，他们曾经很亲近，但如今另一个男人出现在他的生活中，自己又不得不叫他"爸爸"。从表面上看，父母离婚似乎是约翰情绪上最困难的时候，但实际上是母亲再婚时，即在他12岁那年的伤痛更沉重。

为了确定你的创伤年龄，你需要在时间轴上标出情绪突出事件（即那些情绪强度高的事件），并记录当时的年龄或范围。你的创伤可能发生在一个特定的年龄，但不必十分准确。就像约翰的案例一样，可以是一个时间范围（例如，7~12 岁）。身体、心理、情绪或性虐待可能发生在一段时间内或某个特定时刻，准确的年龄并不重要。事实上，如果你年幼时经历过多次极端的情况，就可能会有多个部分背负着伤痛。

许多人都凭直觉确定创伤发生的年龄，这并不是一门要求精准的科学。举个例子，如果你一开始觉得伤痛发生在 5 岁时，但在后续过程中，你可能又认为伤痛发生的时间更早或更晚，没关系，只需调整即可。

在整个过程中请温柔地对待自己，因为很多残余情绪会被激起。如果你发现回忆这些经历对你来说太过沉重，那么请寻求专业人士的帮助。不要强迫自己回忆那些糟糕的事，也不要强迫自己经历这个过程。如果你确实经历了严重的创伤，就要知道如今一切都在你的掌控中。**你小时候手足无措、力量微弱，但现在你已经长大了，你能掌控治疗的节奏。**

你的经历赋予你智慧，你内心蕴藏着智慧之光。因为你曾见过内心的黑暗，你从这些经历中走出来，对事情有更多的了解。这种智慧对你的帮助远比想象中要大，试试看运用内心的智慧来引导你完成治愈过程。

> 你有最了解你自己的智慧，任何人都无法比拟。

如果你很难确定创伤年龄，那么也不必担心，还可以试试其他方法。你可以观察自己成年后的感受、行为和使用的受伤情绪反应方式，从中推断出你的创伤年龄。你可以参考之前读过的故事，回想主人公的行为表现是否像个小孩，这往往与他们的创伤年龄有关。

当来访者告诉我他们的冲动行为时，我有时会问："你觉得做出这种行为的自己是几岁？"每个人都能迅速确定，比如，他们会说："我大喊大叫时，觉得自己像个小孩。"我接着问："你觉得内心的这个小孩多大了？"再举个例子，你可能会发现冲动行为让你想起十几岁的自己，这是一种逆向操作方法，可以识别你冲动的部分、自私的部分和受伤的部分。这也是另一种能够理解成年关系中不断出现的情绪变化及其对应的创伤年龄的方式。

你也可以向信任的人求助，让他们帮忙确定你的创伤年龄，并帮你看清你的模式和主题（这个内容我们将在稍后探讨）。请记住，当你向朋友求助时会展露出你脆弱的一面，这时候要小心：如果你决定向他人敞开心扉，就请选择亲密的朋友，确保他能温和地进行评估。

当你感到安全时，可以问你的朋友以下问题。

- 我经常做哪些限制自己发展且无助于成长的事？
- 我喜欢哪种类型的人？
- 我会吸引哪种类型的人？

- 我如何应对令人不安的情况？

- 当我情绪激动时，我会说什么？

- 我把自己的权力交给别人了吗？

- 你经常听到我谈论什么？

- 我是否一直在重复同样的事？我是否一再抱怨某些事？

- 我关注什么？我会重复做什么？

- 当我以某种方式行事或做出某种选择时，你感觉当时的我几岁？

你得到的反馈可能听起来让你感到有些难以接受，但如果你选择了你信任且了解你的人，那么他将可以让你对自己有更多的了解，帮你缩小童年创伤年龄的范围。

假设你的朋友说"你经常表现得像个青少年"，那么你可以请他说得更具体一些。例如，他说你有时像 15 岁，那么你可以看看你的时间轴，在你 15 岁的那年发生了什么？你可以借此确认你的创伤年龄。

请记住，你的朋友的回答是他的主观衡量，甚至是投射，但他可能会帮你理清你的时间轴，弄清是什么触发了你的创伤。

现在，请翻开配套练习册，完成"练习 15：确定你的创伤年龄"。

重复出现的模式

现在，你已经在时间轴上尽可能地写下你记得的事，请回顾你写的内容。你是否注意到不同年龄之间存在着很大的差距？某些事是否集中在特定的年龄段？

你可能开始注意到某些模式或主题浮现出来。你不断重现的记忆是什么？哪些是你的"高光时刻"？哪些事令你无法忘记、无法走出或根本不想去回忆？你能发现这些记忆的模式吗？

以下是你在时间轴练习中可能会注意到的一些模式示例：

- 感到悲伤、孤独、被孤立，觉得自己不够好或被误解；
- 吸引同类型的朋友或进入同类型的亲密关系中（比如，吸引自恋或控制欲强的人，你总是单方面付出，对方却不会回报）；
- 感觉自己不如别人，每个人都比自己优秀；
- 感觉被排斥，从未融入；
- 感觉自己是受害者，把自己的痛苦归咎于他人；
- 不断地寻求外界的认可；
- 外在表现得很愤怒、抨击他人，内心却感觉很受伤；
- 怀疑自己，把自己的权力交给别人。

请注意你的时间轴揭示的模式或主题，它们是你治愈之路的线索。同时，也请看看你重复做出的选择。你的朋友会如何看待你的模式？

当你感觉被触发时，说明你内心的某个部分需要获得治愈。

再看看你的原生家庭的主题。你的家庭尊重个人边界吗？你和家人关系亲密吗？还是你觉得每个人都像一座孤岛，将他人隔绝在外？每个人都在做自己的事吗？还是陷入别人的事务中，插手彼此的事务？

在你的时间轴上，你可能会发现被遗弃或孤独的主题，这可能只是偶然的事件。然而，如果你更深入地观察这些随机事件，就可能会发现如今发生的一些事与你童年的情况类似，甚至你现在喜欢的也许和你高中时喜欢的类型相同。人类是习惯性的动物，对我们而言重复同样的事会更容易，哪怕对我们的健康不利。

在你的时间轴上，可能会有一段休眠期，在此期间没发生什么重大事件。不正常的家庭模式可能仍在继续，但你没被触发到不得不进行自我保护的地步。然而，在整个休眠期，你的受伤情绪反应方式及功能性情绪反应方式一直伴随着你，以备不时之需。

也许你和我一样，父母有酗酒或药物依赖的问题，你学会模糊童年的大部分记忆，这种自我保护措施帮助我们应对不堪重负的时刻，我们用这种方式将那些令人痛苦或受伤的感受或事件抛诸脑后。时至今日，即使我看过照片，知道曾经发生了一些事，也仍无法回忆，这很可能意味着我在压制这些记忆。

你一直在挑战困难的任务，现在可以休息一下。当我们重温那些充满情绪冲击的往事时往往会屏住呼吸，这其实是一种创伤反应——我们想确定自己受到了哪种威胁，是否需要迅速采取行动。我们浅浅地吸气，将空气吸入上胸腔，这强化了向身体和大脑发出的信息，即我们需要保持警惕，准备战斗、逃跑或静止不动。

配套练习册中的"练习 16：简单呼吸"可以帮助你更深地呼吸，放松身心。你可以随时随地做这个练习，让自己的身心放松下来，告诉自己："我没有受到威胁，没有人在追赶我，我可以安静下来。"如果你很紧张，那么建议你每个小时练习一次。

识别触发因素

触发因素可能是行为、语言、人或事件，会激活你的冲动性反应，导致你迷失的内在小孩出现。现在你已确定了自己的创伤年龄，识别触发因素是让你与核心创伤联结的方式，帮你实时了解情绪创伤何时出现在如今的生活中。然后你就可以选择成熟的反应方式，让冲动的部分平静下来，以便你负责任的成人自我能够掌控局面。

触发因素可能来自视觉、听觉、嗅觉、触觉或特定情境，可能是某些让你感到害怕、愤怒、烦躁，让你觉得自己被冒犯、不被尊重、被贬低、被轻视、被羞辱或被忽视的人或事。

现在，请翻开配套练习册，完成"练习 17：识别你的触发因素"。

下一节，你将开始与受伤、迷失的内在小孩进行对话并建立联结，你的这部分被埋得很深。但你已经了解到，当被触发时，他会出来保护你，接着又进入休眠状态，等待下一次被触发。

你的下一个目标是与这个部分建立联结，使其不再孤立无援。在这个过程中，你要学习描述自己内心受伤的部分，从而与之建立联结。其中一种方法就是给自己写信，这能起到治愈的效果。但在此之前，先让我们来看看朱迪思的故事。

朱迪思：一个被拒绝的女孩

朱迪思是一位 40 岁的母亲，有一双儿女。她的家庭和睦，有好友相伴，但她并不快乐，对自己很苛刻。朱迪思告诉我，她的童年很美好，小时候在充满爱的家庭中长大，从未经历过创伤，生活中也没发生过任何非常糟糕的事。我问她，她消极的自我对话和自我批评的来源是什么，因为她不是生来就这样的。她自己也不知道，说："从我记事起，一切都很好。"

朱迪思上了大学，结了婚，找到了工作，有了孩子。与此同时，在她对自己的认知以及与他人的交往中，总觉得自己出了什么问题。无论取得了多大的成就，丈夫和孩子如何说有多爱她，她都表示怀疑，觉得自己不值得拥有这一切，贬低自己，想知道别人对她的看法。朱迪思对自己很苛刻，要求很高，从不肯放松。她总是过度努力，试图证明自己是有价值的。

后来朱迪思找到我，开启了她的治愈之旅。在治疗中，我让她写下她儿时学到的受伤情绪反应方式和功能性情绪反应方式，以及她对自己和他人设立的边界。接着，我让她写下自我对话，确定了每个与她相关的看法或消极信念的来源。朱迪思绘制了从出生到 20 岁的时间轴，从中看到了导致她低自我价值感和消极自我对话的一系列事件。这时，她的创伤年龄才显现出来。

尽管朱迪思没经历过任何创伤性事件，但她的生活中确实发生了一些让她深感失望的事，影响了她对自己的看法。朱迪思在 15 岁时和几个最好的朋友去参加啦啦队的选拔，除了她以外，那几个朋友都被选中了。她认为这是一种拒绝，而且这件事深深地影响了她的自我价值感和自我认同。朱迪思感觉自己有问题，便对自己更加苛刻，并进行了自我批判。

关于自己为什么没入选以及其他女孩是怎么看她的，朱迪思在脑海中虚构了很多故事。她想："她们还喜欢我吗？乔安娜为什么不给我打电话？她想要抛弃我吗？我做错了什么？我要怎么做才能让她喜欢我？"朱迪思从这次被拒绝的经历中感受到了巨大的伤害，使她深感不安，并与真实的自我脱节。

这种最初的拒绝加上她的母亲是一名完美主义者，对她的要求超过了朱迪思的能力范围。母亲会跟着朱迪思，确保她的房间整洁如新、完成了作业和家务。如果有什么地方不对，母亲就会对朱迪思大喊大叫。朱迪斯开始认为："我真笨，我应该知道怎么做才对。我太蠢了！"消极的自我对话渐渐在朱迪思的心里扎根，并被母亲强化，母亲总是指出她的错误，却从未夸奖过她做对的地方。

虽然朱迪思在一个充满爱的家庭中长大，但母亲的完美主义却成了她的一种负担，让她产生了不安全感，总认为自己不够好。朱迪思会虚构故事，认为朋友不喜欢她。当朱迪思做得不够完美时，母亲也会强化她不好的感觉。为了应对自己的混乱情绪，朱迪思发展出完美主义、控制行为、读心症、过度补偿和不信任等受伤的情绪反应方式。

长大成人后，朱迪思内心15岁的自我带着羞耻和伤痛生活，当她觉得自己被冷落或想象朋友们不喜欢自己时，这个受伤的部分就会出现，挡住她的成人自我。她每天都要花几个小时来揣测别人的想法和虚构故事，她想知道："她喜欢我吗？她在生我的气吗？她为什么不回我的信息？为什么没有人邀请我？"然后，她还会给朋友发信息询问："你还喜欢我吗？我们还是朋友吗？我能做些什么来改善我们的关系？"她的成人自我知道这很荒谬，她其实有很好的朋友，但她仍然担心朋友会拒绝自己。她的创伤年龄掌控着她的自我，疯狂地向朋友寻求保证，以证明自己很好。

朱迪思负责任的成人自我最终还得收拾残局，整理她内心缺乏安全感的15岁的自我所造成的混乱。她会重新振作，让自己平静下来，表现得像个成年人。朱迪思会回顾受伤的自我发过的短信或打过的电话，这让她对自己幼稚的行为感到羞愧，最终羞耻感层层叠加，她不明白自己为什么会一次又一次地重复这种行为。

在治愈过程中，通过自我探索练习，朱迪思发现了她儿时形成的情绪和思维模式，以及这些模式如何为她的不安全感和自卑感埋下伏笔。她看到了自己的受伤的情绪反应方式的来源，认为自己已经准备好放下它们，并培养一种成熟、实用的方式。

一旦形成了更强的自我意识，朱迪思就准备好与 15 岁的自我建立联结了。在她发现了自己的创伤年龄，并审视了母亲的控制对她产生的影响后，朱迪思给自己写了一系列治愈信，寄件人是她年少时的受伤自我，收件人是她成年后的受伤自我（别着急，你很快就能学习如何给自己写这类信了）。通过这些信，朱迪思终于开始听见并承认年少时受伤的自我以及所承受的痛苦。

朱迪思受伤的内在小孩勾勒出所有困于创伤年龄的感受。在往来的信件中，她的情绪创伤慢慢展现出来，继而被看见、被包容、被研究，她受伤的自我开始拥有更宽广的视角。这个年轻的自我开始意识到自己并没有缺陷，一切只是一连串事件所造成的幻觉。

朱迪思发现了童年事件是如何促成并支持错误的自我意识的，即她虚构的故事。朱迪思看到母亲虽然只是在按照自己的方式行事，但在很大程度上给朱迪思造成了不安全感，导致朱迪思需要掌控感、不信任自己和他人、认为自己不够好。

通过治疗，朱迪思的消极自我对话减少了，也不会虚构故事或读心了。随着时间的推移，她对自己的看法变得愈加平和。朱迪思学会使用功能性情绪反应方式，如深呼吸、让自己平静下来、赞美自己、不再担心家里是否整洁如新。在治愈过程中，她的丈夫发现朱迪思不再那么容易生气，而且变得更放松了。她学会了不把愤怒转移到孩子身上，知道自己的问题不应成为孩子的负担。虽然她现在仍会生孩子的气，但她有了更好的理解。朱迪思不再迷失在童年的旧事中，不再重演童年的伤痛。她开始学会先善待自己，再满足他人的需求。

如今，朱迪思感觉生活更自由了，重新获得了力量，找回了自我。她的丈夫很感激这段治愈之旅，发现她不再有过去那种焦虑不安的行为了。

●●●

给自己写治愈信

给自己写**治愈信**（healing letters）是一种很好的治愈方式，可以让你即刻抒发自己的感受，并与自己受伤的部分建立联结。这种信是意识流风格，也就是快速书写，不加修饰或评判。采用这种风格写作时，你只需坐下来，即兴书写，无须过多思考或预先考虑。**你内心的伤痛渴望被倾听和承认**，写作是一种有益且高效的方式，这些信是专门为你自己写的。

写这些信的主要目的是与内心被冻结的伤痛建立联结，其中蕴含着创伤年龄的信息。一旦成功，你就会看到、听到并感受到你的创伤是如何在成年生活中显现的。这些信会架起一座桥梁，使你心中冰封的伤痛重见天日。

这个过程听起来很简单，但同时也完成了很多工作，在各个方面都发挥了作用。写完第一封信后，你能以一种不同的方式与你的感受建立联结，而不仅仅是想一想或说一说。你会允许自己自由地表达长期以来被压制或未宣之于口的情绪，写信为之提供了安全的宣泄口。

提笔书写可以触及你的内心深处，在意识与潜意识之间搭建起桥梁。当你自发驱动写出自己的感受时，就为心灵提供了一条释放压抑情绪的途径。

一旦把自己的想法和感受写在纸上，你就能够坦然面对，并以一种新的方式与之相处。不过，这是需要巨大的勇气的，这也是人们拖延写信的原因。然而，你已为此做了很多努力，在治愈过程中走了这么远，没法再否认童年发生的事件对成年生活的影响。

请记住，写这些信时需要保持专注，要把注意力集中在书写上，不受他扰。**你不是为别人写的，而是为了你自己。**请留存这些信，我们将在第 8 章中再次用到。

> 怀着谦卑的心，我臣服于自己的感受。

年幼时受伤的自我写给成年后的自我的信

你写的第一封信是年幼时受伤的自我写给成年后的自我，目的是让年幼自我所背负的痛苦、困惑、误解、曲解和虚构故事重见天日。毕竟，正是因为缺乏全面性视角，年少自我才会陷入困境，始终保持警惕。这种书信交流旨在明确存在哪些问题并阐明问题产生的过程，这样负责任的成人自我就有机会做出回应、澄清误解，并给予年幼自我关爱、认可、信任和尊重，这些都是之前未曾拥有过的。

我发现，让内在小孩写第一封信会更有效，因为这是痛苦所在，内在小孩会揭示自己情绪上的创伤，让成人自我去解决。

在你写第一封信之前，可以先阅读一封样本信，可能会对你有所帮助。以下是我的内在小孩写给成人自我的一封信。

致成年的我：

我今年10岁了，有些不知所措，心里很难过。我的父母每晚都吵架，我不知道该怎么办。我真的很失落，感觉又累又怕，肚子也很痛。我想努力做个好孩子，最好能成为一个完美的小孩，但即使这样也无法让我的父母停止争吵。我想离家出走，因为我实在不知道该如何处理这些感受。

我会观察我父母的情绪，尽量不做、不说任何会让他们不开心的事。但我很困惑，因为他俩有时很好，有时又发生争执，还会对我大喊大叫。我有时也想尖叫，有时又想隐身，让所有人都看不见我。

我不理解为什么会这样，只能躲进自己的房间，把头埋在枕头里哭，不想让任何人看到。我想离开，想躲起来，我感到压力太大了，我真的不知道该怎么办。我感到很痛苦、很孤单、没有人爱我。我认为自己不讨人喜欢，因为我做错了事，我的父母才会不高兴，我既伤心又生气。

小鲍比

在我写完这封来自内在小孩的信后，我泪流满面。我的脸因悲伤、沮丧、生气、愤怒而涨得通红，几乎看不清写下的内容，因为我写得很快、很疯狂。

通过写这些，我给了内在小孩一个发声的机会。我能够看到、听到并感受到这些年来我所承受的深深的痛苦。我将点点滴滴的痛苦串联起来，看到年幼受伤的部分是如何显现在我的成年生活中的——我试图控制他人，感到自卑、孤独，将我的愤怒以攻击性方式发泄出来。

通过把这些感受写出来，我的内心开始发生转变并感到释放。我学会了描述很久以前的感受，并很感激能将其释放出来。我承认了那些被困住的感受，将它们释放出来以后，就可以不再使用那些对我的成年生活产生负面影响的冲动性反应了。

你在动笔之前无须想太多，这是一种身临其境的反思性体验，你要让文字自由地流动。你的内在小孩有很多话想说，所以并不需要脚本。内在小孩会清晰地表达自己，并为你的成人自我回信提供指导。

要写好这第一封来自内在小孩的信，你需要进入创伤年龄，换句话说，要回忆那年发生了什么、你住在哪里、周围有谁、当时的心情，最重要的是，你当时的感受。在这个过程中，**最关键的是要与情绪上的痛苦建立联结。**如果只停留在信的内容本身，你就不会得到想要的；要允许自己把内心的痛苦、愤怒和挫折释放出来。

书写可以帮你与潜意识中的情绪记忆建立深厚的联结，用笔写下字、词、句似乎能够打开隐藏在内心深处的情绪记忆。内在小孩可能会对第一次的尝试持怀疑态度，所以不要认为一下子就会有巨大的突破。第一封信奠定了基础，为你之后书写更深入的内容做好准备。

现在，请翻开配套练习册，完成"练习18：年少时受伤的自我写给成年后的自我的信"。

成年后的自我写给年幼时受伤的自我的信

现在，你已经准备好让你的成人自我与内在小孩建立联结。理想情况下，你的成人自我应该是充满爱心的，想要关心、呵护内在小孩。毕竟，你刚刚听到内在小孩坦露了这么多年来一直耿耿于怀的痛苦情绪。

如前文所述，你负责任的成人自我是你成熟的部分，会负担生活开支、有工作，是你理性的部分。**你的内在小孩需要从能保护自己、承担责任的成人自我那里了解到，你会设立强有力的边界，可**

以处理任何造成伤害或被触发的事件。如果内在小孩不相信，或你没有设立强有力的边界，你就不会放弃受伤的情绪反应方式。

和之前一样，先来看个例子，这会对你有所帮助。下面是我的成人自我给内在小孩的回信。

亲爱的小鲍比：

我非常爱你，也很为你骄傲，我知道你努力想让父母和妹妹过得更好。我知道你现在很困惑，据我所知，你想要让一切回到正轨，变得更好、更完美。但这不是你的责任，你的任务就是做一个 10 岁的小男孩，做你妹妹的哥哥，出去和朋友们玩，做你力所能及的家务，成为一个无忧无虑的小男孩。全家人对你的爱超乎你的想象，有些爱甚至无法用言语表达。

当你感到失落、疲惫和悲伤时，要记住在我眼中，你是完美无缺的。尽管你感到失落，家里有时也会有点古怪，但还是一个充满爱的大家庭，而你是其中一员。

我想让你知道，父亲是因为他自身的痛苦和恐惧才对你们大喊大叫的。他不知道如何用更好的方式去表达他的感受。在父亲喝多后，他会咆哮，令人害怕，但你只需知道他是爱你的就够了。在你长大后，你就能感受到他的爱，并尊重他的为人。

我知道你晚上会哭着入睡，有时还会因为压力太大而肚子疼，而且大多数时候都觉得很难过、很困惑。你以后会有能力表达你的感受、被听到，并知道自己的价值。你会相信自己和自己的感受，不必为了得到爱而追求完美，也不用为了别人而努力让事情变得更好。

母亲会没事的。我知道，当她看起来很难过或发愁时，你会尽力帮助她。我知道你想了解她的情况如何，以及自己能做什么让她好起来。你现在可能很难理解，但母亲其实也和你一样，也在努力让一切变得更好。母亲善良、有爱心、富有同情心，在父亲或其他人不高兴时能缓解情绪，你能从她身上学会这些特质。

我想让你知道，并让你从心里感受到，我一直与你在一起。我正在学习如何设立边界，用来保护你和我。你不需要那么辛苦地保护我，也不用做一个完美的人。你不需要为他人负责，不需要平息事态。你不是一直想要个哥哥吗？把我当成你的哥哥，让我来保护你，你并不孤单。

我爱你。

成年的我

深吸一口气。读这封信对你来说意味着什么？有什么感受涌上心头？关注这些感受，能帮你更了解自己和伴随着你的伤痛。

在我写给小鲍比的信中，你可以看到整封信一直在表达着爱。我负责任的成人自我向他保证，我设立了强大的边界，他可以有自己的感受。写信时可以把以前发生的事当作背景，但重点是你当时的情绪。受伤的内在小孩需要得到情绪上的认可才能开始治愈过程，这样做能让内在小孩信任你，知道你们在一起，不会被抛弃。

不要急于告诫、批评或命令受伤的内在小孩做什么或需要做什么来解决问题，他已经竭尽全力尝试去扭转失控的局面，真正需要的是认可、关爱、善意和肯定。

在我们继续写下一封信之前，再来看一个范例，这是我的一位来访者的成人自我写给其内在小孩的信，她允许我分享给读者。

亲爱的贝姬：

出于某些原因，你从不相信自己足够优秀、漂亮、聪明，但我想要告诉你，这不是真的，事实并非如此。有多种原因会让你产生这种感受：你是被领养的、看起来与众不同、父母不合群、哥哥不受欢迎且也有一堆问题。你的朋友不知道如何与你相处，我看到了你的挣扎、悲伤和孤独。不过这没什么，你会慢慢长大，在别人的帮助下，你对自己的感觉会变好。

我知道你的朋友并不总是善待你，这也许令你困惑，你有时会觉得是自己的问题，但这并不是你真正的样子。

我们的经历塑造了过去的你和如今的我，这些经历也让我思考真正的自己是什么样子，以及我想成为什么样的人。尽管多年来我一直忽视、压抑你的感受，但我向你保证，为了我自己、家人、孩子，以及周围的人，我会努力变成自己想要的样子。

我看到你的努力，你很想取悦别人。作为成年人，我学习通过言行来捍卫自己的权力，这也会让你更有安全感、更有力量。你正在学习、进步并得到成长。我向你保证："我们已经步入正轨，相信我们的人生会越来越好！"

爱你的，

我自己

贝姬的信使她与受伤的内在小孩建立了联结，内在小孩仍陷于功能失调的感受和错觉中，成人自我穿越回过去，与受伤的部分建立了情绪联结。她谈到了当时内心的挣扎，强调了情绪上的遭遇。

贝姬的内在小孩在她的成年生活中表现为自卑、情绪隔离、回避以及感到被孤立。这封信是她向内在小孩建议放下伤痛，因为成人自我正在学习如何照顾自己，为自己设立边界，并尝试从新的视角去理解当时的情绪和处境。

当你以成人自我身份写第一封信时，可能不知该如何开头，此时可以从复述内在小孩写的信开始，使用相同的情绪词汇，表示对其情绪的承认与认可。

一旦确定了表达方式，并知道需要承认哪些情绪，你就可以给内在小孩回信了。可以解释你了解当时的情况，那是很痛苦的经历。例如，如果小时候经历了背叛，那么可以说你理解那种痛苦和悲伤，还记得当时的自己多么希望大人能向你解释发生的事，这也是你写这封信的原因。

现在，请翻开配套练习册，完成"练习 19：成年后的自我写给年幼时受伤的自我的信"。

走过治愈过程

在与内在小孩往来写了几封信之后，你可以问问自己：是否发生了改变？是否正在经历发展或转变？是否发生了一些变化，让你有了不同的视角？核心事件带给你的感受还像以前那样强烈吗？你的情绪是否有所缓和，还是跟以前一样？回顾你的时间轴，重新按照情绪反应量表打分，分值是和之前一样，还是降低了？

如果这些信未能引起内在的任何变化，那么你可能需要更深入地去挖掘，写得更真诚一些。如果你只停留在表面，没有深入内心去挖掘痛苦，这个练习就不会起到多大的效果。如果你抗拒深入探索，就问问自己以下几个问题："你是否不想再次感受痛苦？你是否害怕如果痛苦被治愈了，就会不知道自己未来的生活是什么样子？"**对自己温柔些，你这么做是为了发现问题，不要责怪自己。**

你可能面临的一个挑战是，你仍在学习如何设立边界，但暂时可能还不太擅长，所以你不确定如何去安慰内在小孩。没关系，我发现最重要的是，**内在小孩只是希望被倾听和认可。**在能够成功设立边界前，你可能需要伪装一下。但**只要你继续写信，变得坚强、爱自己，你就是在进步。**

另一个挑战是，你现在的感受可能还和小时候一样，便认为自己还不能以成年人的身份来写信，因为你如今还在经历同样的痛苦。你也可能想知道，当你不确定事情是否会好转时该如何安慰内在小孩。你只需记住，**到目前为止，你确实知道自己的人生是如何**

发展的，因为你在阅读本书，正在治愈自己。

你的生活可能并不完美，但无论你在童年阶段经历了什么事，现在都已经结束了。你身上有那段时光留下的伤痕，但那些有害的经历已经结束了，不会再发生。如果你不确定该如何表达，那么建议你以成长过程中认识的受人尊敬、富有爱心、和蔼可亲的老师或人生教练的语气来写成人自我这封信。汲取他们强烈的爱的能量，然后用文字表达出内心小孩想要听到的。

每个小孩都想要知道一切都会变好，成年人虽然不一定每次都知道事情是否真的会好转，但也能给小孩带去希望。成年人可以说"事情会好起来的"这句话，他们可以承担责任，因为他们会尽一切努力让事情好转，这是他们最强烈的意愿。

再次强调，**要对自己温柔。**打开已经被掩藏多年的内心通道是非常神奇的，这是通往熟悉之地的旅程，曾长期处于黑暗之中。在你的表达方式中，有一股情绪的源泉正在涌现，你必须允许自己表达脆弱的一面，才能触碰这些宝藏。

故事

少年贾森的来信

贾森是一个 43 岁的男人，已婚已育。他来找我是因为在婚姻中得不到满足，和妻子并不亲密。但贾森不想和妻子讨论这个话题，有时会以撒谎的方式避免冲突。

贾森允许我分享他的信。以下是他 14 岁的内在小孩与负责任的成人自我之间的往来信件。第一封信是内在小孩写的。

成年的我：

你好！

天啊，最近发生了好多事，我的一个好朋友在车祸中去世了。他的哥哥酒后驾驶，他们的车从侧面撞上了另一辆车，然后失控撞上了一棵树，我的好朋友和车上另一个人都因此丧命。我都不知道该说什么了，很震惊，不敢相信这是真的。但他确实离开我了，我感觉心里有个空空的洞。

我们之前几乎每天都在一起玩。我们曾说要建一个乐队，他甚至买好了架子鼓，还送了我一把旧的木吉他，可如今我们组不成乐队了。

我的家人似乎能够理解我的感受，给我空间，但我们从不讨论这件事。我猜他们也不知道该说什么，只是看看我，想知道我会怎么做。

我还有另一个要好的朋友，我们大多数时候都在一起喝酒、抽烟，想做什么就做什么。出于这个原因，再加上我不听母亲的话，她让我搬去和父亲住，这意味着我不能和朋友们一起玩了。

我转学去了一所新学校，除了我，其他人都相互认识。我经过走廊时觉得自己像个幽灵，环顾四周发现大家都很开心，一起聊着天。我和几个人打招呼，表现得像个硬汉，显得自己很坚强，但我一直觉得很孤单、很害怕，这让我很生气，为什么我要经历这些？一有机会，我就和以前的朋友出去玩，至少我有时还能做到这一点。

和父亲一起生活有好处也有坏处。好处是，终于能经常在他身边，感觉他现在很关心我，我们度过了一些美好的时光；坏处是，我仍会感到愤怒、悲伤和孤独。我经常把自己关在房间里，沉浸在自怨自艾的世界里。有时候更糟，我会哭着入睡，希望自己成为另一个人。我不知道为什么我有如此强烈的感觉，认为自己有问题，这很痛苦。我觉得没人理解我，我也无能为力，似乎应该假装什么都没发生，继续过自己的生活。我能做的就是试着独处，或和朋友们一起喝酒、抽大麻或做一些会使自己陷入麻烦中的事。生活会好起来吗？我还会好起来吗？

14 岁的我

在贾森成人自我的回信中，你会发现他给予内在小孩很多爱和支持。

亲爱的 14 岁的我：

你失去了一个对你来说非常重要的人，这让你很难接受，尤其是在你觉得好像没人可以帮你的时候。

你的家人非常爱你，也正在尽他们最大的努力帮你。你只管尽可能地去感受这份悲伤，不需要隐藏或假装自己很好。再加上你到了新的学校，谁都不认识，这是一件多么疯狂、艰难的事啊！

请多肯定自己，因为你没有完全失去斗志；请多表扬自己，因为你有勇气去做自己需要做的事。

请记住，虽然你的家人不知道该说些什么或做些什么来让你感觉好一些，但他们非常爱你。你内心深处知道自己是个好人，你只需要相信自己值得被爱，值得拥有美好的事物！

爱你！

成年的我

很幸运，贾森允许我分享他的信件。他的信展现了他真挚的内心，以及与内在小孩所背负的痛苦的紧密联结。在他写给内在小孩的信中，你可以看到他用的是哥哥或导师的语气。信中的言辞和观点和善而清晰，像是在安慰内在小孩："我看到你了，我听到了你说的话，我知道你会好起来的。"他鼓励内在小孩往前走，不必固守过去，可以尽情感受自己的感受，无须回避，可以释放痛苦，在情绪上变得成熟。

贾森后续写了更多信，帮他受伤的内心愈合。他的日常生活中不再出现一些行为，即源于青春期的创伤性行为，其在成年生活中表现为撒谎、逃避、被动攻击和试图暗中控制。他曾试过很多种治疗方法，但没有哪种能触及问题的根源。他现在的目标是揭开伤疤，让成熟稳重的成人自我来治愈它。

你也许从贾森的信中感受到了他的痛苦、真诚，以及为内在小孩铺平治愈之路。与内在小孩建立这种联结也能使你的情绪发生转变，这就是仅把写信视为练习与通过写信给自己带来持久转变之间的区别。

● ● ●

你可能想知道需要写多少封信，答案是大多数人要写四至五封。我发现达到这个数量的交流通常有助于处理年少时期的许多感受，也能帮助成人自我去设法解决问题。你既可以写很多页，也可以只写一页，但我鼓励你多写一些，而不是仅仅写几句话。

如果你在写信时没有任何情绪，只是陈述事实，那么你需要停止思考，花点时间坐下来感受你的情绪，并坚持这样做（如果你不知道该用什么词来形容你的情绪，且需要一些提示，那么请参考"附录 A：感受列表"）。你受伤的内在小孩有很多话想对你说，但当不再有通过信件表达痛苦的冲动时，就代表已经释放了所有积压的情绪，你就会感受到内心的转变。

写完信后，你感觉怎么样？在接下来的几天里，注意观察内在小孩如何出现在你的成人生活中，看看能否把你在时间轴上的事件中所感受到的情绪与你现在的情绪联系起来。学会倾听内在小孩的声音，注意你表达感受的方式。

请注意，在对某件事做出反应前，你可能会停顿片刻，在你感觉不像你自己的时刻，就代表你的内心正在转变角色。你需要一些时间来承认，你过去对触发因素可能有特定的反应方式，但现在你可以选择新的反应方式。你可以判断是内在小孩在应对，还是成人自我掌控着局面——设立边界，安抚受伤的自我，保证一切都会恢复正常。请记住，**只有当成人自我能够承担责任并保护所有部分时，内在小孩才会放弃冲动性反应方式。**

评估你的进展

到目前为止，你已经做了很多深度疗愈工作。让我们花些时间来复盘已经做了哪些工作，评估你的进展，看看效果。

当你决定让内在小孩在某个时刻以某种方式显现时，说明你正在以新的方式内观自己。读着自己写的信件，倾听内在小孩的讲述，看到留在创伤年龄的情绪，你就知道了内在小孩所寻找、渴望、需要的是什么。越深入地去解决核心情绪需求，内在小孩就越会得到治愈，并与成人自我相整合，而这正是治愈工作的最终目标。要留意内在小孩所讲的内容及其沟通的方式。

你会发现，受伤的部分很悲伤、很孤单，用词很幼稚，像个顽劣的小孩。你也许还会看到内在小孩如何通过发脾气、隐忍或控制的方式表达自己。无论你的伤痛以何种方式表现出来，都请记住这只是他想要引起你注意的方式，并没有好坏之分。只是观察，与之共存，不去评判，因为你知道自己正在努力转变内心的情绪能量。

现在，请翻开配套练习册，完成"练习 20：处理触发因素"。

当你取得进展时，你可能会发现，在解决了某个受伤部分的需求之后，另一个受伤部分又会浮现，对你说"现在轮到我了"。

如果其他方面的伤痛开始浮现，就请带着新的受伤的感受再写信。要注意内在小孩表达感受和经历的语气，像之前一样温柔地回应。

你可能还会遇到一种状况，即本以为已经解决了某个问题，结果又重新出现。当旧模式或感受出现时，你可能会觉得自己在倒退。其实这是旧的情绪反应模式在你生命中的不同时期显现出来，之所以再次出现，是因为**情绪是动态的，没有好坏之分，只是治愈过程的必经之路**。如果出现这种情况，就请回顾之前的治愈过程，解决这个问题。

在本章中，我们使用了多种方式来进行自我探索，包括建立自己的时间轴、评估原生家庭的情绪强度、确定创伤年龄、了解触发因素，以及与内在小孩通信。如果你完成了本章所有练习，那么恭喜你，**你很了不起！**如果你对其中的一些练习无能为力，那也没关系，抗拒只是对未知的恐惧。继续前进，完成你力所能及的练习，一切都在有条不紊地进行！

你正走在治愈童年创伤的路上，比以往任何时候都要了解自己，正在为未来的真实生活做准备。你将在下一章学习设立健康的边界，这是治愈你迷失的内在小孩的关键。

第 6 章

边　界

要爱自己！不要迷恋戏剧性事件。

——耶恩·辛西罗（Jen Sincero），

《你是个坏蛋》（*You Are A Badass*）

在治愈过程中，一个重要的步骤是学会设立健康的边界。本章旨在让你明确内部与外部边界的状态。通过练习，你将评估自己在哪些方面设立了健康的功能性边界，又在哪些方面打破了边界。

健康的边界是治愈过程发挥作用的关键，设立功能性边界为治愈创造了环境，并为冻结的、受伤的内在小孩与负责任的成人自我整合奠定基础。边界为受伤的自我搭建了一座桥梁，让其在情绪方面得到成长，从而弃置受伤的防御心理。一旦设立了健康的边界，受伤的部分就可以放下受伤的情绪反应方式和冲动性反应，并与负责任的成人自我整合。

边界帮助你辨别你是谁、是什么样的人，以及了解自己的喜好。通过设立边界，你培养了辨别能力，找到与真实的自我一致的部分；也能够识别不健康的、模糊的或不存在的边界，从而知道需要治愈的部分。

当你与受伤的内在小孩建立联结时，像是共舞一支精心设计过的舞蹈——内在小孩观察负责任的成人自我，想知道能否予以信任。尽管他很想去信任，但现实是，几十年来他都是自己在为触发事件负责，所以会一直使用受伤的情绪反应方式，直到建立信任和联结。这就是你在上一章的写信练习中所做的事——与内在小孩建立信任和联结，这样他才能交由成人自我负责，二者整合，并让内在小孩学会信任成人自我。

负责任的成人自我需要保持一致，并表明其有能力且有必要与那些施虐、刻薄或以其他方式触发内在小孩的个体设立明确的边界。同时，成人自我也需要明确内部边界，知道什么才是健康有效的想法、感受和存在。

设立健康的边界

边界是指能够拒绝他人，并在身体、情绪、精神和性方面保护自己，让你知道什么对自己有益、什么对自己有害。 在成长过程中，你的父母有什么样的边界，你在成年后就很可能会使用类似的边界。你通过观察父母如何应对生活 [即他们是因屈服没能守住自己的边界，还是筑起高墙把他人（包括你）隔离开来]，你学会并内化了这些反应方式，认为在自己遇到问题时就该如此应对。

健康的边界旨在让我们明确自己的感受。**设立的健康边界越多，自我感受就越明显，所有的部分就越能产生联结，我们就更有**

安全感，感觉更真实。当我们设立边界时，会感到自由，并与真实的自我完全整合。

> 强大的边界意味着我们尊重自己（内在边界），并为自己挺身而出（外部边界）。

设立边界时，不要计较结果。例如，当你说"不，我今晚不想出去"时，不要附加任何条件或想要操纵对方，只是大声表达自己的感受。表明自己的边界并不等同于你是冷酷无情的人或漠不关心，也不是用不健康的方式封闭自己或将他人拒之门外。边界让你的所有部分紧密联结，这时你能够了解自己对某种情况、某件事或某个评论的感受，然后以此决定自己的行为。

在《依赖症，再见！》一书中，依赖共生领域的国际权威专家皮亚·梅洛蒂详细介绍了外部边界和内部边界，以及原生家庭如何塑造我们的边界。她将边界系统形容为"看不见但具有象征意义的'力量场'，其存在具有三方面的意义：（1）避免他人进入我们的空间，虐待我们；（2）避免我们进入他人的空间，虐待他人；（3）给我们彼此一种方法来体现自身的存在感"。[①]

让我们更深入地了解内部边界和外部边界，及其它们的设立方式。

[①] 本书中关于该书的译文，均援引自机械工业出版社于 2019 年出版的版本。——译者注

设立内部边界

内部边界是你就特定问题与自己达成的个人声明或协议，每天你会在很多事上做这些无声的声明。你不一定要与他人讨论内部边界，因为这是你与自己的约定，让你变得更有责任心，更能对自己负责。

以下是内部边界的例子：

- 我不会去酒吧，因为我知道那种环境对我不好；
- 我不会朝别人大喊大叫、要求别人为我做什么，也不会欺骗、指责、嘲笑或贬低他人；
- 我不接受别人的批评；
- 我对自己很坦诚，允许自己有脆弱的一面；
- 今天我会尊重自己，即使我犯了错，也不会责怪自己；
- 我要信守对自己的承诺，每个星期至少去两次健身房；
- 我要找一位治疗师帮我解决抑郁和焦虑问题；
- 我将与他人保持严格的边界，必要时可以拒绝他人；
- 我要写一本感恩日记，记录每天让我感恩的事；
- 我要多微笑，练习发掘自己及他人的优点。

以上例子都是对自己做出的承诺，以及如何尊重和遵守。了解自己的人拥有强大的内部边界；而那些指望别人来定义自己的人往往拥有模糊的内部边界，因而他们在做决定时犹豫不决，他们会赋予他人权力，让别人定义自己的内在现实及身份。

现在，请翻开配套练习册，完成"练习 21：内部边界声明"。

设立外部边界

外部边界是指你对某人或某事所设立的声明或立场。当你内心明确知道自己的想法和喜好，并用简要、清晰、坚定的方式向对方表明时，就已设立起了外部边界。外部边界常以"我"来开头，举例如下：

- 我觉得很受伤，因为你没有把我考虑在内；
- 我感觉我的私人空间被侵犯了，我不喜欢你站得离我这么近，能退后一点儿吗；
- 我不明白你为什么不向我求助；
- 我感到很受伤，因为你总是以高人一等的语气对我说三道四；
- 在我们的关系中，我感到信任和安全；
- 我感到很兴奋，因为你要带我去旅行；
- 我很感激，也很高兴，因为你是我的朋友，谢谢你出现在我的生命中；
- 我会尊重你和你的个人财产，不会窥探或偷听你的隐私，请你也这样做（内部和外部边界）；
- 你在性方面对我的要求让我感觉很不舒服；

- 我会尊重你，尽量不控制你；
- 我会尊重你的意愿，也希望你尊重我的。

内部和外部边界的声明并不总是表明自己拒绝做什么，还可以表达想要或同意做什么。

强烈的边界意识让我们感觉更有能力和智慧。

现在，请翻开配套练习册，完成"练习22：外部边界声明"。

"我"声明

声明边界的重点是使用第一人称"我"，但并不是去指责或羞辱他人（比如，"你让我生气了，你总是做……，你从不做……"），而是帮助对方减少防御性，从而能够倾听你的感受。

设立健康的边界，需要你在当下与自己沟通，问问自己："我现在对这个人、这个地方或这种情况的感受如何？"**你的边界声明是你的本能反应，这个想法带给你的感受会体现在躯体反应上**。请不要忽视你身体的感觉，去为对方的行为找借口。

如果你因伤痛显现而虚构故事，认为自己不应该设立边界，给自己洗脑说"唉，他的日子很不好过，我得再为他做点什么"，或者"我不想总是拒绝她，如果我总这样，她就会不喜欢我了"，那么你就要注意了。多数人很难拒绝他人，因为他们不想得罪人，不想卷入其中，或者想要取悦他人、避免冲突。最难学会设立边界的人往往在一开始就说服自己不要设立边界，如果你也是这样，就需要记住这个规则：**如果你不想做某事、不喜欢某物、不需要某事物，就要拒绝，用你的辨别力来确定边界。**

在与重要他人的关系中，我们很难设立边界，因为投入越多，就越容易失去。不过，你要相信自己，相信这段关系，你可以守住自己的边界。在任何值得拥有并向前发展的关系中，双方都会设立健康的边界。不尊重你边界的人往往自己也没有好的边界系统，而且很可能有自恋倾向。

大多数人在职场中往往有更好的边界，因为有明确的规则，人们能清楚地知道哪些是我们的工作、哪些是别人的。可是，在他们回到家后，所有规则都消失了，这是为什么呢？他们的回答是："我可以在工作中设立边界，但在家里不行。"可见，他们知道自己有设立边界的技能，但在亲密关系中，他们则不想显得自己的控制欲很强，表现出咄咄逼人或刻薄的样子。然而，功能性边界并不是他们想象的那样。

> 强大的边界能叫停不断地摧毁我们自我意识的循环。

当边界得不到尊重时，就会发生越界的行为。此时，人们会违背自己的边界，不理会自己的感受或本意。下面这个故事的主人公就迷失在了自己的内部边界中。

现在，请翻开配套练习册，完成"练习23：练习'我'声明"。

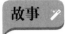
故事

伯纳德：一个出轨的已婚男人

47 岁的伯纳德不仅是一位父亲，还是一名成功人士，却在婚内出轨。他不知道自己这样做的原因，也不想重蹈覆辙。他的一部分喜欢冒险和刺激的感觉，但事后他会陷入羞耻的漩涡，悔不当初，和家人在一起时会感到内疚。妻子不知道伯纳德的不忠行为，伯纳德爱她，但他们在情绪上并不亲密。

当伯纳德回顾自己时间轴上的主题和模式时，开始注意到小时候被遗弃的经历。八岁时，父亲离开了伯纳德的母亲，这在伯纳德的心里留下了巨大的情绪黑洞。从那时起，他大部分时间都觉得生活没有意义和价值。伯纳德曾竭尽全力为自己创造一个完整的人生——他结了婚，成了家，但内心仍然觉得空虚。

在治愈过程中，伯纳德意识到他八岁时受伤的小男孩希望得到父母的接纳、关爱和照顾，希望有一个完整的家。潜意识中，他试图在成年生活中得到这些。伯纳德开始意识到，他不断地出轨的主要原因之一是，为了感受被接纳、被关爱，填补内心的黑洞。

结婚之后，伯纳德从妻子那里感受到自己被接纳、被关爱，他很高兴，因为他一生都在追求的东西终于从妻子身上得到了。但在孩子出生后，妻子把注意力都放到了孩子身上，不再关注他。伯纳德知道妻子是爱他的，但还是感到自己被推开了，就像小时候一样。每当这个时候，他内心受伤的小男孩就会再次感到悲伤、孤独和被孤立。

伯纳德开始寻求其他女性的关注。开始的时候很单纯，只是聊聊共同的兴趣爱好，然后变成了调情，很快就发展到发信息，之后变成发色情信息。伯纳德没有意识到自己掉进兔子洞中，每次都很难脱身。

在治疗中，伯纳德一开始说自己和情人只是发色情信息，没有发生性关系。我们讨论了他是如何将自己的行为合理化并将伤害最小化的。我问他："如果发信息时你的妻子坐在你身边，你会让妻子看到你在做什么吗？""当然不会！"他说。我向他解释，如果他不想让妻子看见或知道自己在做什么，那么即使没和别人发生性关系，也是对婚姻的不忠。在内心深处，他违背了自己所珍视的一切——妻子和家庭，只为了满足迷失的内在小孩的情绪需求。

伯纳德开始意识到自己是如何精心设计隐秘的方式来获得别人的爱和关注，使自己的行为合理化的，而不是学会自己爱自己。他依赖外界的爱，总是需要新的供给。他任由内心受伤的小男孩进行情绪推理和否定，而他的成人自我不得不为此收拾残局。

伯纳德通过写信练习来让他八岁的受伤小男孩发声，来来回回写了很多封信后，他开始明晰自己这些年的情绪需求。伯纳德了解到，由于最初的伤痛，他变得依赖来自外部的爱和关注。他看到自己如何创造了一种远离妻子的秘密生活，以满足自己的情绪需求。事实上，他甚至发现自己是在报复妻子，因为她把爱给了孩子们，而不是他（这是八岁小孩的情绪反应）。他意识到自己并未想要去治愈核心创伤，而是每次都屈从于内在小孩的情绪需求，并使自己陷于伤痛中。

伯纳德了解到，他受伤的小男孩是如何出现并做出可能毁掉婚姻的选择的。这一认识令他震惊，促使他想要治愈创伤。伯纳德发现自己将太多的权力交给八岁的自己，也看到了内在小孩是如何进行情绪推理的。一旦他看清了出轨的全貌，就不再试图将其合理化或最小化；他看清了事情的真面目。

伯纳德开始用对自己有益的行为来设立内部边界（比如，自我照顾），并对无益的行为设立明确的边界（比如，在妻子不知情的情况下与其他女人聊天）。他承诺删除手机上的交友软件，不再给其他女性发信息。

在治愈过程中，伯纳德看到了他的内在小孩是何时、以何种方式被触发的，并制订了计划来应对触发因素。当被触发时，他会停下手头的事，承认自己的感受，并对自己说一些充满爱和善意的话，例如："我每天都被家人和朋友爱着，我值得被爱。"他正在学习如何通过积极、肯定且充满爱意的自我对话来满足自己的情绪需求。

伯纳德现在明白了自己的情绪需求，他选择不告诉妻子自己出轨的事，但开始向妻子表达自己孤独、寂寞的感受。妻子不知道伯纳德有这样的感受，她很难过，因为她爱伯纳德，不想看到他受苦。妻子之前没意识到自己把注意力都放在了孩子们的身上而忽略了丈夫的感受。

伯纳德明确地向妻子表示，自己很感激妻子为孩子们、为他、为这个家所付出的一切。他不想让妻子觉得自己是在责怪她，因为爱自己的孩子们并没有错。夫妻努力沟通，如今他们的沟通变得更加顺畅，因为伯纳德学会了表达自己的情绪。他也在学习自己爱自己，不再像以前那样过度依赖妻子或其他人。伯纳德很幸运，因为在他的行为破坏婚姻之前就解决了问题。

顺便说一句，在我多年的研究中，发现治疗师们在"是否要向伴侣坦诚自己有外遇"这个问题上存在分歧。有人可能会问："如果他不说，那么这是否会增加他内心的秘密羞耻感？他会不会因此再次出轨？"这是一个好问题。从专业的角度来说，我尊重来访者的意愿。在伯纳德的案例中，他选择不向妻子透露自己的外遇。我看到他深入探索内心，正在做出改变，这从根本上改变了他的情绪状态。

伯纳德从内到外都在获得治愈，他成熟的成人自我能够看到并感受到他曾经的行为给自己带来的痛苦和羞耻，以及这些感受如何蔓延到夫妻关系中。他负责任的成人自我并没有被这些感受淹没，而是用其与自己和妻子设立更好的边界。伯纳德正在治愈和转变着耻感，而不是任其溃烂，变得有害。他发现了自身的复原力，并借助它得到自己最渴望的，从而改变自我毁灭行为的恶性循环。他的内心一直有能量，治愈过程只是让这些能量显现出来。

伯纳德承诺会尽力去治愈内在小孩，这样就不会重蹈覆辙。他向妻子表达自己的感受，告诉她自己有多爱她。伯纳德如今会表达自己的需求，并践行对婚姻的承诺。他将内在小孩与成人自我相整合，过上了真实的生活。

● ● ●

设立负责任的边界

在设立负责任的边界的过程中，你的目标是治愈内在小孩的伤痛，**将迷失的内在小孩与成人自我整合，拥抱真实的生活。**设立负责任的边界和与内在小孩建立联结同样重要，拥有良好的边界能让你在内心和人际关系中拥有安全感。

通过在第 5 章中所做的练习——创建时间轴、识别触发因素、写治愈信，你的内在小孩开始与负责任的成人自我整合。你的成人自我正在学习表达自己的边界，从中获得力量，学会自我保护，树立目标感并拥有主动权。你的内在小孩需要知道，当被触发或感觉孤立无助时，你都会站出来表达自己的想法，包括使用边界去拒绝。

想拒绝时却同意

回想一下，假如你的朋友让你做一件你不想做的事，你因为不想让朋友失望就答应了，内心却在抗议："不！我不想做！"在你同意的那一刻，就违背了自己的边界、内心的想法和感受、真实的自我的实际需求。

在你忽视了自己的感受，做出与内心想法相悖的决定时，你内在的感受和外在的言行不一致，你的内心就产生了矛盾。在你违背、不尊重自己的边界，答应了对方的要求，但内心又不想去做时，只是暂时回避了尴尬的局面。你没有拒绝朋友，以免让其失望，不想看到朋友因失望而伤心的表情，不想让对方认为自己是个糟糕的朋友。

你虽然得到了暂时的解脱，但在你同意而非拒绝时，就陷入了对自己、对朋友以及对整个事件的怨恨循环中，开始害怕真正去做不愿做的事。如果你真的和朋友去了，可能就会自责或愤怒，觉得自己浪费了时间和金钱。之所以开始了这个恶性循环，是因为你没有尊重自己的边界，只是选择了简单的反应方式。

在循环的一开始，你因不想让朋友失望而没有拒绝，你便让自己失望了，你为自己的选择付出了怨恨的代价；如果你直接拒绝，就能避免陷入怨恨的循环，事情就可以到此结束，你可以继续过自己的生活。是的，你的朋友可能会因为你不去而感到失望，但你也则不必为此怨恨自己。**怨恨是沉重的情绪包袱，难以调和**，你本可以通过拒绝来避免陷入这种循环中。不过，我也知道这说起来很容易，做起来却很难。

无论是在事前还是事后设立边界，都要付出代价。如果在事前就声明自己的边界，就要付出让朋友失望的代价；如果你答应了朋友但心里却不想去，就要付出后悔和怨恨的代价。

如果你不想做某事，但出于善意或同情而同意去做，那么又该怎么办呢？如果我遇到这种情况，就会承认我违背了自己的边界系统。我会对自己说："我知道我不想这么做，但我爱她，想要帮助她，我知道她真的很希望我能和她一起去。"严格来说，这违背了我的内在边界声明，但我有意地忽略它以帮助我的朋友。不过，我不能一直这样做，否则很快就会回到无边界的状态，又会陷入怨恨的循环。

为什么不说"不"

你一直都有说"不"的能力。在你还是个婴儿时,如果你不喜欢某物,就会把它推开或吐出来,开始哭,或通过其他行为让身边的人知道你的不开心。也就是说,你在婴儿时期拥有完整的身体边界。可是,你在婴儿时期如此自然的举动,对现在的你来说却可能有些困难。一些幸运的人学会了设立健康的心理、情绪、身体和性的边界,但大多数人并没有如此幸运。

> 在我们不声明自己的边界时,自我价值感就会被削弱。

那么,为什么你不说"不"了?因为你学会了推翻自己。你学会了友好待人、让步、怀疑自己、把别人放在第一位、不尊重自己。**你通过各种互动、方法、手段以及受伤的冲动性反应学会了推翻自己的本能反应。**

例如,假如你跟父母说你肚子疼,他们可能会说:"没事的,你出去玩吧。"那一刻,你关于"身体不舒服"的外部边界声明就失效了。于是你学会怀疑自己,不完全相信自己,并质疑代表自己真实感受的内部边界。在推翻你的本能反应的那一刻,你学会了告诉自己:"我不能相信自己。"当这种无效化反复发生时,推翻内部边界的模式就开始形成了。我们知道父母本意是好的，但这样却可能会让孩子产生持续一生的自我怀疑。当这种模式成为烙印时，无效化和自我怀疑的伤痛就出现了。

无效化加强了孩子"没有保护性发声权力"的想法，使之关于"无论我怎么做，虐待或创伤都会发生"的感觉更强烈。这种习得性无助会延续到成年期，可能在成年后的关系中形成接受虐待的模式，会把自己视为受害者。如果缺乏边界，这并不意味着你必然会成为受害者，但很可能不会为自己挺身而出。

当你违背内心的声音时，你可能会对自己说："你不重要，别人才更重要，其他人对你的看法更重要。"这么做就是不尊重自己，侵犯了自己的内部边界，否认了自身感受，并削弱了自尊和自我价值。如果长期这么做，你的自我意识就会减弱，你的真实的自我就会觉得自己根本没有发言权。

如果你的本能感受被推翻，或是学会了自我怀疑，成年后你的真实的自我就可能深受无效化的伤害。我遇到过此类人，他们的自我被严重无效化，习惯于看别人喜欢什么、需要什么、想要什么，却忘了或从来就不知道自己的喜好。这是一个极端的例子，只是希望你明白：**越是违背自己真实的想法、不尊重自己内心的声音、不去拒绝不想做的事，就越会让你失去自我意识。健康的边界是尊重你真实的自我，从而再次感到自己是完整的。**

选择健康的边界

我们来看一些健康边界的例子，你可以参考它们练习设立自己的健康边界。先来回顾你在"练习1：你的冲动性反应方式"的回答，那些是你使用的受伤的情绪反应方式。从以下事项中找出与你的冲动性反应最匹配的，并在它旁边标注与其对应的健康边界反应。选择1~2个与你的创伤有关的健康边界，开始练习。在配套练习册中完成"练习24：练习健康的边界。"

- 如果你放弃了自己的权力，健康的反应就是想办法把权力回收。

- 如果你说"是"是为了让别人不生气，就在一些小事上练习说"不"。他的感受是他自己的，与你无关。

- 如果你试图控制别人，就应问问自己："你不信任的是什么？"然后，请肯定自己："我融入生活之中，在与他人交往时展现真实的自我。"

- 如果你试图操纵别人，就应问问自己："我不信任的是什么？"然后，检查你的内部边界。

- 如果你试探别人，就应问问自己："我不喜欢自己的哪些部分？"然后，对自己说："我正在学习爱自己。"

- 如果你扮演受害者的角色，就应问问自己："你这是想要引起他人的注意吗？你这么做是为了什么？"然后，对自己说："我正在学习认可并接受自己的所有部分。"

- 如果你过度补偿，一直在为别人做事，就应想办法多爱自己一些，感受自己的存在，并对自己说："我做得已经够多了！"

- 如果你推开伴侣，不去解决这段关系中存在的问题，而是想和另一个人重新开始，就应问问自己："这是不是熟悉的模式？是否值得重新经历这样的循环？"

- 如果你有自卑感，就请每天想一件让你引以为豪或你能做好的事，并告诉自己："你做得很好！"

- 如果你没有说出自己的真实想法，就想一想你可以如何描述今天的你。

- 如果你为了融入别人的世界而让自己变得渺小，就慢慢地站起来，深呼吸，告诉自己："我值得感受自己的力量！"重拾你的价值。

这些健康的反应中有不少设立并明确了内部边界。内部边界声明是你静下来和自己说的话，通过练习，努力补足自我价值，学会自爱，有助于治愈你的内在小孩，并强化边界。

在第 4 章中，我们讨论了破碎和受损的边界系统。在"练习 7：无边界和 / 或关系混淆"中，在你写下藉由脆弱或糟糕的边界表现出来的伤痛后，你有什么反应？回顾你的答案。现在你对自己有了更深的了解，你是否想改变某些答案？那些情况现在还会发生吗？在你开启治愈之旅后，情况是否开始转变？你需要在哪些方面设立或加强边界？你需要设立什么样的边界才能停止痛苦的循环？

一旦你能持续地设立强有力的内部和外部边界，就将开始与真实的自我建立联结，并获得情绪自由。

在治愈过程中，当你刚开始表明自己的边界时，可能会遇到很多外界的阻力。这很正常，因为你的朋友、家人和同事还不习惯听你表达自己的感受或尊重你的边界。他们不希望关系发生变化——这对边界不明的人来说是很可怕的——他们会继续问你想不想做某事，因为他们认为自己能够说服你。你在某种程度上让他们觉得，你拒绝也没关系，他们能说服你同意。不过，如今你要坚定地拒绝，尊重你自己，坚持立场，不再为取悦他人而让步。

不可预见的后果

设立之前从未有过的边界可能会带来意想不到的结果。如果你勇敢地声明边界，却被忽视、拒绝或嘲笑，就需要将之强化。**你需要捍卫自己的边界，就像捍卫一座装满宝藏的城堡，必须不惜一切代价。**举个简单的例子，一个朋友约你吃午餐，他自己却一再失约，你可能就要设立边界，不再约这个人一起吃午餐。

我曾经不得不对一个老友设立边界，因为我觉得在这段关系中一直是我单方面付出。我一直在伸出援手，但这段关系不是互惠的。我对那个老友说，我总是主动帮助他，他却没想过要帮助我，我觉得自己不被尊重。他同意了我的说法，并说其他人也对他说过类似的话，他还说："我可能就是这样的人。"虽然他同意了我的话，但也让我感到很失望。因为当我设立了自己的边界（声明边界）时，他说他不会改变。我听到了，这是我们关系的转折点，尽管我仍和他保持联系，把他当朋友，但我们的关系发生了变化。

需要明确的是，**设立边界并不是威胁别人或者下最后通牒，只是向对方表明如果继续不尊重你的后果。**边界与控制无关，因为你已不在意结果，只是做出声明，等着看对方如何回应，然后再去决定这段关系的走向。当我向朋友表达自己的感受时，不是想用我的边界去操纵他，只是诚实地说出我的感受，而他的回答让我知道如何改变我们的相处模式。

> 当有人向你展露真实的本性时，请在第一时间相信他。
>
> ——玛雅·安吉洛
> （Maya Angelou）

放宽气泡边界

我们曾在第 4 章讨论过气泡边界，它是指那些想与人亲近却又不想过于亲近的人所设立的边界。由于拥有气泡边界的人自身存在边界、依恋和承诺的问题，因此他们往往在关系中摇摆不定，因为他们从未学会如何调节自己的情绪。他们在家庭中无法获得情绪支持，拥有受伤的情绪反应方式（比如，低自尊、害怕改变和被拒绝、完美主义），这些反应往往是"我不够好"的催化剂（请注意，有些认为自己不如人的人，其父母不一定无法提供情绪支持；但拥有无法提供情绪支持的父母确实是给人带来创伤的根源之一）。

该类型的情绪创伤以及缺乏设立边界的相关知识与技能的表现是，让别人接近自己、过度分享，害怕建立联结又害怕被拒绝，于是又把人推开，这种摇摆的交往方式让每个人都感到疲惫和困惑。拥有气泡边界的人渴望与父母及他人建立深厚的联结，但当别人靠近时又会将其推开，因为他们并未在原生家庭中打好情绪调谐的基础，所以不知道如何处理随之而来的感受和真正的联结。

拥有气泡边界的人看起来像是正常的成年人，通常有很不错的亲密关系、关系要好的朋友、不错的工作，但他们的内心却感到孤独、寂寞、恐惧。他们也不理解，认为自己应该快乐才对，所以总是想："我拥有了一切，但即使身边的人都爱我，我也觉得自己格格不入。我想和别人更亲近，但不知道该怎么做。"他们的内部和外部边界系统都失衡了，前一秒以为了解自己，下一秒却又不知所措。

过度发展、泛化的保护系统使他们无法感受到与他人的联结，也很难表现出脆弱的一面。他们会模仿亲密关系，但只能到达一定程度，无法更深入。因为他们的气泡边界处于隐身模式，时刻处于备战状态。情绪隔离是不健康的，但因为内在小孩没有学会正确表达和处理情绪需求的技能，所以他们只能重新演绎童年创伤。

杰西卡和她的双重防御

杰西卡是一名 43 岁的单身女性，一直在努力处理自己的情绪创伤。她已经放宽了自己的气泡边界，努力治愈自己、给自己鼓励、设立边界。然而，即便做了这么多工作，杰西卡仍觉得自己被隔绝在外，人际关系并没有发生改变。她继续接受治疗，在此过程中她意识到自己不仅有一层外部的保护气泡，内在还备有一套盔甲。

杰西卡刚刚摆脱一段情绪虐待关系，她的内心有多道防御来保护她的情绪核心。尽管已经远离了伤害，她受伤的部分仍依赖这套内在盔甲。杰西卡发现自己的内心很脆弱，哪怕她允许自己和新伴侣建立安全的亲密关系，但也只能点到为止。

尽管杰西卡一直在努力治愈创伤，但直到她发现这套内在的情绪盔甲，才意识到是什么阻碍了她进入深层亲密关系。她内心深处的部分一直穿着盔甲，高度警惕、小心谨慎，总在提防下一次的情绪威胁。

通过设立更强大、实用的内部和外部边界，杰西卡能够了解自己内心的感受，学会辨别阻抗，并对其进行评估，以确定它是来自自己的创伤还是非理性恐惧。一旦做到这一点，杰西卡就能说出自己真实的想法，设立边界，并允许自己与新伴侣变得更亲密。

● ● ●

对于拥有多重防御的人来说，治愈并拥抱真实生活的前提是理解创伤——外在表现、言语和感受。如前文所述，治愈过程中很重要的一部分是要理解你在原生家庭中的角色，辨别父母强加给你的情绪包袱与你真实的自我之间的区别。拥有气泡边界的人需要做的大部分工作是辨别二者的区别，找到走出迷宫的方法。治愈过程中所做的练习能帮你清楚地认识到自己的创伤和边界的缺陷，并制定治愈过程的线路。

如果你有气泡边界，希望与人亲近但又保持距离，那么你可能会认为这样是在保护自己。然而，在你成年后，这种保护就会在人际关系中表现为回避、孤立、焦虑、孤独、困惑、追求完美、成为受害者、被拒绝感、感觉自己不如人，以及把别人拒之门外。

> 鼓励自己，肯定自己，你比自己想象的更强大！

现在，请翻开配套练习册，完成练习25：带窗户的气泡和"练习26：气泡边界评估"。这两个练习可以帮助你了解气泡边界如何影响人际关系，以及如何建立更深层次的联结。

分步设立边界

设立恰当的边界涉及你现有的边界和需要发展的边界。例如，你可以尝试信任某些人，让他们瞥见你的内心世界。你知道这样做存在情绪风险，但随着时间的推移，你会辨别出他们是否值得你信任，是否能保护你的隐私。你可以先从这一步开始尝试，之后会有各种经历去说明他们是否值得信任。

你可以评估自己需要设立什么样的边界，比如：朋友因为失业，本来只是想让你支付午餐的费用，后来变为找你借钱；在一次计划好的周末出游中，朋友因迟到错过了航班，你陷入悲伤和受伤的情绪中，你需要决定如何把你的感受告诉朋友。这些都是很好的练习，重点是培养适当的信任感，以及在事情发生时保持情绪稳定的能力。

当你愿意发展亲密关系、建立联结、丰富生活经历时，表明你正朝着正确的方向前进。然而，这些经历并不一定会产生好的实际结果，结果也许会差强人意，但适当开放的过程和练习才是关键（配套练习册中提供了一些拓展练习）。相信自己，信任你每次的本能反应，这能帮你发展自己的边界观念。你会知道某种情况是否合适，以及需要设立什么样的边界。你正在学习如何在人际交往中使用正确的边界，之后它将始终与你同在。

在学习设立边界的过程中，你需要审视自己的边界在哪些方面是强大而实用的，在哪些方面需要加强。使用强大的内部和外部边界系统，确定与他人交往的目标，并朝着目标一步一步地努力。

盘点你的人际关系，找出一个你信任但又一直害怕深入交往的人，想一想可以和这个人分享自己的哪些事？写信是一种很好的交流方式，想想如果你有机会给这个人写信，那么你想要写些什么？这封信不一定会寄给对方，但这个练习能让你准备好与对方进行更深入的交流。评估你愿意和对方分享哪些信息是很重要的，因为你不想过度分享，也不想太快或太深入，否则你可能感觉不太好。这个练习将帮你设立内部边界，又可以让你知道哪些可以分享，哪些暂时不要分享。

你的个人信息分为以下三个层次，与对方分享哪些内容完全由你来控制。

- **公开信息**：指的是你可以与绝大部分人分享的基础信息，比如，姓名、居住地、年龄、职业等，这类信息也能在社交媒体上搜索到；
- **个人信息**：指的是你可以与信任的家人、朋友和同事分享的信息，包括住址、手机号、生日、最喜欢的乐队和颜色，以及喜欢的事；
- **隐私信息**：指的是你只和亲密的家人和朋友分享的信息，比如，你的健康和感情状况、恐惧和幻想，这些只有少数人知道。

在表 6-1 中列出你的家人、朋友和同事的名字，确定每个人与你沟通的安全程度，使你不至于过度暴露自己。在每个名字旁写下你们目前的沟通层次，以及你认为这种程度是否令你满意，或者你是否希望与之进行更深层次的交流。大多数时候，人们坦露的是个人信息，偶尔才会分享隐私信息。

表 6–1 你与他人的沟通层次

家人、朋友、同事姓名	沟通层次

如果你想敞开气泡的窗户，加深与他人的关系，就请选择一个有爱心、懂得尊重的人来分享（例如，你想要写信的那个人）。不用搞得过于隆重，可以简单地说"我一直想和你分享一些事"，或"有些事对我来说很难说出口，但我很想和你分享"，对方也很可能想与你深入交流。你设立一个内部边界（即什么是能分享的，什么是不能分享的），邀请对方更深入地了解你。你是在表达自己愿意敞开心扉，也希望对方能与你分享自己的事。毕竟，与他人建立更深层的联结是大多数人的基本需求。

你今天的挣扎是在为明天汲取力量。

请记住，**你只需对自己负责，不要控制或改变他人，对方如何回应由他们决定**。在这个过程中，最重要的部分是，**你要允许自己敞开心扉，给自己体验情绪自由的机会**。无论谈话的结果如何，你都要替自己感到高兴，因为你使用了边界和功能性表达方式来分享自己的事。你正在慢慢地试着敞开心扉，表达自己的情绪。

栅栏式边界

让我们以栅栏为喻，进一步讨论健康的边界。栅栏就像是在自己的领地周围设立了物理分界

线，每个人都可以看出这块领地属于谁。你可以将这个比喻应用到你与他人之间的边界中，想象你和对方之间立着栅栏，你们可以隔着栅栏的缝隙看到彼此。如果对方遇到了麻烦，那么你可以越过栅栏去帮忙。这道栅栏划定了界线，明确了哪些是你的空间，哪些是别人的。

栅栏的隐喻简单易懂，用来表示人与人之间建立的分隔，提醒人们需要健康的边界。学会在人际关系中设立无形的栅栏式边界，是你负责任的成人自我能做的最成熟、最负责任的行为之一，以此来照顾你的内在小孩，能帮其获得安全感，因为你负责任的成人自我在内部和外部采取行动来保护内在小孩。

无形的栅栏是为了让你记得，**在你不愿意时可以拒绝**。这道栅栏还能提醒你，**当你在自己的人生旅途中时，别人也在他们自己的人生旅途中**。尊重他人不仅有助于提醒我们不要越界，还有助于提醒我们内在想要修复、拯救、照顾或控制的依赖共生部分——**不要去掌控别人的人生**，也不要在无人求助时提供建议。

现在，请翻开配套练习册，完成"练习29：确定你的边界范围"。

练习辨别力

设立边界的关键是要学会安静下来，倾听自己的感受，才能明确你对某人或某事的真实感受，以及你是否尝试说服自己去做某事、为自己的选择辩解或使之合理化。

花越多的时间倾听和信任自己，你就越能分辨出哪些是自己的想法、哪些是受外界的影响。如果你替自己的选择辩解，或告诉自己"应该"怎么做，你可能就是为了满足别人的期待。辨别的技巧是认清哪些适合你如今的生活、哪些已经不适合了。日常练习辨别力有助于随时明确自我认知，并与真实的自我保持积极的联结。

自我指导

你已经知道负责任的成人自我是你的一部分，会挺身而出设立恰当的边界，帮助受伤的部分愈合。不仅如此，它本身强大且稳定，是你所有部分的捍卫者。

受伤的部分能够治愈并整合的唯一方式是，负责任的成人自我设立边界。因此，你在这个过程中要成为自己的教练，进行自我指导。现在，是时候给自己一些鼓励、安慰和关怀了，支持自己与受伤的自我建立联结，开始做出自己的选择。

以下是支持性自我指导的例子，可以帮你树立自尊：

- 我知道这很难，但我能做到；

- 我感到自己变得越来越强大，我值得这么做；

- 我尽力而为，为自己的努力感到骄傲；

- 我每天都在学习设立边界，这样我才能有安全感；

- 我在探索自我，了解真实的自我；

- 我有权拥有自己的感受；

- 我值得被爱和被尊重；

- 我相信自己的感受，并能向他人清楚地表达出来。

你可以这样安抚自己，肯定自己所做的一切都是在指导你变得更好。现在，请你翻开配套练习册，在"练习 30：自我指导"中写下一些支持性自我指导的话。如果你不习惯这样说，那么这个练习对你来说可能具有一定的难度。不过，只要怀有善良和关怀之心，就会有助于促进治愈过程，引发温和的转变。

在治愈过程中进行自我指导，你会更清楚哪些方式适合自己、哪些已经不适用了，这时你开始能辨别内在小孩与成熟的成人自我之间想法和感受的不同之处。

你还需要学会辨别的是**背负的感受**（carried feelings），这些感受源自童年，实际上是他人的感受，却因父母或监护人的错误示范而被装进你的反应合集中。举个例子，如果你在儿时特别容易感到羞耻或恐惧，尤其是在混乱或有虐待行为的家庭中，这些感受就会延续到成年，但你很难确定这是不是自身的感受。这其实往往是别人投射到你身上，你将其内化到自我意识中，然后开始认为这就是自己的感受。

案例

马克是一位 27 岁的年轻男性，前来接受治疗。在他小时候，母亲总是非常焦虑。马克从母亲身上学会了担心、恐慌、害怕打雷和不信任他人，他的成长过程背负着母亲的恐惧。当我问马克"作为一个成年人，你在思考和应对生活时希望感到紧张和焦虑吗"时，他回答说："当然不希望！"但是，马克经常反应过度、焦虑不安，正常的成年人并不会这样。他在治疗中认识到这些是他从母亲那里学到的感受，马克学会辨别自己和母亲的感受。我帮他制定了新的内部边界协议（即新的功能性方式），在他遇到之前曾会让他感到非常不安的情况时可以使用。

皮亚·梅洛蒂在《依赖症，再见！》一书中用的是"背负在心中的情绪"一词，与"背负的感受"相似。书中写道："一种区分背负在心中的情绪和你自己健康情绪的方法是，前者是极为强烈的，后者的程度则远远不及。"背负的感受通常会被夸大。

当你努力设立健康的内部边界时，就能感觉到自己对某件事的感受，然后你就能知道该如何反应。换句话说，你可以选择自己的反应方式，而不是受他人的影响。举个例子，马克曾学会害怕打雷，但那其实是他母亲的恐惧，不是他自己的，他对打雷的过度反应超出了正常成年人对自然事件的反应。一旦马克意识到这种恐惧是他母亲的而不是自己的，他就能选择不同的反应。

当你努力辨别时，作为一个正常的成年人，你会清楚自己的想法、感受和选择，并与之建立健康的联结。如果你的感受变得模糊、混乱或沉重，那么请审视当时的情况，问问自己："我的创伤是否被触发了？我与对方的边界状态如何？我应该对什么负责？对方应该对什么负责？"这并非硬性规定，但在你将受伤的内在小孩与成人自我相整合时，可能会帮你辨别这些感受。

设立健康的边界是治愈过程中最重要的事。你真的可以学会与人建立安全、健康的边界，停止无边界、关系混淆、使用气泡边界或设立极端边界的模式。

若觉得有必要，你可以经常做本章的练习，了解你的边界系统状况，并将其推向健康的模式。你已经在通往治愈和拥抱真实生活的途中了！

HEALING
YOUR LOST INNER CHILD

第 7 章

负起责任，
为自己挺身而出

通过联结内在小孩与内在存在，能唤起所有人心中的英雄。

——金·哈·坎贝尔（Kim Ha Campbell），

《内心平静，外在富足》(*Inner Peace Outer Abundance*)

你已经在治愈的路上走了很长一段，一直在做每章的练习，并努力设立健康的边界。现在，你已准备好完全拥抱真实的自我，让成熟、负责任的成人自我主导你的生活。当然，在此过程中我们还有很多工作要做，本章将讨论治愈过程的最后步骤。

既然你已熟知童年创伤和成年生活中的触发因素，那么你可能还想知道如何区分内在小孩和负责任的成人自我。二者的区别在于，对于你的内在感受和反应，内在小孩会以下面的方式去选择、感受和表达：

- 害怕；

- 受害者心态；

- 指责；

- 怨恨；

- 不确定；

- 过度反应；

- 浑然不觉；

- 警惕；

- 困惑；

- 迷茫；

- 想要逃避和隐藏。

你负责任的成人自我会以下面的方式去选择、感受和表达：

- 情绪稳定；

- 为自己的人生负责；

- 善待自己和他人；

- 即使不了解，也充满自信；

- 真实；

- 有清晰的自我认知，了解真实的自我；

- 练习自控力；

- 对自己诚实；

- 接纳自己和他人；

- 知道自己何时头脑清醒，何时扭曲了自己的真实想法。

你负责任的成人自我像一个善良、富有爱心、有保护欲的大哥哥或大姐姐，是你最好的、可以依靠的部分，你期待他／她的出现，因为他／她能采取正确的行动。

你设立的边界越多，内在小孩就越能明白并理解负责任的成人自我会保护自己。在建立并完善内部和外部边界前，内在小孩不会放弃受伤的情绪反应方式，哪怕这不是健康的方式并且具有破坏

177

性。内在小孩在观察，当创伤被触发时，负责任的成人自我会在何时、何地、以何种方式、何种理由来处理这种情况。

如果负责任的成人自我不持续介入并保护内在小孩，内在小孩

> 若不尊重我的边界，
> 就是不尊重我。

就会一直冻结在创伤年龄，停滞不前，因为他不想再受到伤害，放松防御的风险太大了。

现在，请翻开配套练习册，完成"练习31：如何促使负责任的成人自我显现"。

通过对自己负责，你就拥有了人生的选择权，不再使用受伤的情绪反应方式，而是培养功能性方式。

你认为他人什么时候会展现出负责任的成人自我并表现出同情心？花点时间写下一些例子。例如，挺身而出帮助朋友，或给予需要帮助的人善意和同情。同情是展现最具功能性自我的绝佳范例，因其来自内心无私、谦逊和慷慨的部分，不求任何回报，只希望对方一切都好。

现在，请写下一些你曾见过的更高尚的行为、解决问题或承担错误的例子，也可以写下你渴望拥有哪些成熟稳重的成年人所具备的特点和品质。比如：当有太多事要做时，能够寻求帮助；当伤心难过时，在朋友面前展现脆弱的一面。**成为一个成熟稳重的成年人并不意味着必须一直坚强、从不表现出脆弱的一面，而是真实地面**

对自己，努力整合自己的所有部分。你可能暂时无法完全拥有这些品质，却是你努力的方向。

请将你认为的负责任的成人自我的品质写下来，几年后再回顾，看看你的目标是否达成。

学会拒绝

在第 6 章中，我们讨论了"想拒绝时却同意"的问题。有些人很难拒绝人，因为不想让人失望，或者太希望得到他人的喜爱，所以什么事都会同意。缺乏边界也是因为内在小孩很害怕、占据了主导权，便答应了对方。哪怕是负责任的成人自我也会屈服于不想被忽略的恐惧。

事实上，我们都希望得到他人的喜爱，这是人性的核心原则，但即便你说出那个难以说出口的"不"字，也同样可以得到喜爱。

> 设立边界的能力与你治愈受伤部分的程度直接相关。

事实上，许多人会惊讶地发现，家人和朋友很可能会因此变得更尊重他们。因为当看到有人坚持自己及其信念、表达自己的需求时，我们都会对其产生深深的敬意，毕竟展现脆弱是需要勇气的。

当你努力设立边界时，注意内在小孩是如何尝试回到熟悉的无边界或极端边界的行为模式的，这种尝试来自你感到不安和害怕的那部分。

从勇敢地拒绝小事开始，慢慢地引导自己使用肯定性语句。例如，如果有人问你想不想吃意大利菜，但其实你想吃的是墨西哥菜，那么此时就可以拒绝。只需拒绝并说出你的喜好就好，这不是生死攸关的节点，却是你表达自己想法的起点。

配套练习册中"练习32：为自己发声"列出了开始设立边界时可能存在的常见误解。请通过完成这个练习，更深入地了解自己。

设立边界就像是锻炼之前很少用到的肌肉，从拒绝小事开始，逐渐增强力量。回想一下你心里想拒绝嘴上却同意的情况，不用评判对错，只需说明这么做的原因。你在逃避什么，或者你在害怕什么？你可能会想出很多合理的理由来解释为什么没有拒绝，事实上，你可能会说服自己："同意才是正确的选择。"但如果你所做的是正确的、合乎逻辑的选择，而且是为朋友才这么做的，那为什么在同意后还有一点点的怨恨呢？

现实情况是，人类那善于分析的大脑了解游戏规则，当你想拒绝时，大脑会说服你同意。你的大脑会欺骗情绪自我，因为你一生都在训练自己的大脑，使其忽略你的真实的自我和边界。如今人类已经社会化，不仅因为上述原因，还有更多原因让你认为自己应该同意。

再回忆一下你说"是"而不是"不"的情况。你还认为那是为了尊重真实的自我而做出的最佳选择吗？你可能仍会同意去做，没关系，关键是下次再出现类似情况时要问问自己："你的第一反应是什么？"

假设有人让你做一件事，你想拒绝，但你害怕和对方沟通，因为不知道结果会怎么样。我曾听说有人像下棋一样策划对话、制定沟通策略、预测对方会如何回应。我经常看到那些有控制欲或不信任他人的"聪明人"这样做，他们知道对方通常会如何回应，所以计划操纵对话，使其按自己的方式进行。他们想通过控制对话来获得他们想要的结果，或者避免不舒服或不可预测的话题。

这种恐惧策略源于内在小孩，他认为这是设立边界或进行对话的方式，其实不然，这是一种操纵，对方也能感受到这一点。这也剥夺了成人自我主导对话的机会，使人无法看到采用明确和肯定的沟通方式而非操纵和间接的沟通方式的对话会产生什么样的结果。

很多人都在进行策略性或控制性对话，他们认为这种沟通能有进展，也能设立边界。但其实只是变成了在关系中博弈，使人封闭了自己的内心，无法建立或维持良好的关系。

现在，请翻开配套练习册，完成"练习 33：锻炼你说'不'的肌肉"。

说出你的真实想法

许多刚开始设立边界的人都想成为"好人"，担心如果说出自己的感受，别人就会觉得他们很刻薄。当你初次设立边界时，这是很正常的反应，你可能会自我怀疑、感到内疚，认为自己很冷漠或愤怒，有这些感受归根结底还是因为希望得到别人的喜爱。你希望自己得到喜爱，但不是每个人都会喜欢你说的话，这也是正常的。其实你可以用友善的方式为自己发声，说出心里真实的想法，不必通过大喊大叫或跺脚的方式让别人听到，你要做的就是明确而坚定地说出心里话。

人们往往对他人处理真相的能力不够信任，认为如果把自己真实的感受说出来，对方就会崩溃、抓狂或愤怒。然而，现实情况是，大多数人都有复原力，能够处理不愉快的信息。如果你不说出真实的想法，其实就是认为对方没有能力应对，于是你替对方做了决定，却没有尊重他的智力和理解能力。你欺骗了自己和对方，所以你们的关系也无法深入。**一旦你隐瞒了自己的真实想法，就是拒绝了与他人建立更深的联结**，这可能也是在暗示：你之所以不愿说出真相，是因为很难面对现实。

你不说出真实的想法，更深层的原因是你不信任、不尊重自己，因此别人也不会信任或尊重你。于我而言，在经历了几十年的治愈过程后，我更希望尊重自己并得到他人的尊重，这远比被别人喜爱更重要。当你说出自己的真实想法时，就是在爱自己、尊重自己；当你进行治愈工作时，就不再依赖别人的看法来塑造你的自我观念。

现在，请翻开配套练习册，完成"练习 34：探索你原有的边界模式"。

故事

钱德勒：一个吸毒的年轻人

钱德勒 40 岁了，他在努力成为好丈夫、好父亲的同时，也在与毒瘾做斗争。他时好时坏，一段时间内表现得很好，但没过多久又会被某个事件触发，开车去毒贩子家再吸一次。钱德勒不知道自己为什么一直想吸毒，他其实深爱着自己的生活、家庭和事业。

钱德勒曾多次进出戒毒所，甚至在 21 岁时因贩毒而入狱。他知道毒品会让自己上瘾，也知道成瘾的过程，但在他为保持清醒和戒毒所做的所有努力中，不曾关注过成瘾的情绪部分。钱德勒的边界系统破碎了，意识到他正在伤害自己、妻子和家庭，但他还是会为自己的行为辩解，然后迷失在毒瘾中。

在早期的治疗中，我问钱德勒："当你失控、冲动、想要吸毒时，你觉得自己是几岁？这种行为让你想起几岁的自己？"他马上说："这让我想起 21 岁的自己。"那年，他不仅吸毒，还贩卖毒品，他的生活失控了，因贩毒在监狱里待了 3 年多。20 岁出头的钱德勒经历了生活的巨大动荡和混乱。

在出狱后的很长一段时间里，当钱德勒被工作、家庭和经济的压力触发时，他受伤的年少自我就会勾起毒瘾，21 岁的自我会站出来，做出错误的决定。毒品的效果消退后，他的成人自我——那个试图让生活恢复正常的部分，不得不出来收拾残局。

和许多瘾君子一样，钱德勒痛恨戒毒 - 复吸的循环。一旦他与 21 岁的自我重新建立联结，就不由得会看到这种模式。后来钱德勒形成了特定的应对技巧和边界，最终改变了这种模式。他洞悉了真相，再也不想经历这种循环的痛苦了。然而，他的情绪创伤仍然不断地试图引起他的注意。钱德勒能清楚地看到，当 21 岁的自我失控时，会用受伤的情绪逻辑来"解决"问题。

钱德勒必须设立内部边界，以保护自己免受进一步的伤害，停止吸毒，帮助年轻时受伤的自我变得成熟。这个边界必须对他有意义，并由他自己设立，他不再被人左右。钱德勒的毒瘾也会对其他人造成影响，因此他必须先学会对自己承诺，再对他人做出承诺。

钱德勒使用了一些应对技能（比如，钓鱼和努力工作），以此来回报并照顾他的家人。这些技能帮助钱德勒缓解了压力，但他在工作中为了尊严而过度补偿，没有对自己做出坚定的承诺。他把自己逼得太紧，试图通过全身心地投入工作把自己弄得精疲力竭，想要以此恢复自我价值感，但这只是另一种成瘾——工作狂。

回顾他的时间轴，钱德勒认为自己的家庭背景很混乱。他贩卖毒品，被发现后被捕入狱，出狱时遇到了一名优秀的年轻女性，并与之结婚。钱德勒看到了自己早期的受伤经历，并发现这些经历是如何为他沉迷毒品埋下伏笔的。他很感激妻子，却看不到自己对家的贡献——是他在努力工作、养家糊口。钱德勒始终认为自己是那个进过监狱、出狱时很幸运地遇到妻子的人，很难看到他自己的复原力、真实性以及优秀之处，因为他仍然处于生存模式中。我们探讨有关设立边界的话题，但对他而言就像是一门外语。

我们探讨了他能够对自己做出承诺，因为他值得。然而，钱德勒不认为自己值得，而是认为让家人过得好是值得的，这将他自己的价值外化了，所以他总是过度工作和补偿。钱德勒的自我价值感更多地受外界因素的影响，并非来自内在的肯定和自信。

随着时间的推移，钱德勒看到自己如何独自克服了困难，找到了一个优秀的伴侣，努力工作，有了孩子，全心全意地为他们付出。他发现，是自己的努力创造了生活的转变。

在学习设立边界的过程中，钱德勒对自己做出了承诺（内部边界）：他不会再吸毒，因为这会令他失去一切。他在卡车里放了一张儿子们的照片，并且更频繁地与妻子交谈。他学习冥想技巧，参加"12 步戒瘾康复计划"。钱德勒向自己承诺：要持续进行康复训练，哪怕过程很艰苦，也要每天练习。他克制住了开车去毒贩家的冲动，经常把车停在路边，因内心的挣扎而啜泣。他想吸毒，但也知道一旦吸毒就会失去一切。钱德勒负责任的成人自我不理解他为什么要吸毒，因为这可能会让他失去一切。他的成人自我感到失控、羞愧和愤怒，努力让自己过上正常人的生活，维持着家庭。为了家人，钱德勒在努力戒毒，但他更多的是学会了如何尊重自己和爱自己。

钱德勒开始做出边界声明，比如："我是有价值的！""我不会让别人在工作中对我指手画脚。""我要为自己发声，保护我自己。"他对妻子的边界声明（外部边界）是表达自己当天的感受，以及在一些事上需要妻子的帮助。通过这种方式，钱德勒不再试图独自承担所有，也就不会在事后怨恨妻子。

钱德勒不仅学会了如何生存，还学会了在情绪上成长，以及如何设立强有力的边界。他曾在狱中服刑的事已经变成内心的牢笼，但随着由内到外的痊愈，钱德勒找到了自我价值，这种错误信念开始逐渐消失，他摆脱了只将自己视为勉强度日或侥幸过关的前犯人的模式。

我需要澄清一点，治愈过程本身并没有解决钱德勒的毒瘾问题。在他接受治疗的那段时间，有人资助他参加了"12步戒瘾康复计划"。钱德勒可能总觉得自己受毒瘾的诱惑，所以需要努力戒毒。治愈过程帮助他有意识地辨别发生在他身上的事，让他不像以前那样只是无意识地做出情绪反应。当自尊、谦逊、自我关怀和屈从得到长期改善时，毒瘾问题就减少了。

如今，钱德勒能够意识到他的感受想要告诉自己什么、他需要做什么，以及如何保持清醒。他有意识地与受伤的年少自我进行对话，设立强有力的边界，并指导自己克服触发因素和内心的冲动，避免使用毒品。通过治愈过程，钱德勒重新找到了一直存在却掩埋在错误信念之下的真实的自我。

钱德勒现在有了明确的计划，当毒瘾被触发时，他可以做到不吸毒。然而，预防复吸的计划与治愈21岁受伤自我的过程是分开的，钱德勒可能一生都需要努力戒除毒瘾。

我真心地将钱德勒视为英雄。我为他的努力感到骄傲，惊叹于他的勇气、韧性，以及他能重新获得力量、自尊自爱的故事。

●●●

建立新的功能性反应方式

你已经做了很多努力，对自己的边界系统有了很多了解。学会设立健康的边界是治愈过程中至关重要的一步，将帮你打造适合目前生活的新功能性反应方式。你看过了自己的受伤情绪反应方式合集，看到了陈旧的方式和冲动性反应，这些方式在你小时候给了你很多帮助。尊重这些方式，如果你真的需要，它们就将随时准备为你所用。但现在，是时候培养一些新的、特别设计的方式，以适应你如今的生活。

在治愈过程中，你也看到了一些例子，知道你并不是一直以良好的方式出现在自己或他人面前，也发现自己是如何回避某些人或事的。现在，是时候用更友善、温和的角度来看待自己了。在之后的过程中，请以观察为主，不要谴责自己。

现在，请翻开配套练习册，完成"练习35：你想如何成为最好的自己"。

使用新方式

通过治愈过程，你学习了如何有意识地创造自己的生活，**设立边界是解锁真实自由最关键的一步**。如今，你掌握了能够随时确定自己的边界的方式，正在摆脱被环境触发的状态。你可以考虑并询问自己对某件事的感受，以及你想做什么样的选择，这是你的内部边界系统在起作用；你也可以询问自己的感受，然后决定对另一个人说的话，这是你的外部边界系统在起作用。

过上真实生活的另一个关键是使用新的功能性反应方式。**学会设立负责任的健康边界和使用功能性反应方式，这些都是治愈并拥抱真实生活的关键步骤**。健康的边界让你尊重自己的需求、欲望和愿望，而不会牺牲你与他人的关系。

当你向内在小孩表明你可以负责任地处理触发事件并设立健康的边界时，就是向自己的所有部分证明自己是值得信任的，能够做出成熟、负责任的选择。自我责任感可以协助内在小孩放权，相信成年的自我会设立良好的边界，保护自己的所有部分。这将实现最终的治愈目标——**自我整合，拥抱真实的生活**。

按下重置键

培养和学习新的功能性方式需要时间和一定量的练习，你需要不断地试错，才能掌握正确的方法。例如，假设你在和一个朋友聊天，你说了一些话后立刻意识到表达的方式不太好，或者并非出于你的本意，这时你可以按下重置键，纠正错误。

当你意识到自己说了一些言不由衷的话时，停下来，深呼吸，然后说："对不起，我不是那个意思。我是想说……"你可以马上按下重置键，重新来过。这是一种特别实用的方式，尤其是在你练习设立新边界、尝试新的行为模式时，它会立即重置对话，为交流带来变化。你正在努力留意自己说话的内容和方式，同时也要尊重对方。

我经常教来访者的伴侣使用这种方式。在亲密关系中，我们形成了快速、简化的沟通方式，经常对熟悉的人说话不假思索、脱口而出，这可能会导致关系出现问题。通过使用重置键，你可以立刻或在不久之后重新来过，消除误解或受伤的感受。

你可以将重置键的理念应用到生活中的许多领域，但没必要在谈话结束后马上为自己的言行感到自责。调转方向，坦诚地说出自己的真实想法，必要时向对方道歉，并用清晰、理性的方式表达你的本意。这并不难，只是需要勇气去展现脆弱的一面。

随着时间的推移，使用重置键能帮你意识到你的选择以及对他人的反应。这将帮助你放慢脚步，不再未经思索就脱口而出，能更加尊重他人。

转变视角

转换你的视角，就能看到情况会有所不同，这是一种健康而实用的方式，有助于改变你的生活。花点时间想一想生活中有没有发生什么让你痛苦不安的事，问问自己需要什么？哪些是在你的掌控中，有利于改善情况？你无法改变超出你控制范围的事，但可以改变你的行为和交往方式。你绝对有能力控制你的想法和感受，可以选择更适用的方式来应对。

现在，请翻开配套练习册，完成"练习36：我想改变的事"。这个练习旨在帮你看清你在哪些方面有能力改变自己的看法和感受，在治愈过程中付出的许多努力都是为了转变你看待事情的角度。

在下一章中，你将学习如何将内在小孩与成人自我相整合，这是治愈过程的最终目标。当你设立了自己的边界，开始运用新的功能性反应方式时，你的内在小孩的创伤正在愈合，慢慢地与你负责任的成人自我整合，并发展出对人、事和环境的意识。你正在逐步适应，保持情绪稳定。内在小孩与你负责任的成人自我的整合，将使你的生活体验更加丰富，能让你更快地成长。

HEALING
YOUR LOST INNER CHILD

第8章

整合受伤的内在小孩

获得治愈的内在小孩会成为生命力和创造力的源泉，让我们能够在生活中发现新的快乐，收获新的能量！

——约翰·布雷萧

你会永远记得发生在你身上的事，你的经历和时间轴是独属于你的，记忆会永远伴随着你，只是你不希望它们再次浮现，成为焦点。在治愈过程中，你内心的创伤已经慢慢且有意识地变得柔和、愈合，并发生转变，与你负责任的成人自我融为一体。也许你已经注意到，创伤正在逐渐成为你生命中的一个脚注，而不是生命篇章的标题。

在治愈过程中，你可能对自己有了新的认识，拓展了视野，变得成熟。在这个过程中，你正在学习以新的方式看待并感受已有的现实。在阅读本书前，你的生活同往常一样——做着同样的工作，保持同样的关系、友谊，但现在你正学着从不同的视角看待你的生活。

你可能注意到了，你在时间轴上写下的记忆不再像以前那样轻易被触发，也不那么强烈了。这是因为你有了勇气面对问题、加以审视、努力治愈痛苦的感受。你正在直面内心深处那些你曾感到艰难而可怕的问题。

你可能会发现，自我察觉是一种渐进式的转变，你慢慢地不再为某些曾困扰过你的问题感到不安。你的内心变得平静，不再被受伤的记忆触发，因为你正在治愈痛苦的创伤。如果你是这样的，就意味着你已经付出了大量的努力来缓解并治愈痛苦，心中日积月累的创伤正在慢慢获得治愈。

如何知道自己正在获得治愈

来访者常问我"我怎么知道何时能结束治疗"，我常以简短的话语来回答："当你的情绪不再被触发时。"也就是说，你仍会记得发生了什么事，但不再做出情绪化反应，也不再认为这是一件大事。身为一名治疗师，我把这视为愈合度的指标，以及衡量是否已经克服内在创伤的指标。

你可能正在建立更安全的联结，这让你感到自由和开放，因为你拥有了设立边界的新能力。现在的你更容易发展功能性人际关系，因为你更关注自己，而不仅仅是做出反应。

你正在和真实的自我重新建立联结，那是你内心平静而明智的部分，之前被他人投射在你身上的错误的信念和你自己的错误认知所掩盖。你正在学习促进积极的自我对话，促使真实的自我出现并茁壮成长。

你受伤的部分正在放下受伤的情绪反应方式和冲动性反应，并学会信任你负责任的成人自我。

你受伤的部分知道并感受到你负责任的成人自我正在设立功能性边界，不再像以前那样时刻保持警惕，慢慢地放松下来。

你受伤的部分不再冻结于创伤年龄而无法前行，你正在将这些部分与你负责任的成人自我相整合。

生活中，你不再吸引受伤的人，不再沉迷于照顾他们、帮他们解决问题或拯救他们。

你不再无意识地与他人重演你的情绪创伤，进而陷入不正常的模式。

如果你正在恋爱，就会发现自己不再被之前喜欢的类型吸引，因为你能够意识到这种类型的人在很多方面并不合适你。如今你能做出更好的选择，会被已经获得治愈的人吸引，因为健康的人会互相吸引。

既然你已经设立了健康的边界，你受伤的部分就不再需要拼命地保护你，也会不再像以前那样感到受伤、困惑、悲伤、孤独和愤怒。让这种转变冲刷你的内心，旧的伤痛正在消散，你迷失的内在小孩与负责任的

> 信任是智慧和诚实的结合体。
> ——苏米亚·克里斯廷·马蒂亚斯
> （Soumya Kristin Mattias）

成人自我融为一体。

所有变化都表明你受伤的自我正在获得治愈，并与你负责任的成人自我相整合。你受伤的自我一直在观察和倾听你负责任的成人自我，希望它能挺身而出，设立边界，保护你的所有部分。现在，你受伤的自我感觉能够放下受伤的情绪反应方式了，因为你正在使用功能性反应方式来应对一切。

做到以下这些，就说明你受伤的自我正在与你负责任的成人自我相整合，你也正在变得更好：

- 你感觉更自由；
- 你不再轻易被触发；
- 你感觉更轻松、更好；
- 你不像以前那样感到悲伤、受伤和愤怒了；
- 你能与他人维持关系，对人坦诚；
- 你重新找回了自我；
- 你对自己和他人更加友善、温柔；
- 你能够更加信任、爱护、尊重自己；
- 你感到更平静、明智；
- 你感觉好像拔掉了心里的一根刺，或从囚禁中解脱出来。

当你感觉与内在小孩更加融合时，请允许那些有强大边界、能够与真实的自我建立联结的人进入你的生活。你会看到别人是如何设立边界的，这是你之前不曾注意过的。先练习拒绝小事，这能提升你设立边界的能力。当你有勇气、头脑清醒时，再去试着拒绝更大的事。请记住，在你拒绝后，如果在大多数情况下你又愿意去做了，那么也是可以重新接受的。**请勇敢地用边界来保护自己，你值得这样做**！

读到这里，你可能已经在脑海中练习过边界声明了。如果你还没有在需要时大声说出来，那么现在是时候这样做了。如果某段记忆持续循环，而你又放不下，就重新评估与之相关的边界声明，或者重新设立。

转变

每当你经历人生转折时，往往有些部分是混乱的，这很正常。在生活中，不是所有人都与你的意见一致。你现在对自己、人际关系以及如何融入这个世界有了更多的认识，这是你能够客观地审视自己的人际关系的机会，请问问自己："这对我而言是不是好的关系？我能从中获得什么？"这时你会意识到自己可以成为生活的创造者，而不仅仅是反应者。请记住，你生命中的其他人可能没有经历过这种转变，因为他们有他们自己的人生。

随着新视角的出现，你的心理现实也发生了转变。你可能会对自己及人际关系感到迷茫，认为与你的配偶／伴侣、朋友没有建立联结。这时，你可能会开始质疑一切，因为一切都和以前不一样了，你可能会认为自己即将迎来新的开始。

在你开启治愈之旅时，你对现实有了新的认识。然而，你可能还是渴望回到熟悉的模式——哪怕生活不总是愉快的，哪怕人际关系可能是有毒的。你可能会认为"这的确一团糟，但这是我的烂摊子"，因为你现在不知道自己会陷入何种境地，也不知道自己会走向何方。展露脆弱的一面是需要勇气的，这种失落感是"揭露—释然—从治疗中获得新的自我意识"过程的自然组成部分。然而，你必须舍弃这部分，为愈合并继续前进腾出空间。你过去的大部分时间都陷于迷失的循环中，现在正在学习离开。

起初，你可能只看到人际关系中糟糕的部分，看不到好的部分。你在某些时候会看清一些事，知道自己需要做什么；但在其他时候，你依然会感到困惑。这些状况往往会令你感到困惑，因为你喜欢自己的感受和取得的进步，却看不到别人的生活有什么变化。这是因为并非所有人都在接受治疗或经历治愈过程，你正在学习以不同的方式看待自己、家人和朋友，别人却没有你这样的视角。

案例

拉腊也遇到了类似情况。我们一直在治疗她受伤的部分。她做得很好，已经完成了这些步骤，对她自己生活的许多方面有了新的认识。拉腊说她做得不错，但会感到悲伤、困惑，不确定接下来要怎么做。她后来透露自己曾想过停止治疗，因为她不知道发生了什么，也不知道自己为什么会有这些复杂的感受。拉腊内心的一部分想要回到以前的生活，重新使用原有的受伤情绪反应方式，因为至少她对此很熟悉。她说："尽管我目前正在学习以新的方式与自己及男友相处，但我仍对未知的事物感到害怕。"

我向拉腊解释说，治愈过程中存在着一段转变的时期，她有这样的感受是很常见的。我们探讨了治疗中会伴随着来自潜意识深处的丧失感，因此会让她感到悲伤——因为拉腊男友的关系之前一直处于她熟悉且了解的气泡中，但现在拉腊开始使用新的功能性反应方式。她不想躲进过去的生活方式和几十年一直使用的受伤情绪反应中，现在她已经走出了气泡，开始探索自己新的部分，以不同的方式生活。这让她既害怕又兴奋，不断地发展出更强大的边界和更具功能性的情绪反应方式。

每次你重温治愈过程时，都会感觉更好，并增进你对自己和现实的认知。**你正在经历一段从情绪封闭、分散到感受自由，进而变得坦诚的旅程。**

填补缺口

在观察和辨别中，你可能会注意到你的生活中存在的缺口：当你建立了健康、稳固、强大的联结时，人际关系互动会变得很顺畅；当你回到旧的行为模式时，就会变得不太顺畅。这在学习新技能的过程中是很正常的，你不可能立刻变成专家。缺口是指那个你不太确定是需要培养新的方式，还是继续使用原有方式的区域。

注意你在哪些方面建立了安全的联结？在哪些方面这种联结是互惠、理性和有益的？再看看联结不稳定的关系，或者你感觉对自身及联结感觉都不好的地方。观察你与人交往以及如何使用所学到的方式，不要加以评价，只是去辨别自身的角色，看看你到底是属于创造者还是反应者？留意你在哪些方面做得很好，一直脚踏实地在进步；在哪些方面还存在缺口，需要培养新的功能性反应方式。

当一段关系进展不顺利时，你可能会认为自己没有变好，同样的事像往常一样发生，无论你做什么，对方都不尊重你的边界；或者，你试图设立边界却受到了阻挠，于是你放弃了，但你对不正常的模式感到沮丧，真切地希望事情有所改变，便再次尝试。在学习新技能时，这种启停是很正常的，但在关系中可能会传达出矛盾的信息。

如果你是这样的，可能就需要重新评估你的情绪反应方式。你是否仍在使用一些熟悉却不太实用的冲动性反应？你可以借机回顾配套练习册中的"练习 7：无边界和 / 或关系混淆"，更重要的是，**不要因为对方不尊重你的边界就认为是你出了问题**。对方这样做的原因可能是想回避这个话题、不喜欢你说的话，或其本身就有自恋倾向。无论如何，你可能都需要观测并评估这段关系。

当关系没有获得改善和治愈时，你可能不愿意设立边界，可能很难说出自己真实的想法；你可能会拐弯抹角地表达，害怕实话实说也许会失去这段关系；你还可能不想引发争吵，这样的回避仅仅是出于恐惧。不过，**你其实比你想象的坚强，即使关系没有改善，事情也没有好转，你内心的进步也比你想象的大。**

如果你无论怎么努力都无法改变一段关系，那么不妨看看你能改变或控制什么，然后再去评估这段关系对你是否有意义。你可能会发现，随着时间的推移，关系确实发生了变化。你正在学习信任自己和治愈过程，重新评估关系是渐进式的，因为你能够辨别出什么对你是正向的、有效的，什么是对你不利的。

关系总是在变化和转变，是动态的。即使是已有的、稳固的、有效的关系也会有缺口。这时，你需要与自己沟通，评估是否有些什么感觉不协调，并仔细辨别原因。你可以问问自己："在不损害自己边界的前提下，我能控制或改变我的哪些方面以使联结更有效？"

记住，你在治愈过程中，正在由内而外地发生改变。如果你的外部世界没有完全反映你的内心感受，那么这并不代表你做错了什么，只是说明你无法控制别人。你过着真实的生活，假以时日，你会吸引并发展充实、互惠、有益的人际关系。**你掌握着你的人生的选择权，但这并不代表为了让你舒服而要求别人改变。**

在治愈过程中，与你步调一致的人会留在你身边，未能与你建立联结的人则会渐行渐远。同类相吸，物以类聚，人以群分。你内心的调谐将与那些已经完成疗愈工作的人产生共鸣，但你不需要浏览联系人列表，把另外的那些人删掉。保持联系和断掉联系都是自然发生的，你将会看到谁能与你一起成长，谁又停滞于他们自身不正常的伤痛中。

继续观察自己和他人，要知道你现在有了功能性反应方式，可以为自己创造积极的结果。**你能在生活中顺其自然、脚踏实地、有意识地做出选择，不再只是做出反应，你是你生活的创造者！**

每天晚上总结一下你与自己及他人的互动，留意你在哪些方面设立了良好的边界，你的边界在哪些方面还存在漏洞；你的回应在哪些方面做得不错，哪些方面还需要练习使用功能性反应方式；你在哪些方面能够鼓励自己，在哪些方面仍会自责；你在哪些方面能开拓进取，哪些方面会畏缩不前。

如果你在与他人的互动中感觉良好，那么恭喜你，这表明你尊重自己和你的人际关系；如果你在互动中感到怨恨或不安，就要重新评估你在这段关系中的角色，确定是否需要更好的内部或外部边界。不过，这并不是说你要做到完美，而是要学会观察并温柔地引导自己，与自己及他人建立良好的关系。

你已走过漫漫长路

你已经走过漫漫路，远远超乎你的想象！回顾你已学了多少东西，做了多少努力！你现在对自己的了解可能与治疗刚开始时大不相同，已经允许自己打破自身的障碍和错误观念，学会观察并包容你的创伤和恐惧。你正在学着在内心温和地制止童年创伤所造成的影响，诚实地面对自己和受伤的过去。治愈过程能帮你看到隐藏的创伤是如何以间接的方式重新出现的，直到你承认迷失的内在小孩并让其发声。

你能够肯定过去承载着伤痛的部分，帮其清楚地表达埋藏已久且仍然存在的感受。这样一来，你就能评定伤痛的等级，让自己有办法从内在衡量创伤的强度。

发起一场对话，让你的内在小孩和成人自我进行交流，因为成人自我之前不理解也不知道发生了什么。这种对话能促进沟通，这样你就能实时了解所有部分的感受，并知道内在小孩何时出现。你负责任的成人自我一直都在，但可能身居幕后，要鼓励其挺身而出，获得力量并发挥作用。

一旦你穿越所有痛苦，负责任的成人自我能够包容内在小孩，内在小孩就会开始放松，并相信你会尽全力保护所有的部分。你所设立的边界有助于提醒你的所有部分：你可以在人际关系中保护自己。边界是让你保持正确方向的基础，这样你就可以实现自己的目标和梦想。

如今你的受伤年龄不再明显，不再被触发，因为你学会了倾听创伤，听到它的呼唤，并满足其需求。你能够看到自己的优点，而不仅仅是缺点。

不要让任何事阻挡你找回真实的自我，继续练习设立边界的技能，说出你真实的想法，尽可能真实地生活。回顾你在本书之前的练习中所写的内容，注意你是如何描述当时的事件和情况的。重温你写的治愈信，问问自己："如今我是否还会用同样的方式、情绪词汇来描述相同的事？我现在的感受和当初写信时一样吗？如今我的想法是否发生了转变，对这些经历有了更明智、冷静的看法？"

你的人际关系发生了什么样的变化？你发现哪些模式在不断重复，哪些是你能够控制的？随着你不断地成长，你的视野在逐渐拓宽，你对他人的看法是否有所不同？你可能会被真实、稳定、快乐的人吸引，而不是情绪吸血鬼。关注这些关系，倾听你的潜意识（即你内心明智的想法）想告诉你的话。**相信你的感受，说出心里真实的想法，你就可以活得更自由、更爱自己！**

拥抱真实的自我

你的情绪创伤不再冻结在雪球中找不到出路，你正朝着享受情绪自由和拥抱真实的自我的方向迈进！你努力成为自己最忠实的捍卫者，在遇到困难和取得胜利时陪伴自己。你正在学习把握和珍惜那些曾经感到迷失和被遗弃的部分，现在它们已融入你的其他部分，被你全然接纳。

你学会了用新的方法重新联结并鼓励你真实、具有复原力的部分，这个部分一直存在，并等待着再次变得完整。你学会了尊重自己的创伤和成功，因为它们都有价值，**你所有的部分都有价值**。你已经明白，**即使不完美，这种不完美也是一种完美，你是独一无二的！**

治愈过程会在你的所有关系中产生连锁反应。走在真实的路上，你会展现出对自己的爱、信任和尊重，其他也在寻求治愈的人会被你吸引，因为你身上有他们渴望的东西。

你的努力让你能够真正地迈出一步，向自己和他人表露情绪，并提供情绪支持。你能够坚定地说出真实的想法，清楚地表达出来，在所有人际关系中都能尊重自己。当你的内在小孩显现出来时，你能认出他并向他打招呼，也知道自己需要做什么来治愈他。

自爱的光芒笼罩着你，填补了你内心曾因痛苦和悲伤而产生的裂缝，让它像你一生都在渴望的治愈良药一样贯穿你的身心！感受你真实的自我，一天天变得强大！

过真实的生活

你正在学习如何有意识地创造自己的生活，而不是被动地做出反应，你现在正走在通往真实生活的路上。在经历了治愈过程后，你已经了解到，**拥有清晰的自我认知是以更健康的视角来看待自己的关键。**

保持专注的方法之一就是要为自己设定意向。意向能帮你保持强大且真实的自我，在你成为创造者和实现者的道路上启动新的开始；还能帮你辨别你是不是在走自己的路，而不是盲目地追随别人的脚步。

意向是更高的理想或目标，与你正在愈合并寻求稳定的部分息息相关，是你想要具备、珍惜和追求的自我品质。意向是当你需要用言语来温和地提醒自己你拥有力量和智慧时，用积极的自我对话表达当下能做的事。

现在，请翻开配套练习册，完成"练习 37：设定意向"。

以下内容我希望你能好好感受，并记在心里。保持内心的平静，大声朗读出来！**你的内心深处蕴藏着获得治愈的自我，能感到自己每天都在鼓励和培育自爱。**

小贴士

我知道自己走过的每一步，尊重自己在真实、复原的道路上走到这一步所付出的所有努力。我为自己的成就感到骄傲！

我知道当触及创伤并允许自己表现出脆弱的一面时，我会感到痛苦。我现在意识到我有多坚强！

在我被言语伤害后，我能用自己的言语来温和地表达真实的想法，鼓励自己说出来，捍卫自己的权力。我有资格为自己说话！

我知道我比自己想象的要更强大！

我的成就和经历，无论重要程度如何，都丰富了我的生活。我心怀希望、信任和内心的力量迎接每一天！

到目前为止，我努力治愈过去的情绪创伤和受伤的部分。今天及以后的每一天，我都是最好的自己！

我知道自己还在治愈的旅途中，可能还有很多挑战在等着我，但此刻我对自己感觉良好，并且每天都享受其中！

我感到很多童年的创伤经历已不再能影响我，我对自己通过努力取得如今的成果而感到满足！

如今我与自己及他人的关系更加牢固，因为我付出了很多努力，内心发生了转变。我爱我自己！

我知道内心的治愈会带来连锁反应，能影响身边的人。我正在真实地做自己！

> 我知道我不是孤军奋战，我在治愈过程中遇到的所有人都帮助我了解自身的力量、勇气和脆弱，我很感激。我与爱我的人紧密联结！

祝你在未来的日子里，展现最好的自己，爱自己、信任自己、尊重自己，度过充实的每一天！你已经变得完整，迷失的内在小孩已经与负责任的成人自我相整合。你不再迷失，也不再受伤。你已经与真实的自我重逢，欢迎回来！

在揭开真相的最后

你低头看看自己的双脚

它们带你走了这么远的路

你这次下定决心

坐下来

休息一下

伸出手

仰起头

打开心扉

你可能并不孤独

从不寂寞

爱就在身边

沉默不语

不知该怎么说才能让你相信

你是世间珍品

她还保存着你亲手做的通心粉项链

她还跟随着你

在地图上标出你曾迷失的地方

当一切都尘埃落定时

你会知道如何回家 ①

---

① 摘自延什·勒芒（Jen Lemen）的诗歌《爱会找到你》（*Love Will Find You Out*），并获得授权转载。

附录 A　感受列表

表 A–1 和表 A–2[①] 列出了用来描述情绪和身体感受的词汇，分别是当你的需求得到满足时的感受，以及当你的需求没有得到满足时的感受。

当你想要清楚地表达特定的感受时，可以浏览这两个表中的词汇。

---

① 　这两张表由非暴力沟通中心（2005）制作，经许可转载。

表 A-1　当你的需求得到满足时的感受表

关爱（affectionate）	自信（confident）	感激（grateful）	平和（peaceful）
富有同情心的（compassionate）	赋能的（empowered）	赞赏的（appreciative）	沉着的（calm）
友好的（friendly）	开放的（open）	感动的（moved）	头脑清醒的（clear headed）
充满爱的（loving）	骄傲的（proud）	感谢的（thankful）	舒适的（comfortable）
敞开心扉的（open hearted）	安全的（safe）	受触动的（touched）	心平气和的（centered）
赞同的（sympathetic）	稳固的（secure）		知足的（content）
温柔的（tender）		鼓舞（inspired）	镇定的（equanimous）
温暖的（warm）	兴奋（excited）	惊奇的（amazed）	满足的（fulfilled）
	惊讶的（amazed）	敬畏的（awed）	柔和的（mellow）
投入（engaged）	生动的（animated）	惊讶的（wonder）	安静的（quiet）
全神贯注的（absorbed）	热心的（ardent）		放松的（relaxed）
警觉的（alert）	亢奋的（aroused）	喜悦（joyful）	宽慰的（relieved）
好奇的（curious）	震惊的（astonished）	有趣的（amused）	满意的（satisfied）
专心致志的（engrossed）	眼花缭乱的（dazzled）	欣喜的（delighted）	安详的（serene）
陶醉的（enchanted）	渴望的（eager）	乐意的（glad）	寂静的（still）
入迷的（entranced）	精力充沛的（energetic）	快乐的（happy）	宁静的（tranquil）
着迷的（fascinated）	热情的（enthusiastic）	欢欣的（jubilant）	信任的（trusting）

续前表

感兴趣的（interested）
引人入胜的（intrigued）
关系密切的（involved）
痴醉的（spellbound）
刺激的（stimulated）

充满希望的（hopeful）
期待的（expectant）
鼓励的（encouraged）
乐观的（optimistic）

激动的（giddy）
精神焕发的（invigorated）
活泼（lively）
充满激情的（passionate）
吃惊的（surprised）
充满活力的（vibrant）

高兴的（pleased）
满足的（tickled）
振奋（exhilarated）
无忧无虑的（blissful）
欣喜若狂的（ecstatic）

兴高采烈的（elated）
被迷住的（enthralled）
兴致勃勃的（exuberant）
容光焕发的（radiant）
狂喜的（rapturous）
激动的（thrilled）

振作（refreshed）
活跃（enlivened）
焕发活力的（rejuvenated）
焕然一新的（renewed）
休息后精力恢复的（rested）
修复的（restored）
重振的（revived）

当你的需求没有得到满足时的感受表

表 A-2

恐惧（afraid）	恼怒（annoyed）	生气（angry）	厌恶（aversion）	内心不平静（disquiet）	分离（disconnected）	尴尬（embarrassed）	疲乏（fatigue）
忧虑的（apprehensive）	恼火的（aggravated）	暴怒的（enraged）	敌意的（animosity）	焦虑不安的（agitated）	疏远的（alienated）	羞愧的（ashamed）	筋疲力尽的（beat）
畏惧的（dread）	失望的（dismayed）	狂怒的（furious）	惊骇的（appalled）		冷漠的（aloof）	受挫的（chagrined）	疲意不堪的（burnt out）
不祥的（foreboding）		激怒的（incensed）	轻蔑的（contempt）		漠不关心的（apathetic）	慌张的（flustered）	耗竭的（depleted）
害怕的（frightened）		愤慨的（indignant）	反感的（disgusted）		无聊的（bored）	内疚的（guilty）	极其疲惫的（exhausted）
多疑的（mistrustful）		愤怒的（irate）	不喜欢的（dislike）		冷淡的（cold）	难堪的（mortified）	有气无力的（lethargic）
惊慌失措的（panicked）		极度愤怒的（livid）	讨厌的（hate）		不合群的（detached）	不自在的（self-conscious）	无精打采的（listless）
目瞪口呆的（petrified）		气愤的（outraged）			疏离的（distant）		困倦的（sleepy）
不安的（scared）		憎恨的（resentful）			分心的（distracted）		疲倦的（tired）
可疑的（suspicious）					缺乏兴趣的（indifferent）		
惶恐不安的（terrified）					麻木的（numb）		
谨慎的（wary）					远离的（removed）		
担心的（worried）					不感兴趣的（uninterested）		
					疏远的（withdrawn）		

续前表

不满的（disgruntled）	惊恐的（horrified）	惊慌的（alarmed）	疲劳的（weary）
不悦的（displeased）	敌对的（hostile）	混乱的（discombobulated）	耗尽的（worn out）
懊恼的（exasperated）	憎恶的（repulsed）	疑虑的（disconcerted）	
沮丧的（frustrated）		心烦的（disturbed）	**痛苦（pain）**
不耐烦的（impatient）	**困惑（confused）**	烦躁不安的（perturbed）	极大的痛苦（agony）
烦躁的（irritated）	矛盾的（ambivalent）	紧张的（rattled）	极度痛苦的（anguished）
厌烦的（irked）	困扰的（baffled）	焦躁的（restless）	丧失亲友的（bereaved）
	迷茫的（bewildered）	震惊的（shocked）	心力交瘁的（devastated）
伤心（sad）			
低迷的（depressed）	忧愁的（dazed）	惊吓的（startled）	悲伤（grief）
低落的（dejected）	犹豫的（hesitant）	吃惊的（surprised）	心碎（heartbroken）
绝望的（despair）	迷失的（lost）	烦恼的（troubled）	受伤的（hurt）
失望的（despondent）	迷惑的（mystified）	动乱不安的（turbulent）	孤单的（lonely）
沮丧的（disappointed）	疑惑的（perplexed）	混乱的（turmoil）	悲惨的（miserable）
气馁的（discouraged）	不解的（puzzled）	不适的（uncomfortable）	遗憾的（regretful）
泄气的（disheartened）	纠结的（torn）	担忧的（uneasy）	懊悔的（remorseful）
		失落的（unnerved）	

续前表

		紧绷（tense）	不稳定的（unsettled）	憧憬（yearning）
凄凉的（forlorn）		焦虑的（anxious）	沮丧的（upset）	嫉妒的（envious）
忧郁的（gloomy）		暴躁的（cranky）	脆弱（vulnerable）	妒忌的（jealous）
心情沉重的（heavy hearted）		苦恼的（distressed）	虚弱的（fragile）	渴望（longing）
无望的（hopeless）		心烦意乱的（distraught）	谨慎的（guarded）	恋旧的（nostalgic）
悲哀的（melancholy）		烦躁不安的（edgy）	无助的（helpless）	苦思的（pining）
不快乐的（unhappy）		坐立不安的（fidgety）	感到不安的（insecure）	怀念的（wistful）
悲惨的（wretched）		疲惫的（frazzled）	戒备的（leery）	
		易怒的（irritable）	含蓄的（reserved）	
		心神不宁的（jittery）	敏感的（sensitive）	
		精神紧张的（nervous）	摇摆不定的（shaky）	
		不知所措的（overwhelmed）		
		焦躁不安的（restless）		
		不堪重负的（stressed out）		

附录 B　需求清单

　　需求是我们生活中必不可少的部分，与欲望不同。欲望是转瞬即逝的，没有持久的价值；需求从根本上满足了我们的自我价值感和自尊。确认你的需求能帮你更好地了解自己，使你更清楚地表达你的需求。了解你的需求可以帮助你与自己建立更深层的联结。

　　对照表 B–1，确认你已经被满足的需求，以及希望被满足的需求。[①]

---

① 　此表由非暴力沟通中心（2005）制作，经许可转载。

表 B-1

需求清单

联结（connection）	（接左列）	游戏（play）	意义（meaning）
接纳（acceptance）	支持（support）	喜悦（joy）	感知的（awareness）
关爱（affection）	了解与被了解（to know and be known）	幽默（humor）	热爱生命（celebration of life）
欣赏（appreciation）	看见与被看见（to see and be seen）		挑战（challenge）
归属感（belonging）	理解与被理解（to understand and be understood）	平静（peace）	明确（clarity）
合作（cooperation）	信任（trust）	美丽（beauty）	能力（competence）
沟通（communication）	温暖（warmth）	共融（communion）	意识（consciousness）
亲密（closeness）		轻松（ease）	贡献（contribution）
共享（community）	**身体健康（physical well-being）**	平等（equality）	创造力（creativity）
陪伴（companionship）	空气（air）	和谐（harmony）	发现（discovery）
同情（compassion）	食物（food）	灵感（inspiration）	效能（efficacy）
关心（consideration）	运动/锻炼（movement/exercise）	秩序（order）	效力（effectiveness）
一致（consistency）	休息/睡（rest/sleep）		成长（growth）
共情（empathy）	性表达（sexual expression）	**自主权（autonomy）**	希望（hope）
包容（inclusion）	安全（safety）	选择（choice）	学习（learning）
亲密（intimacy）	住所（shelter）	自由（freedom）	哀悼（mourning）
爱（love）	触摸（touch）	独立（independence）	参与（participation）
互助（mutuality）	水（water）	空间（space）	目的（purpose）
滋养（nurturing）		自发性（spontaneity）	自我表达（self-expression）
尊重/自尊（respect/self-respect）	**诚实（honesty）**		刺激（stimulation）
安全（safety）	真实（authenticity）		存在的价值（to matter）
安全感（security）	正直（integrity）		理解（understanding）
稳定（stability）	存在感（presence）		

附录 C　术语表

激活（activated）：通过视觉、听觉、嗅觉或触觉来唤起记忆的内在过程。刺激物引发回忆，往往导致情绪或行为发生变化。可参阅触发因素（triggers）。

创伤年龄（age of wounding）：最初发生情绪创伤的年龄，通常是在童年时期。代表个体的某些部分在情绪上没有像其他部分一样随着成长变得成熟。

调谐（attuned/attunement）：与他人的内心世界产生情绪共鸣和联结，并反馈给对方，在深层能量和情绪层面上与他人产生联结或保持一致。

真实性（authenticity）：个体拥有自由表达的意识，内在感受与外在表现一致。

边界（boundaries）：通过言语或行动设立的、某人的范围和对方的范围以此为界的感觉，使人在关系中获得安全感。

侵犯边界（boundary violation）：对隐含或明确表达的边界

缺乏尊重和认可。侵犯边界的行为既可能来自自己，又可能来自他人。

气泡边界（bubble boundary）：一种半渗透性、灵活又死板的界限，使人在情绪上与他人保持一定的距离，既保持警惕又敞开心扉。

背负的感受（carried feelings）：他人强加在个体身上的感受，或个体从他人那里获得的感受，并认为是自己应该承受的，往往会导致个体的情绪出现过度反应。

原生家庭（childhood family）：个体成长的家庭，可能是亲生家庭、收养家庭、寄养家庭或混合家庭。

依赖共生（codependent）：更加重视、尊敬、关爱、信任、尊重他人而不是自己，过度依赖他人以获得自我意识或自我肯定。

核心创伤（core wounding）：一次性或在一段时间内形成的情绪创伤，影响个体的自我意识、自我选择和生活结果。

辨别力（discernment）：对自己喜欢和不喜欢的事物有清晰的认知，有能力从众多元素中找到适合自己的元素。

解离（dissociate/dissociation）：通过在精神上脱离当前的感官和物理现实，从内在断开或"逃离"虐待或创伤情境。解离发生时，个体好像在做白日梦或"神游"，通常发生在创伤期间，也可能发生在创伤之后。

情绪（emotions）：一种主观的精神状态，既可以是对内在刺激（比如，思想或记忆）的反应，又可以是对外部事件的反应，有意或无意地表现出来。

情绪反应方式（emotional response tools）：通常在童年时期形成，但一生都有机会获得，是对刺激产生的一系列反应、行为、想法和感受。可能是功能性反应方式（例如，帮助个体实现目标），也可能是冲动性反应方式，对个体会产生负面影响。不过，情绪反应方式都是自发形成的，最初并不知道哪些是"好的"、哪些是"坏的"。

情绪突出的事件（emotional standouts）：对个体的自我和生活观产生重大影响的事件。它是个体不费吹灰之力就能想起的经历，可能是痛苦的，也可能是快乐的。

情绪缺失（emotionally unavailable）：个体在关系中不知道如何给予或接受情绪，情绪的联结被关闭或忽视了。个体无法意识到内心的缺陷，以及对方何时需要情绪上的认可和支持，通常会代际传递，直至被治愈。

关系混淆（enmeshment）：个体与他人（通常是家庭成员）非常亲近，以至于家庭中的个人边界十分模糊。在不正常的家庭中，每个人都在管别人的事，告诉别人该怎么做。边界模糊不清，或只是偶尔存在边界。

外显记忆（explicit memories）：又被称为陈述性记忆，指的是有意识地检索、回忆由经验、想法和事实组成的长期记忆。

外部边界（external boundaries）：对他人发出的声明或做出的行为，用来表明、宣布自己可接受和不能接受的事物。

极端边界（extreme boundary）：阻挡、关闭、"突然消失"、离开原居住地，或在自己和他人之间筑起高高的围墙，以避免情绪交流。

虚假自我（false self）：一种无意识的消极自我概念，通常源于原生家庭，并被其强化。个体会有一种错觉，认为自己低人一等、很糟糕、有缺陷或者有问题。

感受（feelings）：愤怒、喜悦、悲伤等情绪状态或反应，是个体有意识地体验到的各种情绪反应。

功能性反应方式（functional response tools）：对某种情况的反应，来源于内心真实、理性的部分。通常是有成效的反应，有助于改善关系和取得更积极的结果，会在一生中不断发展。

稳定（grounded）：从自己的想法、感受或回应中感到内心的平静和坚定，源于内心愈合的部分，而非痛苦的部分。

治愈信（healing letters）：写给内在小孩或成人自我的象征性信件，表达对自己的认可、关爱和关心，写的时候需要又快又急，这是个体内部的能量交换。治愈信不是写给他人的，不需要邮寄，也不与他人分享，写完后需要撕碎或烧毁；只是创建对话，鼓励迷失的内在小孩与负责任的成人自我相整合。

内隐记忆（implicit memories）：利用过去的经验记住事物而无须思索，不需要有意识地去检索，例如，红灯表示禁止通行，绿灯表示可以通行。

冲动性反应（impulsive reactions）：未经深思熟虑就对刺激做出的快速反应，往往不是源于内心稳定的部分，而是源于受伤或痛苦的部分。

内在小孩（inner child）：个体构想出来的概念，蕴藏着童年留下的情绪印记。印记可能是真实的，不会造成情绪负担；也可能是受伤的经历、创伤。如果个体在童年时期受到了伤害，就会被称为"受伤的内在小孩"或"迷失的内在小孩"，是年幼的自我的代表；也可称其为个体的"一部分"或"某些部分"。

整合（integration）：将迷失、受伤的内在小孩与功能性、负责任的成人自我结合起来的动态过程。通过内省、自我反思以及从更广阔的视角看待生活事件和情绪状态，达到治愈的目的。这是一种完整的感受，而不是破碎或散乱的。

内部边界（internal boundaries）：与自己达成的承诺或协议，涉及自己能接受和不能接受的想法、感受和行为，以及如何表达。

奇迹思维（magical thinking）：通过不切实际或不现实的幻想

或天真的视角来看待解决方案或状况。这是一种在不愿面对现实的情况下产生的反应，忽略了完成某件事的关键细节，是对复杂情况的孩子气反应。

读心症（mind reading）：又被称为预言，是将自己的恐惧、不安全感和缺点投射到他人身上，编造谎言。

叙述（narrative）：个体讲述的故事，体现了他是谁、是什么样的人，以及认为自己应该得到什么。可以基于事实、谎言或扭曲的自我信念。

需求（needs）：维持基本生活的必需品，比如，爱、养育、食物、住所、衣服等。但不仅仅指食物和住所，也不是指不必要的奢侈品，是在深层次上能满足自我价值和自尊的事物。

无需求（needless）：不要求也不给予能让自己安全、舒适或情绪满足的生活必需品。由于忽视了自我需求，孩子逐渐形成并一直背负着这样的错误信念——自己没有合理的需求。成年后，如果忽视自己的需求，就不必面对童年时基本需求没有得到满足的痛苦现实。这些人往往来自情绪缺失的家庭，长大后最终不再要求满足自身的需求。他们的基本情绪需求既没得到满足，也没得到父母的镜映，导致他们在成年后不知道如何与他人建立亲密关系。

对立（opposition）：与他人的观点、信念或行为不一致。

投射（projection）：将自身无意识、未解决的情绪痛苦转移到别人身上，通常表现是查找他人的过错。在他人身上发现自己未被治愈的伤痛，然后将自身问题归咎于对方。

循环的痛苦（recycled pain）：反复出现的感受或记忆，除非得到承认、确认或治愈，否则不会消失。

怨恨（resentment）：不断循环、难以摆脱的痛苦感受。

复原力（resilience）：找到内部资源来应对某种情况的能力，在内心深处有坚定、稳固的力量。指的是个体能够从意外情况中恢复的程度。

负责任的成人自我（responsible adult self）：是自我的一部分，在情绪上已经成熟，能够以稳定且实用的方式应对各种情况。为自我设立并维护界限，是所有部分的捍卫者。

自我调谐（self-attunement）：与自我建立联结的过程，使自我的所有部分保持一致、平衡和完整，有意识地了解并与真实的自我的需求保持一致。

压制（suppression）：个体有意识地试图摆脱某段记忆，让自己忘记某些事。

协同（synergistic）：人、地点或事物之间的动态互动与合作，整体效果比任何单独部分都要好。与另一个人建立深层次的联结而产生的想法或感受，是一个人无法单独实现的。

创伤性核心伤痛（traumatic core wounding）：深层次的、严重的情绪创伤，可能是身体、精神、情绪或性方面的伤痛，需要更长时间来处理和愈合。

触发／触发事件（trigger/triggering event）：当前的某种情境、景象、声音、气味或触感，唤起了对过去事件的记忆，通常是创伤性记忆。请参阅激活（activated）。

欲望（wants）：拥有或体验某种事物的渴望或愿望。不是必需品，但如果能拥有也很好，通常指的是转瞬即逝、不持久的事物。

无欲望（wantless）：放弃对某人或某事的欲望。常见于在情绪缺失的家庭中长大的人，在这种家庭中，基本的需求和欲望被忽视或忽略。无欲无求的人不知道如何表达自己的喜好。

受伤的情绪反应方式（wounded emotional response tools）：一种情绪反应方式，植根于内心的恐惧或痛苦，并创造不良或不正常的终生关系模式，会在人的一生中不断发展。

受伤的部分；受伤的自我；受伤的、迷失的内在小孩（wounded parts; wounded self; wounded, lost inner child）：是指个体意识和潜意识中未被治愈的情绪部分，这些内在的情绪创伤不为人所见或所知，但会以间接的方式表现出来（比如，被动攻击、自我破坏、做出错误选择的模式），且往往会导致负面后果。

北京阅想时代文化发展有限责任公司为中国人民大学出版社有限公司下属的商业新知事业部，致力于经管类优秀出版物（外版书为主）的策划及出版，主要涉及经济管理、金融、投资理财、心理学、成功励志、生活等出版领域，下设"阅想·商业""阅想·财富""阅想·新知""阅想·心理""阅想·生活"以及"阅想·人文"等多条产品线，致力于为国内商业人士提供涵盖先进、前沿的管理理念和思想的专业类图书和趋势类图书，同时也为满足商业人士的内心诉求，打造一系列提倡心理和生活健康的心理学图书和生活管理类图书。

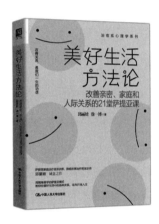

《美好生活方法论：改善亲密、家庭和人际关系的21堂萨提亚课》

- 萨提亚家庭治疗资深讲师、隐喻故事治疗资深讲师邱丽娃诚意之作。
- 用简单易学的萨提亚模式教你经营好生活中的各种关系，走向开挂人生。

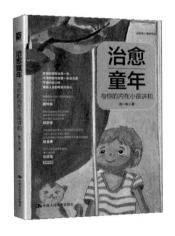

《治愈童年：与你的内在小孩讲和》

- 幸福的童年治愈一生，不幸的童年需要一生去治愈。
- 15个简单易操作的练习，帮你疗愈内在小孩，重拾人生的希望与信心。
- 蔡仲淮、邱丽娃、赵会春、刘志军等推荐。

阅读成就思想……

Read to Achieve

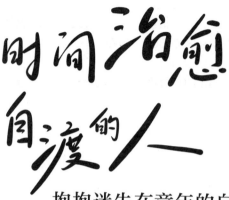

抱抱迷失在童年的自己

Healing Your Lost Inner Child
Companion Workbook

Inspired Exercises to Heal Your Codependent Relationships

练习册

[美] 罗伯特·杰克曼（Robert Jackman）◎ 著

黄子吟　辜子芮 ◎ 译

中国人民大学出版社
· 北京 ·

图书在版编目（CIP）数据

时间治愈自渡的人．2，抱抱迷失在童年的自己：练习册／（美）罗伯特·杰克曼（Robert Jackman）著；黄子吟，辜子芮译． -- 北京：中国人民大学出版社，2024. 8. -- ISBN 978-7-300-32972-7

Ⅰ．R749.055

中国国家版本馆 CIP 数据核字第 2024RZ5827 号

时间治愈自渡的人：抱抱迷失在童年的自己（练习册）

［美］罗伯特·杰克曼（Robert Jackman） 著

黄子吟 辜子芮 译

SHIJIAN ZHIYU ZIDU DE REN : BAOBAO MISHI ZAI TONGNIAN DE ZIJI (LIANXICE)

出版发行	中国人民大学出版社	
社 址	北京中关村大街 31 号	**邮政编码** 100080
电 话	010-62511242（总编室）	010-62511770（质管部）
	010-82501766（邮购部）	010-62514148（门市部）
	010-62515195（发行公司）	010-62515275（盗版举报）
网 址	http://www.crup.com.cn	
经 销	新华书店	
印 刷	天津中印联印务有限公司	
开 本	890 mm×1240 mm 1/32	**版 次** 2024 年 8 月第 1 版
印 张	6.75 插页 1	**印 次** 2024 年 8 月第 1 次印刷
字 数	157 000	**定 价** 119.90 元（全两册）

使用说明

在《时间治愈自渡的人》一书中，你了解了与**内在小孩的工作就是与你未被治愈的部分重新联结**，而你心里未被治愈的这部分不断出现，不断上演着同样的戏码，直到它被承认和治愈。对你来说，这次重新联结是一次让你走进内心的机会，去和迷失的内在小孩建立联结，这其中也隐藏着珍贵的东西——你的那些未被治愈的情感伤痛。在你把这些未被治愈的情感伤痛表达出来时，你的核心伤痛既能得到缓解和暴露，又能让你知道自己如何一步一步地陷入了现在的这种状态。迷失的内在小孩藏在你的内心深处，耐心地等待着为你揭开谜底，帮助你更好地了解你和你的智慧。

要成为生命中有意识的缔造者，你需要治愈并摒除迷失的内在小孩的冲动性反应。治愈过程（即治愈并拥抱真实的生活）是你通往治愈自己的探索之旅的线路图。

这本练习册将帮助你继续完成《时间治愈自渡的人》一书的任务，让你与迷失的内在小孩建立更深层的疗愈关系。本练习册中的所有练习和示例都是以《时间治愈自渡的人》一书中描述的核心概念为基础的。虽然你可以独立使用本练习册，但如果你通过《时间治愈自渡的人》一书了解了核心概念，并尝试了治愈过程，你就能获得更深层次的治愈。

本练习册旨在帮助你更深入地了解你的内在小孩的性格和话语，这样你就能更清楚地了解伤痛是何时、何地以及如何出现的。逃避、撒谎、忽视和被动攻击都是你受伤的情绪反应方式。一旦你知道这些情绪反应何时以及如何出现在你的日常生活中，就能基于更深刻的理解，做出更明确的决定。

如何使用本练习册

本练习册分为两个部分。

第一部分的练习内容与《时间治愈自渡的人》一书是匹配的，你可以用本练习册完成所有练习。每个练习都可以多做几次，然后对比你在不同时候的回答有什么变化。

第二部分是书本以外的新练习，能帮助你拓展从书本上学到的知识和见解，让你有更深入的理解。这些例子大多是关于你在关系和工作中如何与内在小孩工作、相互依存，以及边界设定的。你也能从中发展自我抚慰的计划。通过这个部分的探索，你会发现更多能帮助你全面了解你的内在小孩的新素材。

在完成本练习册的过程中，你要有意识地思考，但不要过度关注自己的答案。**你的第一直觉往往就是你的真实感受。**

填空练习旨在帮助你深入了解当时关于某个主题的想法和感受。这些练习不会为你提供解决问题的方法；相反，它们会帮助你进行深入的自我反省。当你做练习时，你会发现你开始记得更多过去想探索的东西。那么，你现在可以使用这个工具，把新的见解和想法纳入治愈过程中，去帮助你加深理解，获得治愈。

大部分的治疗工作都是关于内省的教学，第二部分练习旨在帮助你自己回答治疗师在心理治疗中会询问的问题。你可以在特定时间里选择适合你的练习，让你发自内心地理解自己，学会去爱，去尊重和表扬自己，就像你在出生时就与自我真正地身心如一那样。

这项工作并不容易，但是一旦你解决了自身的问题后，你就一定会长舒一口气。你的生活、人际关系、工作都会变得更加得心应手。这种情感自由需要你专注和投入。你将继续一段非凡的自我探索之旅。请享受这个旅程，并记住对自己温

> 我们必须要挣脱大脑思维的束缚，进入我们的内心去治愈和铭记。

柔点。尽情享受那些让你情不自禁地发出"啊哈"的时刻吧！

感受表

能够确定一个最适合描述你当下感受的词是一种天赋。当你用你能想到的最好的词来描述你当下的感受时，你会轻松地意识到，你正在把你的感受与你的有意识的表达联系起来。你正在使自己与你真实的本性相适应，用你的语言来寻找内在的力量，并认识到这就是你当下的感受。

当你做这项工作时，请参考由非暴力沟通中心制作的感觉表（见《时间治愈自渡的人》一书的附录 A）。请注意，感觉词被分为两类：一是当你的需求得到满足时，二是当你的需求没有得到满足时。这些词汇代表了你想要表达的情绪状态和身体感受。该表仅供参考。随着练习逐步深入，可能会有一些独属你自己的词汇，你也可以将它们添加到该表中。

需求清单

需求是我们生活中必不可少的部分，它与欲望不同。欲望是转瞬即逝的，没有持久的价值；需求从根本上满足了我们的自我价值感和自尊。确认你的需求能帮你更好地了解自己，使你更清晰地表达你的需求。了解你的需求可以帮助你与自己建立更深层的联结。

对照《时间治愈自渡的人》一书的附录 B，确认你已经被满足的需求，以及希望被满足的需求。

目录

HEALING
YOUR LOST INNER CHILD

第一部分

《时间治愈自渡的人》
一书的配套练习

爱已降临，主宰并改变一切；醒来吧，我的心，保持清醒。

——鲁米

第 1 章

伴伤前行

本章是关于《时间治愈自渡的人》一书第 1 章的练习。

正如你在《时间治愈自渡的人》一书中所了解的，**你的冲动性反应是在年幼时学会的，它可以帮助你应对童年家庭中的混乱或功能紊乱**。这些依赖性的反应是你最好的尝试，你通过试着找到一种方法，让你的世界尽可能感到实用、安全和可控。这些年来，你聪明的内在小孩一直带着这些反应生活。现在，你可以开始承认这些反应并治愈它，这样你就不必再一直重复这些模式了。

你的冲动性反应方式

你知道自己有哪些冲动性反应方式吗？在练习 1 中，你将探索那些童年时期就已形成、成年后仍在使用的受伤的情绪反应方式。

这个练习列出了一些常见的冲动性反应方式，它们都是在你童年时期形成的，并一直延续到成年。当这些反应被触发时，它们会将你的伤痛凸显出来。当你阅读这份清单时，请想想你在童年时期养成的冲动性反应，并圈出你在成年后仍会使用的反应。**请你只是温柔地观察，不要谴责或苛责自己。**

练习1：你的冲动性反应方式

突出强调你在童年时期学会的方式，并圈出你在成年后仍会使用的方式（请对这个练习做个标记，因为在本练习册中，你会经常需要回顾这个练习）。

- 沉默不语或畏缩不前；
- 极其安静，不想被注意；
- 消极抵抗，不表现出愤怒；
- 责怪他人；
- 过快陷入一段关系；
- 过快且过多地分享私密事；
- 说谎；
- 感觉自己什么都不需要［即无需求］；
- 感觉自己没有欲望或梦想［即无欲望］；
- 用自残来获得自我安慰；
- 蓄意破坏；
- 为填补内心的空虚而透支消费；
- 投射或猜测他人对你的看法或感受；
- 使用毒品、酒精、食物、药物或其他物质来逃避或应付现状；
- 压抑情绪，直至出现焦虑或抑郁症状；
- 寻求关注；
- 偷偷摸摸；
- 躲藏（只是字面意思）；
- 过度劳累；
- 过度补偿；

- 欺凌；

- 逃避现实；

- 扮演受害者以博得关注；

- 自我感觉糟糕；

- 自我感觉过于良好；

- 为了讨好别人而故意贬低自己；

- 通过让自己看起来强大来贬低他人；

- 因感到羞耻而愤怒地攻击他人；

- 过度补偿（假装自己很完美，但知道自己是在骗人）；

- 反抗权威或你认为试图控制你的人；

- 大喊大叫；

- 认为自己要为发生的一切坏事负责；

- 迷失在自我厌恶中；

- 回避冲突；

- 经常说"对不起"；

- 将自己的权力拱手让人；

- 把别人看得更重要；

- 纵容他人的坏习惯，不会认真地去沟通以说服对方做出改变；

- 努力做和事佬；

- 扮演照顾者的角色；

- 充当调停者；

- 大声喧哗或示威，想要得到关注；

- 不理睬别人，以免受到伤害；

- 付出得太多或太少；

- 忽视你的本能反应或直觉；

- 自我怀疑；

- 冲动；

- 失去理智；

- 喜怒无常；

- 闷闷不乐；

- 发脾气；

- 黏人；

- 远离人；

- 抱怨；

- 冷嘲热讽；

- 通过色情文学或手淫逃避现实；

- 通过性、购物或其他活动来逃避自己的感受；

- 想要逃避；

- 希望自己已经死了（但并不想死）；

- 想要摆脱痛苦（不一定通过死亡）；

- 贪婪；

- 赌博；

- 感到焦虑；

- 为了让别人觉得舒服而改变自己；

- 控制欲太强；

- 操纵；

- 强迫行为；

- 小气。

以上只是你在童年期处理混乱、不确定和破碎家庭时可能发展出的一些受伤的情绪应对方式。等事后冷静下来思考时，你可能会想："我为什么要那么做？"（如果你在阅读本练习中的清单时感到不知所措，那么请深呼吸。随着这个过程的进行，你会逐渐明确自己为什么会做这些事情，并学会如何治愈这种伤害。）

审视内心，看看你还使用了哪些没有列在这里的受伤方式。记下你发现了什么，这种洞察力会为你的治愈过程提供线索。你可能还想回顾一下你列出的内容，并开始理解你是如何、何时、何地以及为何发展出这些受伤的情绪反应的。你现在确定的冲动性反应将会贯穿于你治愈过程的工作中。

这些受伤的情绪反应方式，有些与儿童早期发展相关（比如，大喊大叫、愤怒、沉默不语），有些则是青少年或年轻人的表现（比如，吸毒、酗酒、自残）。你也许使用过一些，因为这会让你觉得自己长大了，一切都在你的掌控中。

你的各种方式反映了你的情感发展过程，有些曾对你很有用，如今却百害而无一利。在治愈过程中，你将把不适用的反应转化为更适合你当下生活的功能性反应。

第 2 章

治愈情感创伤

本章是关于《时间治愈自渡的人》一书第 2 章和第 3 章的练习。

你的功能性反应方式是你在清楚和确信自己的处境下做出的反应。你在内心深处知道,这是你对当下处境的最佳反应,而且你的反应不是来自失控的情绪,而是来自理性的真实。你的功能性反应方式代表了你在某种情况下做出的最佳反应。

功能性反应方式

你的功能性反应方式会随着时间的推移而发展,正如你的受伤方式一样。你儿时的一些想法、情感和行为曾对你很有用,如今可能依然有用,能帮你保持理性,与真实的自我联结。

练习 2: 你的功能性反应方式

参考《时间治愈自渡的人》一书第 2 章列出的功能性反应方式示例,思考目前有哪些方式可以帮助你。请写下你使用过的方式,以及你未来想建立的方式。请凭直觉说出,你认为自己需要发展哪些方式?

想一想你身边的人曾使用过但你没有的功能性反应方式。你想开始使用哪些方式？把它们也写下来。

_____

_____

练习 3：你今天使用的功能性反应方式 （和你未来想建立的方式）

你什么时候最为自己感到自豪？你觉得什么时候会为自己或别人展现出你最好的一面？你如何向自己和他人表达你的关心，尽管有时候一句话也不说？这些都是你的功能性反应方式，关乎你如何将成人自我的责任带入你当下的生活中。写下你想做的事情，以便向自己和他人表达自己的爱、关心和尊重。

_____

_____

自我辨别力

自我辨别力是我们在任何时候都能自我审视的能力，能让我们知道什么是最适合自己的。这是一种学习的技能，与我们的真实自我相一致，以辨别是非。学习辨别的艺术，意味着我们首先得相信自己和自己的直觉反应。我们对自我认知越清晰、越开放，我们的辨别力就越准确。

练习 4：你的自我辨别力

　　以下问题可以帮助你评估你的自我辨别力。如果你需要更多提示，就可以借助《时间治愈自渡的人》一书前言中的问题进行反思。

　　是什么阻碍了你了解自己真实的自我？

_____

_____

　　你是如何毁掉自己的生活的？

_____

_____

　　你对自己有哪些消极想法？它们从哪何而来？

_____

_____

　　为什么有时你很难相信自己是被爱着的？

_____

_____

　　什么样的人或事让你感觉良好？为什么？

_____

_____

　　什么样的人或事让你自我感觉糟糕？为什么？

_____

_____

为什么你的选择往往受他人影响?

_____

_____

谁的声音萦绕在你的脑海中?

_____

_____

为什么你会怀疑自己做出的选择或决定? 为什么会为它们而感到反悔?

_____

_____

你有多少次不经思考就做了选择?

_____

_____

你在什么情况下会留意自己的选择? 为什么是这些情况而不是其他情况?

_____

_____

在你的生活中, 和谁在一起会让你缺乏主见?

_____

_____

你的哪些想法或感受受到了他人的影响？

_____

_____

你是从何人、何处、何种途径获得"己不如人"的信念的？

_____

_____

看看你的答案，你发现了什么？是否有些事或人名被你列举了两次以上？你对自己的辨别力有什么发现？

如果你能轻松地回答这些问题，你就可能与自己建立了很强的联结，你非常了解自己，并能做出好的选择。如果你的答案写满了一两页纸，并写下了许多相同的人或事，那么你可能需要努力通过运用自己的辨别力来认清现状。如果你的生活中发生了很多戏剧性和不正常的事件，你就需要提升辨别人和事的能力。

如果边界设立不当，你就会把别人的需求看得比自己的重要。虽然你有辨别的能力，但是你把决定权交给了别人，以讨他们的欢心。

辨别力是为了让你的内心变得清晰、不再混乱。如果你对某件事的想法或感受感到困惑，就请继续阅读本书。治愈过程的每个步骤都会帮你形成清晰的认知，并与你的真实自我建立联结。

练习 5：记录你的想法

读完我在《时间治愈自渡的人》第 3 章的故事后，你可能会有一些回忆和感受涌上心头，花几分钟把它们写在下面的横线上。我的故事和你的故事有哪些相似之处？也许你能想到自己是如何发展出受伤

的情绪反应方式以应对原生家庭生活的。写下你的感受，在"练习
10：创建你的时间轴"中会有所帮助。

_____

_____

第 3 章

受伤的小孩，受伤的成年人

本章是关于《时间治愈自渡的人》一书第 4 章的练习。

记住，**在你成长过程中，你对任何特定情况的反应都是基于你小时候对自己和家庭的了解。**当时，为了应对家庭或关系中的特定情况，你做出了这些反应。这套技能是与某一个时间点和阶段高度对应的，但你很可能将这些冲动的反应一直延续到你的成年生活中。

你的冲动性反应方式

练习 6：你的冲动性反应方式是如何形成的

本练习是"练习 1：你的冲动性反应方式"的延续。在开始之前，请你先回顾你在那个练习中写下的冲动性反应方式清单。

我先举个例子，以便让你更好地完成本次练习。如果你使用的冲动性反应方式是"当我感到失控时，会朝别人大喊大叫"，那么可以问问自己以前为什么需要这个方式。比如，"当我感到无助时，需要用这个方式来反击"。想一想，你在什么样的情况下、在什么地方、因何种原因、在面对谁时会使用这个方式？想想那些你感到无助、不确定、害怕和担心的时刻（比如，"哥哥欺负我时，我会用这种方式来保护自己"）。请在每个冲动性反应方式旁写下你的答案。

　　如果你的某个方式是从别人那里学来的，那么请写下这个人是谁。这是你对事件的反应，还是对别人言行的反应？你见过其他人用这个方式吗？这是别人强加给你的吗？在练习过程中，人们往往会这么想："我不知道原因，我一直都是这么做的。"你也可以这么写。人们都很熟悉自己，以至于连自己功能失调的行为和反应也感觉很正常。

　　在回答了所有问题后，请你仔细地全部看一遍，你看到重复的模式了吗？请写下来。比如，你可能发现自己选择伴侣的模式是一样的，你给了对方权力，或他们表现得像是能控制你一样。一旦你识别了某种模式，就请想想这在你过去和现在的人际关系中是怎么体现的？你是根据这种模式来选择朋友或伴侣的吗？这与你的冲动性反应方式有什么关系？

　　这个练习是为了帮助你理解，你做出的受伤的情绪反应方式是有原因的。这些方式不是与生俱来的，而是你创造并发展了它们来帮助你应对各种突发状况。随着治愈过程的推进，你会知道这些方式是否仍然对你有用，以及你是否还想继续使用它们。

　　在下面的横线上写下你作为一个成年人最常使用的冲动性反应方式（即你在练习 1 中圈出的那些），思考你为什么使用它们，以及它

们是否仍在为你服务。

破碎的边界

你认为自己与他人之间是否存在边界不明或没有边界的情况？与家人或朋友是否存在关系混淆的情况？无边界意味着对自己所做所想以及别人对待自己的方式是否恰当没有概念。关系混淆是指在介入他人的事务中时，对自己和他人的边界感觉模糊、不固定。内省这部分的自我可能有点困难，但审视自己是否有能力设立边界是为你内心受伤的部分创建安全感的重要一步。

练习 7：没有边界和 / 或关系混乱

仔细思考以下问题，并回答那些对你有意义的。在这个过程中，**请不要谴责自己，答案没有对错之分，只是探索你现在的边界**。在学习如何设立健康的边界时，你还会用到这些答案。

我是否任由别人欺负？

我是否扮演了受害者的角色？如果是，那么我为什么要让别人控制我呢？

我是否因为要为他人做所有事情而感到筋疲力尽、想要逃离呢？

_____

_____

我是否希望别人能读懂我、知道我需要什么？

_____

_____

我是否对认为"如果他们爱我，就会知道我需要什么"？

_____

_____

我是否会考验别人，看看他有多爱我？

_____

_____

我是否试图间接地控制别人？

_____

_____

在我感到愤怒、悲伤或沮丧时，我是否希望别人能觉察到？

_____

_____

我是否既不想被关注，但同时又想被关注？

_____

_____

我是否让别人决定我的感受，或让别人决定我对自己的看法？

_____

_____

我是否认为别人在背后议论我？

_____

_____

我是否需要知道别人在做什么？

_____

_____

我是否会坚持给别人建议，哪怕对方并不需要？

_____

_____

我是否会因为不知道自己想要什么而让别人决定我对现实世界的看法？

_____

_____

我是否认为自己不配对他人设立边界，或没资格拒绝他人？

_____

_____

我是否认为自己不配拥有任何东西？

_____

_____

我是否因为自己的生活一团糟而试图帮助别人改善他们的生活？

_____

_____

我是否逃避承担任何责任？

_____

_____

我是否不尊重别人的想法或信念？

_____

_____

我是否怀疑和质疑所有人？

_____

_____

我是否怀疑和质疑自己？

_____

_____

　　看看你回答"是"的问题，你发现了什么倾向？这些想法和行为是你在人际关系中缺乏边界和关系混淆的表现，它们反映了你需要治愈自己。它们没有好坏之分，只是说明你有这些想法和行为而已。

　　我们通过以下问题深入探讨你为什么很难设立边界。你可以根据自己的想法进行扩展，尽可能诚实作答。请记住，除非你愿意与他人分享，否则只有你自己可以看到答案。

　　我是否曾尝试在人际关系中拥有话语权或设立边界，但在还未奏效前就放弃了？（他们不喜欢我拒绝，所以行不通。从那以后，我就同意别人的想法。）

　　我能感到别人是对我好还是不好吗？我是否很难看出其中的区别吗？

　　我是否坦诚地反思过，自己是否扮演了受害者的角色？（可怜的我。）

　　我是否会责怪他人或所处的环境，从而避免为自己的行为负责？

　　我是否知道什么对自己是重要的，还是只是追随领导者或比我优秀的人？

　　我只是想让大家都和睦相处，并不想陷入闹剧中吗？（奇迹思维。）

　　我是否担心如果设立了边界，有些人就会因为我不再迎合他们而

不愿意继续来往？

_____

_____

　　我是否列出了自己的愿望和需求？

_____

_____

　　我是否尝试照顾自己？

_____

_____

　　我是否尝试过不卷入别人的生活，不以此分散对自己的关注？
（我是否一心只想着别人，从而不必正视自己？）

_____

_____

　　你的答案将帮助你审视生活中反复出现的模式和主题。如果你在建立自己的需求清单时需要帮助，那么请参阅《时间治愈自渡的人》一书的"附录B：需求清单"。

设立极端边界

　　设立极端边界的人通常会因他人的行为而感到愤怒和受伤，或对某些事感到非常恐惧。他们宁愿失去友谊、结束关系或辞去工作以逃离恐惧感，因为他们认为自己没有其他选择，保护自己唯一的方式就是将对方拒之门外，与世隔绝。

　　然而，在使用极端边界之前要慎重考虑，这是迫不得已使用的最后手段，因为可能会对人际关系造成长期伤害。

练习 8：设立极端边界

如果你想与某人设立极端边界，那么请回答以下问题，以确定这是不是最适合你的选择。请把答案写下来并留存，我们在讲解边界时还会用到。

我是否从一个理性而非情绪化的角度来审视自己的感受？我对这个人的所作所为有何感受？

_____

_____

我是否需要设立一个极端边界，还是可以设立一个功能性边界？

_____

我有没有向这个人说明我的边界？

_____

_____

我是否曾多次尝试与对方接触，或与对方有情绪上的交流，并把事情谈清楚？

_____

我是否已尽力用功能性边界来解决问题？

_____

_____

我是否觉得无论我如何清楚地表达我的边界，都不会被对方尊重？

_____

_____

我是否感到被虐待或忽视？

_____

_____

我的需求是否没有被倾听或尊重？

_____

_____

我是否考虑过与这个人设立极端边界的后果？

_____

_____

设立了极端边界后，我有什么感受？这么做会对未来修复这段关系产生什么影响？

_____

_____

我是否清楚对方的立场？是否假定对方言行的意思和感受？

_____

_____

我是否感觉受到了威胁？如果是，那么我是否需要出于对自己和家人的安全考虑，去设立极端边界？

_____

_____

无论我说什么、做什么，我的边界是不是仍会不断地受到侵犯？

_____

_____

　　如果你在回答了上述问题后，仍觉得自己需要设立极端边界来保护自己和家人，那么请依此谨慎行事。如果你感到愤怒、怨恨、嫉妒和暴怒，以及想要报复某人，就请花点时间让自己冷静下来。恢复平静后，再问问自己是否真的需要设立极端边界，还是只是需要发泄一下情绪。你需要在情绪稳定时做出决定。

　　如果你发自内心地认为需要设立极端边界来保护、爱护、尊重自己，就这么做吧；如果你还没有认真考虑过以上问题，想要结束一段关系只是因为解决起来太难或太麻烦，那么你需要重新考虑，看看是否可以选择更实用的边界。

　　在未找到最佳方法时设立极端边界，只会让伤痛持续上演，你可能会与更多人设立这种边界，因为觉得这么做比解决问题要容易。这样一来，你就会在一生中关闭许多扇门，留下一间凌乱的房间，充满未解决的情绪。

第 4 章

治愈过程

本章是关于《时间治愈自渡的人》一书第 5 章的练习。

在开始治愈工作前，你要放下常见的防御，这很重要，因为这些障碍会破坏治愈过程，阻碍你前进。

放下防御机制

许多人不愿意正视自己的童年创伤，因为这样做很痛苦。如果你有这种反应，那么你可能是把这些痛苦的经历分割开来，假装事情没有那么糟糕："我会变好的，不是吗？"这种合理化想法给你一个借口来逃避真实的感受或审视已发生的事情。然而，正如你在书中所学到的，回溯自己所经历的事件不会要了你的命。它可能会伤害或刺痛你，但你比你想象的要坚强。通过一些自我关照，你将完好无损地度过这个过程，并感觉更好。

练习 9：你的防御机制

问问自己，在你的生活中，你是如何、何时、为何以及与谁一起做以下事情的。

- ○ **低估**。要忽视企图低估或轻描淡写你成长过程中遭遇的困难

或创伤的诱惑。换句话说，不要认为你的情绪痛苦是正常的
（比如，告诉自己"没那么糟糕"）。

○ **将不正常的事情正常化。**要抵制将不正常的事正常化的冲动
（比如，告诉自己"每个人都会挨打"）。

○ **保护他人。**要抵制保护你的父母、监护人、家庭成员或其他人
的冲动，这么做不是不尊重他们，而是为了尊重你自己。

○ **否认治愈是可能的。**要避免认为无法治愈是因为你无法改变过
去（比如，告诉自己"既然不能改变过去，那么我为什么要回
头看呢？事情已经发生了，什么也做不了"）。

○ **逃避糟糕的回忆。**要放下"不去回忆就能治愈"的想法（比
如，告诉自己"我不太记得发生了什么，记得的部分我都不喜
欢，为什么要去回想呢"）。治愈需要勇气，值得你去做。

创建你的时间轴

你的内心蕴藏着一段难以回避的情感记忆历史和一条重大事件的
时间轴，这些塑造了你的自我意识和你看待世界的方式。创建你的时
间轴是治愈过程中更为重要的步骤之一，因为确定这些你早期生活的
细节，将为今天治愈你的生活绘制一个路线图。

现在，是时候深入了解你的时间轴并找出你的情绪突出的经历
了。在这个过程中，你要慢慢来，温柔地对待自己，留出充足的时
间，待在一个不会被打扰的地方。你要做的是一些深刻且重要的工
作，但也无须过度思考。这是你自己的故事，也只有你知道其中的
细节。

阅读以下几段，了解如何回忆情绪突出的事件。在时间轴旁边

（见图 4-1），用记号标出从你出生到 20 岁之间的年份。在每一年的旁边，你都要写下该年龄段中你能轻而易举回忆起来的在那一年内的情绪突出事件。

练习10：创建你的时间轴

嘘，让你的思绪飘荡。开始想象你既往的经历像电影一样展开。随着思绪流动，在时间轴上标出情绪突出事件发生时的年龄，并在旁边写下该事件及描述。有些人写出了令人难以置信的详细记忆，有些人则写下了简要注释。你愿意怎么写都行。

不要认为有些事没什么大不了的，或认为每个人身上都会发生这些事。就算很多人确实有过类似的经历，但重视这些事件将有助于你了解自己。

有些情况可能会让你觉得不舒服，所以现在你只需做个标记或简要说明，以便日后能起到提醒作用即可。假设你记起七岁时的一件事，当时有人不适当地触摸你，让你感觉很不舒服，那么你只需要写下"不舒服"即可。这项工作不是为了完成练习而重现创伤，因此在进行这个过程时，要对自己温柔一些。

继续填写你的时间轴。你可能会发现，在你步入青少年时期后，你有更多的信息需要填写，这很正常。

如果你对事件的记忆有困难，那么可以和你在 20 岁之前认识的且信赖的朋友或亲戚交谈，可能会对你有所帮助。如果可以，就去告诉他们你现在在做什么，看看他们是否对你的早期生活有任何见解。他们可能对某些事记忆犹新，但你或许会觉得那些事很普通。如果你什么都不记得了，尤其是幼年时的事情，就不要把那个年龄段的事情写进去。你的情绪上的突出表现将有助于确定你的创伤年龄。

图 4-1　从出生至 20 岁的时间轴

情绪反应量表

填好时间轴后，你就可以使用情绪反应量表来确定每个事件对你的影响程度了。这个练习将帮助你更好地确定你今天对这些事件的感受。由于它是基于你的主观测量，因此尊重你对每个事件的感受至关重要。这些评分将帮助你确定你的创伤年龄。

情绪反应量表的使用方法，参见《时间治愈自渡的人》一书中的介绍。

练习11：你的情绪反应量表

回顾你的时间轴，当你回忆每一件事时，请根据你的感受的强度打分，分值从 0 到 10，用彩色笔或铅笔在每件事旁写下分数。这些只有你自己能看见，所以请诚实作答。

打完分后，请再次回顾你的时间轴。它向你传达了哪些有关童年的信息？每件事旁是否有很多中低强度的分数，还是许多事件被你评定为中到高强度？这些评分说明了什么？高强度的分值是集中在一起，还是分散在整个时间轴上？

记住，评分练习是衡量你经历的事件的一种方式，不仅能帮你意识到有些事会让你产生很强烈的反应，还能帮助你确定创伤年龄，有助于你了解症状是如何在成年生活中显现出来的。

原生家庭

另一种看到你的时间轴以及你在前 20 年发生的事情的方式，是回想你的原生家庭中家庭成员以及你们的互动方式。《时间治愈自渡的人》一书描述了与情绪反应量表相关的家庭类型，以及在相应原生家庭中长大的人在成年后的情绪和人际关系方面的表现。

练习 12：原生家庭强度模式

看看你的时间轴、家庭情绪强度等级，以及你对原生家庭的描述，你发现你的原生家庭存在哪些模式？

_____

_____

你现在是否能从不同的角度去理解你在原生家庭中的成长经历？你会如何描述你的原生家庭？

_____

_____

这些强度等级有助于阐明和量化你的经历，使你能够客观地看待自己的过去。我以自己的经历为例，让你知道你其实并不孤单，很多人都有类似经历。

你一直在进行内心的探索，这可能有些艰难，你也许会注意到一些很久没想过的事情。有时，挖掘情绪是一件很沉重、累人、让人喘不上气的事。我们之后会继续深入探索，但现在先暂停，让你的情绪平复一下。

练习 13：你的百宝箱

以下将教你一个冥想和想象的技巧，当像上个练习中那样提起你过去情绪沉重的部分时，这种技巧就很有用。

请回想你能记起的所有童年时期的情绪创伤事件，想象它们像宝藏一样散落一地。当与它们产生联结时，你会发现每个情景都蕴含着大量的情绪。

想象地上有一个宝箱，里面装着你散落的童年记忆。宝箱是一个安全的茧，可以容纳

> 我们的情绪宝藏并不总是闪闪发光。

这些充满情绪的事件，这样你就不会觉得自己的情绪无所遮掩，显露在外。它还会神奇地扩展，容纳你放入其中的一切回忆。

现在，拾起一段记忆，感谢它曾出现在你的生命中，即使它对于年幼的你来说是痛苦的，也仍然是你珍贵的回忆，因为你的一切都值得珍视。握住这段记忆，感谢它，并把它放入宝箱。

就这样继续将你的情绪记忆逐个放入宝箱中，直到把它们全部放入，然后把宝箱的盖子合上。

把这个宝箱放在你心中一个安全的地方，当时机成熟时打开，轻轻地拿出这些情绪记忆。随着时间的推移，你将治愈那些缠绕在每个痛苦事件上的情绪。不过，现在先将它们放在一个安全的地方，这样你在进行治愈工作时就能够重新感觉自己是完整的。

情绪突出事件

你在情绪量表中评分为 7~10 的事件即情绪突出事件。它们会让

你感到很艰难，甚至会影响你的人生道路。

练习 14：你的情绪突出事件

在下面的横线上写下你时间轴上的情绪突出事件。如果有很多，那么你认为这些情感突出的主题或模式是什么？如果你的整个童年都是高情绪强度，那么你在童年大部分时期的主题或感觉是什么？

_____

_____

创伤年龄

在前面的章节中，我们谈到过创伤年龄，即童年时经历的重大事件引发了核心情绪创伤，与你当时的年龄有关，创伤冻结在事件发生的年龄，冰封于内心的一个雪球中。

练习 15：确定你的创伤年龄

你的创伤年龄是多大？你的时间轴上是否有一个以上的创伤年龄？在下面的横线上写下你的情绪突出事件和每个事件对应的年龄，然后写下你对这些事件的强度评级。是否有一或两个年龄段的事件是对当时身为孩子的你来说非常困难的？

_____

_____

在下面的横线上写下你的创伤年龄和受创伤的原因。在年龄的右边，写下这种伤害对你产生的影响。这段创伤经历是如何改变或塑造了你看待自己或他人的方式的？不要过分考虑这个问题；你已经为发现你的创伤年龄做了大量的准备工作。确定你的创伤年龄，将有助于在你与你迷失的内在小孩之间建立联结。

你的创伤年龄是否超过了一个？别担心，这并不罕见。不过，请在完成本练习册后面的练习时，选择一个你最想关注的问题，并写在下面的横线上。

练习 16：简单呼吸

你正在做很多有难度的工作。这个简单的练习可以重新平衡你的身心系统，告诉自己："我是安全的，没必要感到害怕。"欣

当我们真正爱自己时，生命中的一切都会顺利进行。①

——露易丝·海（Louise Hay）

赏大自然或听轻松的音乐都会让你的体验更加美妙，给自己这份轻柔呼吸的礼物。

舒适地坐在一个安静的地方。闭上眼睛，把一只手放在腹部，用

---

① 译文援引自南海出版公司于2023年出版的《生命的重建》（*You Can Heal Your Life*）一书。——译者注

鼻子慢慢地吸气，然后用嘴轻轻地呼气。不要勉强自己，只需轻轻地用鼻子吸气，用嘴呼气，就像轻轻地吹灭蜡烛一样。一开始你的呼吸可能比较快，但只需放松身体，缓慢呼吸即可。只要你愿意，那么你可以在一天中多次做这个练习，以平衡你的系统。

识别触发因素

回顾你在"练习1：你的冲动性反应方式"中的受伤情绪反应方式列表，借助它来找出能触发你的因素。

练习17：识别你的触发因素

回想一件让你心烦的事，然后回答以下问题，并把答案写下来。回答下列问题时不用想太多，你的第一直觉往往能直达你的潜意识。

这种情况通常发生在何时何地？

_____

_____

触发因素是一种视觉、听觉、嗅觉、触觉，还是一段记忆？

_____

_____

触发因素是人、事还是情景？

_____

_____

它发生的频率如何？

_____

_____

当这种情况发生时，你的直接感受是什么（比如，我立刻感到……）？

_____

_____

你身体的哪个部位有这种感觉？

_____

_____

你是想要说什么或做什么，还是保持沉默、畏缩不前？

_____

_____

在这种情况下，是否有同一个人或同类型的人参与其中？

_____

_____

这种情况会让你想起童年时的某个人或某件事吗？

_____

_____

　　你是否注意到你的回答中有什么突出的模式或主题？你在这次练习中给出的答案与之前练习中的答案相比有何不同？这个练习将让你对自己在特定情况下做出反应的方式、事件和原因有更多的了解，也对自己有更深入的了解。

现在请回顾你在"练习1：你的冲动性反应方式"中的答案，并思考当你使用冲动性反应时会发生什么？写下你的冲动性反应的触发因素。是什么状况或什么事引发你做出冲动性反应？你是会自我破坏、逃避还是大发脾气？比如，自我破坏可能与"感觉有人批评你"这种触发因素有关；如果你大发脾气，那么可能是因为感觉没人听你说话。这也是一种确定触发因素的方法。尽可能多地写出你能想到的触发因素。

我被触发：

_____

_____

我有冲动的反应是因为：

_____

_____

后来我觉得：

_____

_____

假设你已经意识到，当不被倾听或认可时，你就会变得沉默寡言、闷闷不乐，那么这让你想起了童年的哪些事？也许你试图引起父母的注意，但被他们忽视、拒绝或轻视了。现在，想想这个受伤的部分是如何在你的成年生活中显现出来的。这种行为如今是出现在你的亲密关系中，还是出现在你与朋友或同事的关系中？当创伤被触发时，你是否会变得沉默？当这种情况发生时，你觉得自己是几岁？

思考一下，当被触发时，你想要说什么或做什么？你可能会闭口不言，或想要大喊大叫、四处乱跑。你想通过大喊大叫的方式让别人听到你的声音吗？你的反应是大喊大叫、勃然大怒吗？这种冲动性反应和你之前确定的创伤年龄相符吗？留存你的答案，以便在本章后续练习中继续使用。

长大成人后，每当我周围的人愤怒、生气、失控，或当我处于混乱的环境中时，我在创伤年龄的自己（即被困在雪球中的那个 10 岁的自己）会再次想起我的原生家庭，并感到害怕，被情境触发创伤。我会变得沉默不语，努力做到完美，试图去控制周围的一切。换言之，作为一个成年人，我所做的事跟我在 10 岁时所做的是一样的。一旦我被触发，我的小男孩自我就会把我的成人自我推开，站在前面，试图控制一切。这一切都是在不知不觉中发生的，直到我们能够确定触发因素，看清模式，治愈迷失的内在小孩。

现在，花点时间走进你的内心，看看你内心受伤的小孩多年来是如何尝试与你沟通的。当创伤被触发，这部分的你感到害怕、恐惧、惊恐、被背叛或受伤时，它会如何反应？在你能将触发因素与情绪创伤关联起来之前，这些冲动性反应和行为会持续发生。

如果你能通过这些练习找出触发因素，那将是非常好的；如果找不到，也没关系。随着我们继续练习，你会更加了解自己以及你受伤的内在小孩的触发因素，一切都会变得更加清晰。

给自己写治愈信

给自己写治愈信是一种很好的治愈方式，可以让你即刻抒发自己的感受，并与自己受伤的部分建立联结。这种信是意识流风格，也就是快速书写，不加修饰或评判。

请记住，写这些信时需要保持专注，要把注意力集中在书写上，不受干扰。你不是为别人写的，而是为了你自己。请留存这些信，我们将在本练习册后面再次用到。

年幼时受伤的自我写给成年后的自我的信

你写的第一封信是年幼时受伤的自我写给成年后的自我，目的是让年幼时受伤的自我所背负的痛苦、困惑、误解、曲解和虚构故事重见天日。

练习 18：年幼时受伤的自我写给成年后的自我的信

找一个安静的地方写信，如果找不到，那么可以发散思维，看看有没有一个僻静的地方或后院可以让你独处？在写信前，先阅读一下说明，以免中途影响你的思路。

准备一张白纸，观察你的时间轴，确定具体的创伤年龄和你准备写的事。闭上眼睛，开始让内在小孩描述自己的感受，与你受伤、迷失的内在小孩建立联结。以下问题可以帮到你，请把答案写在横线上。

内在小孩几岁？

_____

_____

当时家里发生了什么事？

_____

_____

当时有谁在场？

_____

_____

当时有什么样的感觉、声音和气味？

_____

_____

当时发生了什么？

_____

_____

你当时有什么样的感受？

_____

_____

内在小孩坚守着什么秘密？

_____

_____

内在小孩背负着哪些深刻而沉重的伤痛？

_____

_____

你内心受伤的小孩想要对负责任的成人自我说些什么？

_____

_____

一旦你准备好了，就可以开始在下页的空白处写了。不要思考，只管写。不断地写，想写什么就写什么。写的内容不一定要有意义，你甚至不一定要能读懂它。你可以写得又快又疯狂；不要修改，也不要担心字迹是否工整。一切都要顺其自然（有时人们会问是否可以用电脑打出他们的信，这当然也是可以的，但与用笔书写相比，这两种方式还是有区别的。你可以尝试这两种方式，看看哪一种能给你带来更深的效果）。

把你的感受和想法写在纸上。能写多久就写多久。在写出自己全部想说的之前，不要停下来。如果你的内心还有其他想法，就继续写下去，直到你想不出你受伤的部分还想或需要说什么。

不要急于完成练习，也不要认为你必须迅速进入下一个部分。给自己一些时间，对自己温柔一点，强迫自己完成这项工作并不能更快地让你获得治愈。

写信能帮你理解内在小孩的感受，听其发声，并明确其何时出现在成年的生活中。一旦你能够确认内在小孩的行为和说话方式，以及触发因素，你就能实时应对你的冲动性反应。

如果你发现从内在小孩的角度来写信很困难，那么请试着象征性地给朋友或匿名人士写信，来描述你童年时期遭受的伤害。关键是要与当时的情景产生情绪共鸣，因为这有助于完成下一步——成人自我的回信。

成年后的自我写给年幼时受伤的自我的信

现在，你已经准备好让你的成人自我与内在小孩建立联结。理想情况下，你的成人自我应该是充满爱心的，想要关心、呵护内在小孩。你负责任的成人自我是你成熟的部分，是你理性的部分。你的内在小孩需要从能保护自己、承担责任的成人自我那里了解到，你会设立强有力的边界，可以处理任何造成伤害或被触发的事件。如果内在小孩不相信，或你没有设立强有力的边界，你就不会放弃受伤的情绪反应方式。

在写信之前，请记住内在小孩想要知道、听到、感受到的几点：

- 承认其所背负的伤痛，并确认当时的具体感受；
- 让内在小孩知道，在其痊愈并与成人自我整合前，你不会对其放弃或忽视；
- 表明你会设立强有力的内部和外部边界来保护内在小孩。

练习 19：成年后的自我写给年幼时受伤的自我的信

同之前一样，找个安静的地方写这封信。安静地坐一两分钟，做几次深呼吸，让自己放松下来。拿一张白纸，以"亲爱的小……"开头，写下你的内在小孩渴望听到的话，告之你的关心。

你的内在小孩可能需要从你这里听到很多安慰，如果你是在一个严重失调的家庭中长大或经历了多次背叛或严重的创伤就更是如此。若是这样，你的内在小孩就很可能会有相当强烈的防御心理，已经学会了保护自己，即使你说一切都会好起来的，他也可能不会相信。你要有耐心，因为创伤已经存在了很多年，所以处理起来同样需要时间。

最重要的是，不要停下来或自我隔离。你正处于治愈之旅的关键阶段，不要让内在小孩在坦诚相待后得不到回应，请带着关怀、理解和怜悯之心回信。

回顾你刚刚写的治愈信。处理并说出这些感受让你感觉如何？让你的内在小孩最终能够承认和把长期以来一直隐藏在阴影中的真相说出来的感觉如何？从成年的自我到年少的自我，给予爱、善意和抚育的感觉如何？

你现在的工作量很大。写这些信是治愈过程的关键部分。你可能需要来回写很多封信，以唤起情绪，然后处理你多年来背负的所有的复杂情感。

在你做这项工作时要对自己有耐心。这不是一劳永逸的事情。它是一个动态的、发展的过程，会把你带入一个更深层次的自我。

写信的目的是让你开始理解你迷失的内在小孩的声音和情感。你现在做的这项工作，是为了方便你与年幼的自己对话，从而知道什么时候做什么会触发，想要站在成年的自我前保护你。

这种信写起来并不容易，完成后记得出去走一走，亲近一下大自然，多喝水。这些都是很好的基础训练，特别是在你处理深层情绪痛苦之后，会让你的内心感觉更踏实。

评估你的进展

到目前为止，你已经做了很多深度疗愈工作。让我们花些时间来复盘已经做了哪些工作，评估你的进展，看看效果。

练习20：处理触发因素

这个练习能帮你明确每个触发事件的来源、如何才能治愈，以及如何制订使用功能性反应方式的计划。

回顾你在"练习17：识别你的触发因素"中列出的触发因素清

单，在每个触发因素旁边写下它的来源，以及要想治愈它需要做些什么。举例如下。

触发因素：不被尊重。 这个触发因素让我感到很困扰，觉得自己从未被倾听或被重视。内在小孩需要得到尊重、被听到、与人建立更强有力的边界。

一旦你明确了触发因素的来源，就要制订计划，让负责任的成人自我继续负责。比如，你可以和内在小孩达成约定，说你能积极主动地处理伤害。现在你已经清楚了触发因素的来源、类型，被触发后的冲动性反应，以及你想要做什么来治愈循环的痛苦。你正在构建一套功能性反应方式，可以将它添加到你的反应方式合集中。

触发因素清单和你的功能性反应方式合集能够提醒你的成人自我记得每天需要做什么来照顾自己的情绪。每一天，你越能有意识地培养新的功能性方式并解决触发因素，就能越快地摆脱伤痛的漩涡。这是一项日常练习，起初你可能需要自我提醒，以免忘记，一旦你养成了习惯，就能自然而然地开展练习了。

在下面的横线上，写下你的触发因素和它们需要治愈的东西，以便它们不再被激活。

_____

_____

这段时间你的情绪变化会很大，有时仍会被痛苦或伤痛淹没。比如，可能会大喊大叫、冲动行事、乱发脾气或喜怒无常。这都没关系，因为这意味着你的内在小孩仍会被触发。**这项练习的目的并不是要你完美地控制情绪，而是帮助你辨别哪些方式对你有效、哪些无效。**

在你对某人或某事做出反应后，问问自己，当下的反应是不是最恰当、最理性的？透过痛苦、失望和伤害的表面，找出你的行为选择的根源。如果情绪和冲动性反应不断出现，那么你可能需要写更多的信来找到伤痛的根源。耐心些，坚持下去。

第 5 章

边界

本章是关于《时间治愈自渡的人》一书第 6 章的练习。

你在那一章学到了很多关于边界的知识。本章的练习将帮助你确定你的边界在哪里、了解你的边界的强度，以及它们是内部边界还是外部边界。

设立内部边界

内部边界是你就特定问题与自己达成的个人声明或协议，是对自己做出的承诺，以及如何尊重和遵守。

练习 21：内部边界声明

在下面的横线上写下一些你为自己设定或希望设定的内部边界声明。

_____

_____

设立外部边界

外部边界是指你对某人或某事所设立的声明或立场，常以"我"

来开头。

练习22：外部边界声明

内部和外部边界的声明并不总是表明自己拒绝做什么，还可以表达想要或同意做什么。在下面的横线上写下你今天在生活中需要做的一些外部边界声明。

_____

_____

"我"声明

设立边界声明的重点是使用第一人称"我"，但并不是去指责或羞辱他人（比如，"你让我生气了，你总是做……，你从不做……"），而是帮助对方减少防御性，从而能够倾听你的感受。你的边界声明是你的本能反应，这个想法带给你的感受会体现在躯体反应上。

练习23：练习"我"声明

在下面的空白处，写出两三条"我"声明，以供练习。不要想太多，只需在写完"我"之后把感觉写下来。

_____

_____

设立健康的边界

在设立负责人的边界的过程中，你的目标是治愈内在小孩的伤痛，将迷失的内在小孩与成人自我整合，拥抱真实的生活。

练习24：练习健康的边界

在下面的横线上写出与你的创伤有关的健康边界。

_____

_____

通过练习，努力补足自我价值，学会自爱，有助于治愈你的内在小孩，并强化边界。

放宽气泡边界

所谓"气泡边界"，是指那些想与人亲近却又不想过于亲近的人所立的边界。

练习25：带窗户的气泡

这个练习将帮助你评估你的保护层，看看你是如何将自己置于气泡中确保自己的安全，以及如何将他人隔离在外的。你可以通过练习在气泡上打开一扇窗，与他人建立更深的联结。

回顾你在"练习1：你的冲动性反应方式"的回答，那些受伤的情绪反应方式揭示了你需要在哪些方面设立内部和外部边界。这个练习能帮助你识别你在做某事时所展现的模式，从而对自己有新的认识。

接下来，你会看到一个大圆圈（见图 5–1），代表你的气泡边界。气泡内部是你的感受和你对自己说的话，外部是与他人的互动和你的言行。在气泡上画一扇通往外部的窗户，你通过窗户与人交流，同时也将他人隔离在外。通过这个练习，你会知道自己何时、何地想要与他人建立联结及其原因，又在何时想要将他人隔离开。

图 5–1　气泡边界圈

在气泡内，请写下当你想要关闭窗户、与外界隔绝时会对自己说的话，这些是你设立气泡边界的原因及作用。在气泡内，请写下当你想要关闭窗户、与外界隔绝时会对自己说的话，这些是你设立气泡边界的原因及作用。举个例子，你可能会列出害怕、恐惧、受伤、孤独和困惑等感受，或自己的想法和行为（比如，"我不够好""我不值得""我交不到朋友""我总是被拒绝"），以及它们如何强化你的受害者角色。你可能会暗自下决心放弃寻找伴侣，认为与人深交过于冒险，或厌倦了在别人面前展示脆弱的一面，因为对方什么都不与你分享；你还可能会责怪他人，认为自己是受害者，或厌倦了被拒绝。你也可以写下你反复对自己说的情绪词汇（可以参考《时间治愈自渡的人》一书的"附录A：感受列表"）。

被你置于气泡之外的他人，要么更进一步并与你联结，要么退缩并孤立你。请在气泡的顶部和外部，写下当窗户敞开、你与他人建立联结时，你们将如何互动？你会说些什么？你写下的内容是你在有安全感、能够信任他人并走出气泡时的言行举止。同时，请写下你认为若要信任他人或与他人建立联结需要哪些特质，比如，"我可以在好朋友面前做真实的自己，我也信任这种类型的人"，或"当我去这个人的家里或参与这种聚会时，我会有安全感"。这些扩展了你的视野，让你敞开心扉，允许别人进入你的生活。

接下来，在气泡的底部和外部，写下当窗户关闭时你与他人的互动方式，你的这些言行举止让人与你保持距离。你会回避需要社交的场合吗？你是否只和有"安全"标签的人交谈？你是否传递给别人不明确的信息？你是否用"我不知道行不行，再看看吧"或"也许吧"之类含糊其词的短语？你是否曾说过要做某事，却在最后一刻打退堂鼓？你的创伤和气泡边界在人际关系中是如何表现出来的？你也可以写下因感到负担或害怕而回避的人、地点和情景。这些言语或行为限制了你，强化了让别人远离你的效果，使你与外界隔绝。

练习 26：气泡边界评估

一旦确认了你在气泡内部和外部的行为和想法，就可以问问自己以下问题，并将答案写在横线上。

我还需要对别人说这些话来保护自己吗？

_____

_____

我的气泡边界有什么用？我将它保留下来是不是只是出于习惯？

_____

_____

在与人交往时，我是真的处于危险中，还是我自己以偏概全，不确定之后要怎么做？

_____

_____

我把别人挡在气泡外，是因为我害怕再次受到伤害吗？

_____

_____

我准备好让别人进入我的生活了吗？还是想继续把人拒之门外？

_____

_____

我现在还需要对自己说刻薄的话吗？这对我有什么帮助？

_____

_____

我曾对自己有很多负面评价，需要做什么来治愈自己？

_____

_____

如果我学会设立健康的边界，在我的气泡上打开更多窗户，那么会发生什么？

_____

_____

这些信息与我的创伤年龄有什么关系？

_____

_____

是否出现了新的创伤年龄？

_____

_____

我是否对自己或他人说了不明确的话？

_____

_____

我说了什么让别人觉得我想留在自己的气泡中？

_____

_____

当我打开气泡的窗户，看到信任的人和事时，有什么感受？

_____

_____

当我关闭气泡的窗户，看到不信任的人和事时，有什么感受？

_____

_____

为什么我会关闭窗户，不让别人进来？

_____

_____

我如何才能明确自己与他人的边界，从而让自己更有安全感？

_____

_____

我如何通过设立更好的内部边界来获得安全感，而不是与外界隔绝？

_____

_____

在我清楚了自己的内部边界后，可以做哪些事慢慢地向别人敞开心扉？

_____

_____

当你想与人亲近时，要先去了解你将他人拒之门外的原因和方式，这能帮你弄清楚如何处理气泡边界。你可以选择过自己的生活，但不需要把人拒之门外以保护自己。但这并不是要生生戳破你的气泡，让你不再有任何保护。你要学习通过设立健康、实用的边界来取代气泡边界，这能让你感受到真实和完整。

职场中的边界和与朋友及家人的边界

在你的治愈过程中，边界是一个非常重要的部分。本节内容是《时间治愈自渡的人》一书中没有的，是本练习册附赠给你的。希望能帮助你更深入地了解这个主题，提升设立边界的能力。

你已经做过一些边界练习，知道大多数人都有某种边界系统，他们用它来创造个人空间感和代入感。这些系统并不总是有效的，但它们在某种程度上在人际关系中建立了关系中的情感护栏。

回顾一下，内部边界是你私下对自己做出的承诺或保证；外部边界是你对他人的声明，以便他们知道你对某种情况的感受。在本节中，你将审视生活的不同方面，以确定你在哪些方面设立了比较好的边界，以及你在哪些方面需要进行边界补救。

职场中的边界

让我们从你在职场中的边界开始。我喜欢从职场开始，因为人们在职场中的边界往往比在生活中的任何地方都要好。我相信这是因为你知道你的工作是什么，也知道别人的工作是什么。在职场中，通常有一个经理、一个老板，以及人力资源部门来维持边界。公司的管理层制定了工作场所的边界规则，并执行这些公司行为、举止、道德和伦理的规则。

就像父母边界不明确的原生家庭会让家庭受到影响一样，当管理层的边界不明确时，公司也会受到影响。也许你目前所在的公司或之前曾在的公司中，存在领导层的边界不明确，部门之间关系不佳、大家背地里捅刀子、被动攻击，以及员工和管理层会把自己的情感创伤发泄到其他人身上的情况。换句话说，这是一个功能失调的大家庭，每个人都被期望扮演自己的角色，并领取薪水。这也是一个有毒的工作环境。之所以发展到这个地步，是因为高层管理人员没有看到或认识到边界模糊是一个重要的问题。

我的一位来访者名叫贝弗利，她与几位同事关系不错。在她第一次接受治疗时，她和我谈到了她和这几位同事之间的趣事，包括工作中的和工作外的。她对她们赞不绝口。

随着时间的推移和她内在小孩的痊愈，贝弗利开始注意到，这几位同事对她的态度不太友好，她意识到了她们如何批评她并在背后议论她。随着贝弗利在情绪上变得更加健康，她意识到这是她们一直以来对她的讲话方式。当她向其中一人提出边界声明以表达自己受到了伤害时，对方却反过来指责她的所作所为。

后来，贝弗利不再与这几位同事分享自己工作外的体验。她们仍在一起工作，但她已经设定了明确的边界，以保护自己免受她们的伤害性言论和行为的影响。她在工作中仍与她们保持友好的关系，但贝弗利说，在意识到她们是如何对她说话的时候她感到很受伤，因为她本以为自己是了解她们的。这几位同事没有改变，但她改变了。

练习 27：职场中的边界

考虑一下你的工作场所、你的同事、你工作中的朋友，以及整个工作环境。回答下列问题，这个练习将帮助你思考现有的边界，并注意它们如何帮助你或对你不利。你也许能够确定，你的内在小孩是如何、何时、为何、在哪里出现在你的工作场所中的。

我能在职场中拥有良好的边界，原因是：

_____

_____

我在_____（某个人或某条政策）的鼓励下，在职场中使用这个边界：

_____

_____

我喜欢在职场中设立边界，有了这个边界，我会觉得：

_____

_____

在职场中，我有时会因为_____（人或政策）而混淆边界。

_____

_____

我在职场中的边界比其他方面的边界更强，原因是：

_____

_____

我在职场中比在家里的话语权更大，原因是：

_____

_____

我在职场中的边界一直受到某些人的挑战，他们是：

_____

_____

我在职场中的边界在以下方面受到侵犯：

_____

_____

我曾试图和_____（某个人或某些人）讨论他或他们是如何侵犯我的边界的，但是：

_____

_____

我注意到其他人也有同样的问题，我看到他们是这样做的：

_____

_____

我在职场中把自己变得渺小，原因是：

_____

_____

我在职场中屈服于其他人，原因是：

_____

_____

我在职场中不能做自己，原因是：

_____

_____

我在职场中避免冲突，原因是：

_____

_____

当我处于职场中时，我希望我可以：

_____

_____

我不想让别人看到的感受是：

_____

_____

面对_____（某些人）和_____（某些情况）时，我的内在小孩就会出现。

如果可以，那么我会告诉_____（某个人），我就是这样的。

我不能在工作中表达我的感受，但有时我很想说：

_____

_____

当_____（某个人）做_____（某件事）时，我会感到：

_____

_____

我希望我可以直接做好我的工作，但是：

_____

_____

我的老板或同事让我想起了我在个人生活中与_____（某个人）的情感纠葛。

我在职场中看到的这些模式，也发生在我的个人生活中：

_____

_____

在工作中，我的三个主要的内在小孩被触发了：

① _____

② _____

③ _____

当我在职场中被触发时，我意识到这些问题不是因为工作，而是因为：

_____

_____

当我在职场中被触发时，如果我_____，我就知道我可以控制自己的反应。

_____

_____

无论我做什么或说什么，这种情况都会不断发生：

_____

_____

_____（某个人）在工作中给我带来的麻烦最多，他让我想起了_____，我希望我可以对这个触发者说：

_____

_____

当我试图告诉这个人我的感受时，他会：

_____

_____

我已经学会避开这个人，但这样做让我感到：

_____

_____

如果我可以改变与这个人的关系，那么我会：

_____

_____

如果这种情况得到这样的改变_____，那么我会感到：

_____

_____

我知道我无法控制或改变其他人，所以我需要审视自己生活的这个部分：

_____

_____

我不想在职场关系中如此挣扎，但是：

_____

_____

我喜欢我的工作，我只是不喜欢：

_____

_____

在探讨了我对职场边界的感受后，我现在感觉：

_____

_____

为了使我在职场中不那么容易被触发，我将继续治愈这个内在的创伤：

_____

_____

我需要在职场中更好地与这些人设定健康的边界：

_____

_____

要做到这一点，我需要做以下工作：

_____

_____

在职场中，我需要与_____（某个人）设立边界。

当我在职场中时，我需要这样告诉我的内在小孩：

_____

_____

与朋友及家人的边界

在个人生活中建立和保持健康的边界，往往比在职场中建立和保持健康的边界更难。大多数人都使用各自原生家庭中父母所使用的边界，并重复他们的行为模式。边界为人们的个人生活带来了安全感，但也正如你所了解的那样，如果没有强大的边界系统，人际关系就会迅速变得混乱不堪。

当你疗愈和设立边界时，你可能会注意到，你与朋友及家人的联系不如之前那么紧密。从本质上说，随着你不断被治愈，你会加强对自己的认识，并认识到谁对你有益、谁对你有害。我在自己的生活中看到了这一点。随着我逐渐了解并治愈了自己，我不想和我那些爱控制别人的朋友在一起。我渐渐看清了他们的真面目，我并不需要他们来完成我功能紊乱的戏剧性的生活。我的某些部分正在获得治愈，我可以看到他们对待我的方式，以及他们对我的不尊重。

这方面的治愈对你来说可能很难，因为你的一部分可能想继续保持有毒的友谊，尤其是你与某个人认识很久了。然而，随着烟雾散去，你不可避免地会意识到这个人对你并不好，或当你在这个人身边时你感觉并不好。你以为你知道他们是谁，但你可能会逐渐经历一个慢慢看清他们的真实面目的过程。当发生这种情况时，你可能会疑惑："他们一直都是这样的吗？我之前怎么没看出来呢？"

你受伤的部分选择了功能失调的朋友，因为这么做很有意义。你受伤的部分与他们受伤的部分相吻合，于是你便认为这是一个功能性的匹配。你受伤的部分需要那些有毒的朋友来完成你受伤故事的部分，但你的疗愈部分不想和他们有任何瓜葛。

在你经历这个展开和自我意识的过程中，记得要对自己温柔一点。你不必因为看到你生活中的人有多大的毒性就必须全部断舍离，把他们赶走；相反，你可以与你现在发现控制欲强的朋友设立边界。如果他们尊重你的边界声明，并尊重你为使关系更有效而做出的尝试，包括你说"不"，那就太好了；如果没有，那么可能是时候继续前进了。

你和朋友往往是因为有共同的兴趣爱好而汇聚到一起。你们在许多观点和人生观上有共同之处，而且你们在一起时感觉很好。你可能会出于习惯而把这些人留在你的朋友圈中，或者你因生活中没有其他人而忍受他们的不良行为。这种类型的友谊是有毒的、是不健康的。在有毒的人际关系和友谊中，许多旧的受伤模式会不断重复。记住，受伤的人找受伤的人，健康的人找获得治愈的人。

练习 28：与朋友及家人的边界

思考一下你的友谊和人际关系，然后完成以下陈述，看看在什么情况、什么时候、如何以及为什么你有很强的边界，以及在什么情况下设立边界是困难的。

当我和这些人在一起时，做我自己和设立明确的边界是很容易的：

_____

_____

我能够真实且自由地和这些人在一起：

_____

_____

当我知道我不喜欢某件事情时，我能够在以下情况下设置强有力的边界：

_____

_____

我将以我生活中的这些人为榜样，设立我强大、健康的边界：

_____

_____

我知道我需要与_____（某个人）设置更好的边界，尽管这很难做到。

当我试图与_____（某个人）划清边界时，我遭到了他的反击。

_____（某个人）不尊重和/或侵犯了我的边界。

当我试图告诉_____（某个人），他不尊重我的底线时，他的反应是：

_____

_____

当他不尊重我的边界时，我感到很困惑，我开始这样想自己：

_____

_____

有时设定边界很困难，因为我觉得：

_____

_____

当我觉得_____时，我认为设立边界是很容易的。

我爱我的家人，但当他们不尊重我的边界时，我感到：

_____

_____

当我的家人试图说服我放弃某个边界（比如，试图将我的"不"改为"是"）时，我感到：

_____

_____

我避开家里的_____（某个人），因为他不尊重我的边界。

当我发自内心地说"不"的时候，我从家人那里得到的是：

_____

_____

当其他家庭成员设立边界时，他们的边界是：

_____

_____

我希望_____（某个家庭成员）能倾听我的需求。

我曾试图告诉这位家庭成员我的需求，但他：

_____

_____

当我的底线不被尊重时，我就会这么做来满足我的需求：

_____

_____

我尽力尊重别人的边界，当别人不尊重我的边界时，我就会有这样的感觉：

_____

_____

如果可以，我就会告诉_____（某个人），当他不尊重我的边界时，我的感受是：

_____

_____

我从以下情况学到了边界：

_____

_____

我从小就学会了这种功能性的、健康的边界：

_____

_____

我从小就学会了这种受伤的边界：

_____

_____

_____（某个家庭成员）对我指手画脚，过于干涉我的
生活。

我不想伤害他的感情，但我想说：

_____

_____

我曾试图暗示他，但他只是：

_____

_____

当我更直接时，他：

_____

_____

如果我可以这样说就好了：

_____

_____

在_____（某个人）面前，我可以做自己，因为他是：

_____

_____

当我和_____（某个人）在一起时，我会感到自由和开放，因为他不会：

_____

_____

我意识到这种关系对我意味着什么，因为当我和他在一起时，我感到：

_____

_____

我有一些交往很多年的朋友，因为：

_____

_____

尽管我的一些朋友对我不利，甚至是有毒的，但我仍然喜欢他们存在于我的生活中，因为我和他们在一起时有这种感觉：

_____

_____

基于我对自己内在小孩的了解，我意识到我与_____（某个人）会成为朋友，因为他为我内在小孩这样做：

_____

_____

我现在可以看到，我和这个人有着相同的伤痛：

_____

_____

这种伤痛不断地出现在我的生活中：

_____

_____

尽管我不是有意识地想要这样，但我受伤的部分一直吸引着这种类型的人：

_____

_____

我现在意识到，我受伤的内在小孩需要知道这些，这样他就不会一直让我和以下类型的人靠拢了：

_____

_____

我生命中的这些人是反映我伤痛的镜子：

_____

_____

栅栏式的边界

栅栏的隐喻简单易懂，用来表示人与人之间建立的分隔，提醒人们需要健康的边界。学会在人际关系中设立无形的栅栏式边界，是你负责任的成人自我能做的最成熟、最负责任的行为之一，以此来照顾你的内在小孩，能帮其获得安全感，因为你负责任的成人自我在内部和外部采取行动来保护内在小孩。

练习 29：确定你的边界范围

在进行该练习时，请坐在一个安静的、不会被打扰的地方，准备好纸和笔。

想象自己和某个熟人站在一起，这个人可能与你有些过节，或对你心怀怨恨。现在，想象你们之间有一道栅栏，然后留意你的感受。花几分钟让感受涌现出来，然后回答以下问题，并将答案写在横线上。

有了栅栏后，你和这个人的关系是否与之前不同？

_____

_____

有了栅栏后，你是否更有安全感？

_____

_____

有了栅栏后，你是否觉得跟对方相处更安全？

_____

_____

有了栅栏后，你是否觉得与对方分隔开来了？

_____

_____

有了栅栏后，你觉得与对方疏远了吗？

_____

_____

有了栅栏后，你是否更容易说出自己的真实想法并设立边界？

_____

_____

有了栅栏后，你想如何声明自己的边界？

_____

_____

你是否想要拆除栅栏并靠近对方？

_____

_____

你是否想设立更大、更坚固的栅栏？

_____

_____

有了栅栏后，你的自我意识是否更加稳定？

_____

_____

　　你的回答反映了与对方的边界范围，以及是否需要调整。如果栅栏的意象让你更有安全感，那么在学习设立边界时记住它会对你有所帮助。如果你想让栅栏变得更高、更坚固，那么可以问问自己怎么了，你的哪些反应让你觉得自己需要一堵更高的墙，而非更健康的边界？通常情况下，当别人对我们说三道四或不听我们说话时，我们会觉得需要一堵更高的墙。这不是关于墙的问题，而是关系中缺乏尊重。

　　竖起栅栏时，你受伤的部分会非常高兴，有安全感，这意味着栅栏发挥了作用。如果你想要拆除栅栏、靠近对方，那么可以问问自己："我们之间是不是有健康边界的健康关系？我是否认为有栅栏阻隔会显得冷漠无情？"你是否认为栅栏将你们分隔开，或让你无法关心、爱护对方？这些反应是正常的。请记住，**你仍可以越过栅栏去拥抱对方，边界的存在并不是让你不去关心、爱护他人。**

如果你在自己的领地里感觉更安全，那么可以想想这在你们的关系中意味着什么？这种反应意味着你可能需要评估并设立更好的边界。如果你之前与对方的边界不明，栅栏让你更有安全感，那么你可能需要坚持自己的立场，勇于拒绝，更多地表达自己的想法。

对生活中的其他人重复做这个练习，能帮助你确定自己目前的边界状态。

自我指导

现在，是时候给自己一些鼓励、安慰和关怀了，支持自己与受伤的自我建立联结，开始做出自己的选择。

练习 30：自我指导

写下你需要听到的支持性信息：

_____

_____

第6章

负起责任，为自己挺身而出

本章是关于《时间治愈自渡的人》一书第 7 章的练习。

无论何时，你都有正在修复的受伤部分和已经痊愈的部分和功能。我们的目标是鼓励你的功能性自我，让你负责任的成人自我向前迈进。这是一个拥有强大边界的部分，这部分清晰、真实和理性。明确自己的这些部分将会帮助你了解需要认可和治愈之处。

自我的受伤部分和功能部分

你负责任的成人自我像一个善良、富有爱心、有保护欲的大哥哥或大姐姐，是你最好的、可以依靠的部分，你期待他 / 她的出现，因为他 / 她能采取正确的行动。

练习 31：如何促使你负责任的成人自我显现

通过这个练习，可以促使你负责任的成人自我显现。在每项内容下面，描述你在哪种情况和情绪状态下能更容易地显现你的负责任的成人自我。例如："当我感觉到理性时，当我有足够的睡眠并且能好好照顾自己时，我会容易相信自己并做出正确的选择。"你需要什么来促使你负责任的成人自我显现呢？

对触发因素始终保持一致、稳定且实用的反应方式。

_____

_____

对自己是否做出选择有明确的自主意识。

_____

_____

与真实的自我保持畅通无阻的联结。

_____

_____

每天进行亲切、充满爱意和尊重的肯定性自我对话。

_____

_____

辨别正确和错误的感受。

_____

_____

有明确而坚定的方式应对侵犯边界的行为。

_____

_____

根据不同的场合、时间，选择有效的方式照顾自己的所有部分。

_____

_____

知道你想如何展现自己。

———————————————————

———————————————————

你负责任的成人自我会使用小时候和长大后培养的功能性反应方式。在过去，你负责任的成人自我是如何表现出来的？现在呢？

———————————————————

———————————————————

以下是你在成年后可能会用到的功能性反应方式。在每种方式下，写下你在什么情况下容易做出这样的反应以及当时的情绪状态。
为他人着想。

———————————————————

———————————————————

表达自己的需求。

———————————————————

———————————————————

爱自己。

———————————————————

———————————————————

爱他人。

———————————————————

———————————————————

向自己和他人表达感激之情。

———————————————————

———————————————————

倾听自己的需求。

_____

_____

理解他人，而不仅仅是倾听。

_____

_____

即使你不理解，也要尊重他人表达自己真实的想法。

_____

_____

即使你不理解，也要尊重他人的感受。

_____

_____

在你信任的人面前可以表现出脆弱。

_____

_____

分享。

_____

_____

善待他人。

_____

_____

主动帮助他人而不求回报。

_____

_____

学会感恩。

_____

_____

为自己骄傲，同时保持谦逊。

_____

_____

无私地为他人感到骄傲。

_____

_____

在恐惧中能重拾勇气。

_____

_____

必要时在人际关系中学会抽离。

_____

_____

允许自己在人际关系中处于弱势地位。

_____

_____

学会摆脱羞耻感。

_____

_____

谦虚地向他人学习。

_____

_____

相信自己。

_____

_____

通过对自己负责，你就拥有了人生的选择权，不再使用受伤的情绪反应方式，培养功能性方式。在本练习中，你能确定你需要鼓励你的负责任的成人自我持续出现的共同事项。

练习 32：为自己发声

以下是在你开始设定边界时可能会产生的常见误解。你对这些说法的反应是什么？你认为你为什么会有这种想法或感觉？把你的答案写在每个项目下面的横线上。

如果我告诉别人我的感受，他们就会不喜欢我了。

_____

_____

如果我流露出情绪，就会被别人伤害。

_____

_____

我不希望别人认为我是个容易生气或刻薄的人。

_____

_____

如果我声明边界，就得终生遵守。

_____

_____

我不是自私的人，边界会限制我关心他人的天性。

_____

_____

你在最初为自己发声时可能会觉得不自然，甚至可能会觉得是被迫这么做的。这很正常，你需要一段时间才能适应。

练习 33：锻炼你说"不"的肌肉

在你开始锻炼说"不"的肌肉前，请先回想你在什么情况下说了"是"而没有遵守你的"不"。然后请暂停判断，问问自己为什么会做出这样的选择。你当时是在回避什么，或者你在害怕什么？

_____

_____

再回忆一下你说"是"而不是"不"的情况。你还认为那是为了尊重真实的自我而做出的最佳选择吗？你可能仍会同意去做，没关系，关键是下次再出现类似情况时要问问自己："你的第一反应是什么？"。在下面的横线上写下你的想法。

_____

_____

练习34：探索你原有的边界模式

在这个练习中，你将列出你做过的生活选择，其中有一些符合你的需求，有一些则不符合。这将帮你审视你是尊重自己的边界、忠于自己，还是违背自己的边界，做出让别人开心的选择。

你每天都会根据你对自己和世界的看法，为自己和世界做出最好的选择。在你年幼时，你做出了让他人满意的选择，当时在你看来，他们的幸福比你自己的幸福重要。你的情感创伤使你做出了"对别人有用"的选择。

表 6-1 中有两列，分别是"对我有用"和"对别人有用"。回忆一下你对某种情况或邀请说"是"或"不是"的时候。想一想结果是什么、你的感受如何，以及你为谁选择了"是"或"不是"的答案。在相应的栏目中写下对这个情况的简短描述。可以多做几次这个练习。

表 6-1　　　　　　　　　探索你原有的边界模式

对我有用	对别人有用

例如，假设你在"对我有用"一栏中写道："去了期盼已久的学校，并对自己的决定很满意。"在"对别人有用"一栏中写道："和父母满意的人约会或结婚了。"请尽可能写下更多例子，无论是小事还是大事，看看是否开始出现同一种模式。

现在，看看你写在"对我有用"一栏中的例子。当时发生了什么事？为什么你能尊重自己及边界？这是你生命中自我感觉良好的时刻吗？那时你有没有感到自己很强大、坚定？一旦你说出真实的感受，就能体会到自豪感和荣誉感。你在"对我有用"一栏中写下的所有选择都是由你负责任的成人自我做出的。

现在，看看"对别人有用"一栏。你会为别人妥协的原因是什么？为什么满足别人的愿望比做你想做的事更重要？看这些时，请给自己一些同情心。你每天都会根据你对自己和世界的看法，为自己做出最好的选择。在过去，当时的你更倾向于迎合别人，没有优先考虑自己，所以做出了让别人满意的选择，是你的情绪创伤让你选择了"对别人有用"。

如果"对别人有用"一栏比"对我有用"中的事件多，就意味着你过去为别人做的比为自己做的多，说明你曾为了满足他人而牺牲了自己，并没有满足自己的需求。你在前期避免了冲突，但事后却为此付出了情绪上的代价。

回顾你的人生选择是一件有意义的事，因为可以看到你过去的行为如何影响了你未来的选择。除非你努力治愈自己的创伤，否则这种模式将会持续存在。不妨做个"实验"，看着"对别人有用"一栏，想象一下，如果你在当时做了不同的选择，结果会怎样？再想象一下，如果你在当时尊重自己的边界系统，为自己挺身而出，争取自己想要的东西，结果会有什么不同？你如今的生活会有所不同吗？这是以另一种方式来看待你的选择。

每一天，在各个方面，你都是自己生活的创造者。当你尊重真实的

自我，说出自己的真实感受时，就为自己的疗愈成长创造了最佳的机会。

建立新的功能性反应方式

这个练习将帮你建立新的功能性反应方式，使你能够理解：**是你掌控着你的思维，而不是思维控制着你。**在你想展现自己的不同部分时，你会给大脑下达什么样的指示？

你所使用的语言能反映出你正在被治愈的部分，因此要用积极的、现在时的语言来写。

练习 35：你想如何成为最好的自己

在这个练习中，你需要回答这两个问题：我想成为什么样的人？在他人面前我想如何表现自己？

在"我想成为什么样的人"下方写下你希望自己在日常生活中的样子，也可以写积极的意图、想要实现的目标、要如何指导自己，并写下更高的理想和目标。你是在对正在疗愈的部分说话，所以要用积极的语气，着眼当下能做的事。以下是积极肯定的例子，用来鼓励你向自己表露情绪：

- 我对自己友善而温柔；
- 我找到了去健身房的动力；
- 我胃口很好，身体很棒，为此我很骄傲；
- 我对生命中的一切怀有感恩之心；
- 我每天都尊重自己的治愈之旅；
- 我清楚、充满爱意地向自己声明了内部边界；

○ 当我抽烟或喝酒时，我会对自己的选择负责；

○ 我尊重我的自我意识，知道什么对我有益、什么对我无益；

○ 我正在学习如何在情感上保留脆弱的一面；

○ 我可以拒绝别人，为自己的决定负责，且不会感到内疚；

○ 每天醒来，我都能积极地生活；

○ 我面带笑容，提醒自己我是被爱着的；

○ 我在生活中很谦卑，能够接受和爱自己的所有部分。

请在下面的横线上写下你的答案，想写多少就写多少，想写多久就写多久。

_____

_____

关于"在他人面前我想如何表现自己"，你可能想为自己创建积极的意义，在与人交往时可能想遵从更高的道德标准。以下是积极肯定的例子，用来鼓励你向他人表露情绪：

○ 我知道自己什么时候需要与人相处，什么时候需要独处；

○ 我真诚地与伴侣 / 配偶相处；

○ 在交友方面，我做出了正确的选择；

○ 我对他人充满同情；

○ 我尊重自己的边界，并与能尊重自己边界的人为友；

○ 我清楚而坚定地声明自己的边界；

○ 我学着在他人面前表现脆弱的一面，不会将其视为弱点；

○ 我对自己在人际关系中的角色感觉良好；

○ 我尊重他人的感受，即使这些感受对我来说毫无意义；

○ 在与人相处中，我感到被尊重、被爱护和被信任；

○ 我在人际关系中感觉到互惠和滋养；

○ 我在人际关系中保持谦逊；

○ 我向那些让我有安全感的人敞开心扉。

跟之前一样，你想写多少就写多少，想写多久就写多久。

_____

_____

你写下的目标和想法并不能立刻使你的生活发生变化，是你从现在开始需要有的想法。随着时间的推移，它们能帮你建立新的功能性反应方式。你是在设立行为目标：靠近自己，同时拉近与他人的距离。目标的能量会帮你辨别并设立更好的边界，这样你才能吸引那些情绪健康、有良好边界的人（你可能需要在半年或一年后回顾你写的内容，看看是否实现了目标）。

随着时间的推移，你能够看到并感受到差异，因为你是有意识地去创造自己的世界。你不再做白日梦，而是活在当下，把握自己的人生。

转变视角

你可以通过你的意图由内而外地改变你的生活。这个练习旨在帮你看清你在哪些方面有能力改变自己的看法和感受，在治愈过程中付出的许多努力都是为了转变你看待事情的角度。

练习 36：我想改变的事

在下面的空白处，列出你想要改变的事，并在其下方写出"如果我有一根魔杖，我想要如何进行改变"。当你回顾每一事项时，问问自己："是否存在某种冲动性反应方式阻碍了你实现梦想？你的一些信念或行为是否阻碍了转变？"

我想改变的事

第 7 章

整合受伤的内在小孩

本章是关于《时间治愈自渡的人》一书第 8 章的练习。

通过本练习册中的每一项练习，你一直在努力为你的内在小孩创造一个治愈的环境。你正在为自己有意识地生活在一个开放、联结和真实自由的生活中做准备。了解自己取得多大进步的一个好方法是，认识到自己在哪些地方存在差距，在哪些情况需要更好地划定边界。存在这种差距是完全正常的，因为你正在学习与自己和他人建立联结的新方法。

过真实的生活

你正在学习如何有意识地创造自己的生活，正走在通往真实生活的路上。

练习 37：设定意向

以下意向为你提供了指导，帮助你设定意向，以满足你对自己真实生活的向往。在每个意向下面的横线上，写出你在什么时候更容易或更难找到能量和动力来实现这个意向（例如，当我耐心等待、不催促自己时，我对自己是仁慈和温和的；或者当我给自己温和的鼓励时，我能温柔地对待自己。如果你不能为这个意向添加延伸部分，或

者如果你此时很难拥有这个意向，就允许自己暂时放弃它），以及要
想实现它所需要的条件。

我对自己友善而温柔。

_____

_____

我爱自己。

_____

_____

我信任自己。

_____

_____

我尊重自己。

_____

_____

我找到了行动的动力。

_____

_____

我胃口很好，身体很棒，为此我很骄傲。

_____

_____

我尊重我的自我意识，知道什么对我有益、什么对我无益。

_____

_____

我可以对某人说"不"，并且说后不会感到内疚：

_____

_____

我可以拒绝别人，为自己的决定负责，且不会感到内疚。

_____

_____

每天我的生活都很充实。

_____

_____

我的边界让我在人际关系中有安全感。

_____

_____

我能更好地选择朋友。

_____

_____

在关系中，我能够做自己。

_____

_____

我感到被身边的人尊重、爱护和信任。

_____

_____

我的人际关系滋养着我，让我能与他人互惠互助。

_____

_____

我把情绪健康的人带入我的生活，并与之建立积极的关系。

_____

_____

我很庆幸能继续努力改善与自己的关系，因为归根结底，自己最重要。

_____

_____

我为自己所付出的努力和获得的成就感到自豪。

_____

_____

今天，我比我想象的更有智慧。

_____

_____

以上这些可以作为指导，帮助你创造符合你对真实生活渴望的意向。你的一些意向可能已经在生活中发生了，你可以用它们来帮助你继续培养新的功能性反应方式。它们将帮助你辨别并设立更好的边界，从而让你与自己及他人建立有效、有爱的关系。

第二部分

与你的内在小孩
建立更深的联结

昨天我很聪明，所以我想改变世界。

今天我充满智慧，所以我在改变自己。

——鲁米

第8章

更深入地了解

你已经完成了本练习册第一部分的大量工作，现在你对自己的童年创伤有了更好的认识，了解了这些创伤如何在你的成年生活中显现出来、如何设定边界，以及如何治愈这些反复出现的模式。

第二部分将带你深入了解边界设置、理解依赖共生、自我滋养等，能帮助你进一步地将你的内在小孩与负责任的成人自我相整合。

其中一些练习与第一部分中的练习相似，但它们更深入，会让你深入了解你内心的其他层面。这些练习被归纳在一起，所以你可以跳到你最想探索的领域，以扩大你的自我认识。你不需要按顺序进行练习。

让我们从下面这个故事开始：有一个聪明的女人，她把迷失的内在小孩的创伤带到了她的成年生活中。

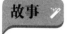 故事

安琪：过度补偿的内在小孩

安琪告诉我，在她生命的大部分时间里，她对自己一直很挑剔。她聪明、风趣、有魅力，我很喜欢和她在一起工作。不过，她每天都会对自己过度挑剔，指出自己的缺点和所有自己可以做得更好的地方。她有几个闺密，但很难与男性建立情感关系。

当安琪处于治愈过程中时，她清楚地回想起她在幼儿园时被羞辱的一个经历。五岁时，她很喜欢去幼儿园，喜欢做作业并把它们交给老师。她喜欢她的老师，她的老师是一个充满爱心和善于鼓励别人的人，对于刚入学的孩子来说，这是一位完美的老师。安琪总是能在作业上得到好的分数和笑脸印章，她为自己的表现感到自豪。有一天，一位代课老师来上课。她给全班布置了一项作业。在批改试卷时，安琪的试卷被打了一个低分，并被盖上了一个愁眉苦脸的印章。

这个低分对五岁的安琪来说是毁灭性的。她从来没有得到过这么低的分数。她想知道这位取代了她善良的好老师的陌生老师是谁。她感到羞耻和迷惑。

放学的时候，安琪和朋友们一起走出校门，安琪把那份盖上了愁眉苦脸的印章的作业揉成一团扔掉了。这个低分让她感到非常尴尬，也很糟糕。她不想让母亲看到。愁眉苦脸不仅意味着她的作业做得不好，还意味着她很糟糕。在五岁的时候，她就把这个信息内化了，这条信息打破了她认为自己是个好女孩的想法。

几十年后，安琪意识到这件事是她终生进行自我批评语言的开端。尽管这件事发生在她还是个小女孩的时候，但她受伤的内在小孩把这种羞耻感带到了她的成年生活中。每当她觉得有人认为她做错了什么或觉得她很差的时候，她迷失的内在小孩就会冲动地站出来，并强化她过度补偿的需求，推开可能会评判她的男人，过度工作，以及更加努力地争取"超越"自己。

安琪受伤的那部分也会把工作任务拖到最后一刻，然后熬夜完成。她不与人约会，因为她受伤的内在小孩让她觉得自己不配去见别人。她有时会想，要是干脆让别人知道我有多么糟糕和差劲就好了。

当安琪写下她的治愈信时，她开始回忆起更多来自她童年的例子，这些例子有助于她的叙述。她开始拼凑她如何形成她对自己的看法，她意识到自己的想法是"非常愚蠢的，我让它占据了我的生活"。

随着治愈过程的推进和边界设置的练习，安琪逐渐控制住了这个失控的五岁小孩。在她的成年生活中，这个五岁小孩总是不断地做出反应性和冲动性的决定。她现在能够平静下来，并开始将迷失的内在小孩与她负责任的成人自我相整合。

安琪的主要情感主题是过度补偿，从而让别人看不到她的缺陷。她害怕被拒绝，以及自我意识过强或者过弱——一个内心的跷跷板。

借助治愈过程，你可以回到过去，拥抱和安慰年幼时的自己。生活已经够艰难了，你不需要一直自责。

你在书中读到的所有故事里，每个人都在努力运用自己当时的知识尽力而为。我相信，其实我们所有人都是如此。没有人会在早上醒来时这么想："我今天怎么才能把我的生活搞得一团糟呢？哦，我知道了！我可以把这个非理性的信念附在自己身上，然后每天都相信它，直到它真的把我搞垮为止！"

我相信，每个人每天都会确定自己可以做得最好的事情，这些事情将有助于我们沿着我们的人生道路前进。我们利用所有积累的知识来创建一个计划，并按照这个计划尽心尽力。我们也可以回顾过去，问自己为什么会做出某些选择，但每天的想法或计划对我们来说都是好的。这在当时是最好的决定。

当你进行这些练习时，记得要对自己温柔一些。如果你陷入了后悔或羞耻的循环，那么只需平静地告诉自己，我在当时所知道的情况下已经尽力了，今天我会做出不同的选择。

●●●

练习 38：你的印象

你是否从安琪的故事中看到某些地方很像你的一些经历？在下面的横线上写下你对这些经历的印象。

_____

_____

练习 39：感受快照

请不假思索地在下面的横线上写下几个感受词（比如，快乐、沉思、平静、喜悦和疑惑）来描述你现在的感受（更多的感受词请参阅《时间治愈自渡的人》一书的"附录 A：感受列表"）。

现在我感到：

_____

_____

现在我的内在小孩感到：

_____

_____

每天与你的内在小孩建立联结

你迷失的内在小孩每天都想与你建立联结。你需要习惯于形成这种与你的这一部分建立联结，因为你越是承认他，他就越不费力地吸引你的注意。

练习40：与你的内在小孩建立联结

练习与你的内在小孩建立联结，请闭上眼睛，安静一分钟左右，然后问你的内在小孩现在需要什么。根据你的内在小孩的感受，写下他现在需要什么（例如，爱、肯定、认可）。

_____

_____

练习41：让你的内在小孩发声

在下面的横线上，写下一两个词来描述你的内在小孩在大多数时候的感受（感受词请参阅《时间治愈自渡的人》一书的"附录A：感受列表"）。

大多数时候，我受伤的部分感觉：

_____

_____

在下面的横线上填空，描述你受伤的部分给你今天的生活带来的感受和表现。

在_____（时候），我受伤的部分会显现出来，这令今天的我觉得_____。_____（以天或年计）以来，我一直有这样的感受：

_____

_____

你的内在小孩用什么行为来展示这种感受？请按照这个例句的形式写出你的答案："当我的内在小孩感到孤独时，我就会孤立和退缩。"

_____

_____

这种行为通过以下方式帮助我的内在小孩（比如："它让我的内在小孩感到安全，或让我感到熟悉。"）：

_____

_____

当我做出这样的行为时，我的内在小孩会感到：

_____

_____

你已经确定了你的内在小孩的感觉和相关行为。你能确定这种行为的根源是什么吗？在感情之下隐藏的是什么？比如："当我说我感到孤独时，我真正想说的是 / 我想要 / 我希望 / 我渴望 / 我盼望……"

写下你的内在小孩想通过这种行为传达什么信息：

_____

_____

一旦你知道你的内在小孩想向你传达什么，就问它要想处理这种感受，需要什么（比如，安抚、安慰或认可）？

我内在的小孩需要：

_____

_____

如果我能给自己这些，我就不需要演戏了：

_____

_____

有时候，我很难满足我的内在小孩的需要，因为：

_____

_____

我知道我需要把这些交给自己的某个部分，但我犹豫不前，因为：

_____

_____

这种忍耐是一种旧模式：

_____

_____

如果我对自己好一点，我就会觉得：

_____

_____

与你迷失的内在小孩建立更深的联结

现在，你与你迷失的内在小孩建立了联结，你能感受到他的一些核心感受，并开始了解你的这一部分在试图告诉你什么。你也在了解为什么你很难给自己需要治愈的东西。

如果你从小就没有得到过温柔和关爱，那么你可能很难给予自己温柔和关爱。你可能很难找到善意的话语来向自己表达出来。同时，你可能会发现你的成人自我就像你的内在小孩一样迷失和受伤。这种镜像会阻碍你写信和做其他练习。你可能会觉得自己没有可用的技能来照顾自己受伤的部分，但事实并非完全如此。

你可能不知道该说什么，也不知道如何与你受伤的内在小孩互动。你可能认为自己没有什么适用的应对方式，并且在苦苦挣扎。然而，你使用的与世界互动的功能性成人反应方式比你意识到的要多。例如，你可能曾指导、安抚或引导过年轻人。在这些情况下，你最好的部分会挺身而出，关注他们的感受。你温柔、善良、让人心安，你看着他们对你的反应，看到了他们如何感到安全和自在。现在请想象一下，你会如何安慰一个感到孤独、不值得、悲伤、困惑和不安的年幼小孩。你可能会说什么话来安抚他，帮他感觉更好？

练习 42：你受伤的小孩的视角

这个练习将帮助你体会到你年幼时受伤的感受，并找到安慰自己的话语。必要时，可以回顾《时间治愈自渡的人》一书的"附录 B：需求清单"，找出你在童年时需要但没得到的东西。请在下面的横线上写下你的回答。

在我年幼时，我在大部分时间觉得：

_____

_____

我希望在我年幼时有人能做到：

_____

_____

当我告诉别人我的感受时，他们往往会：

_____

_____

在内心深处，我经常有这种感觉：

_____

_____

我并不总是告诉别人我的感受，但我愿意：

_____

_____

我想让他们知道当我在哪种情况下会感觉受伤：

_____

_____

我小时候最想听到的三件事是：

_____

_____

当人们试图安慰或安抚我时，我觉得他们的行为很难让人相信，因为：

_____

_____

尽管我很想接受积极或良好的感受，但我不能，因为：

_____

_____

当我想知道其他人是如何做得这么出色时，我觉得：

_____

_____

我的内在小孩对我正在做的治愈工作会有这样的感觉：

_____

_____

我的内在小孩知道，我小时候发生的事情现在并没有发生，但这一部分仍然觉得：

_____

_____

接下来，请从你的成人角度来看下列问题。

我想我的内在小孩需要听到：

_____

_____

但我的成人部分觉得：

_____

_____

当我试图给我的内在小孩需要的东西时，我感到：

_____

_____

当我看到父母善待自己的孩子时，我学到了：

_____

_____

我可以善待自己的孩子及别人的孩子，但我无法把这种善意传递给我的内在小孩，因为：

_____

_____

我不能对我的内在小孩仁慈温和，因为大多数时候我觉得：

_____

_____

我很害怕，如果我开始与我的内在小孩沟通，这个受伤的部分就会：

_____

_____

我认为我的内在小孩所承载的最大情绪是：

_____

_____

因为有这种情绪，所以我的第一直觉是：

_____

_____

我想拥抱我的内在小孩，但我很抗拒，因为：

_____

_____

为了使我能够关注我的内在小孩，我首先需要：

_____

_____

有时，我通过以下方式妨碍自己的工作：

_____

今天我允许自己善待和爱护我的内在小孩。为了做到这一点，我需要告诉自己：

_____

_____

我知道可能需要一段时间才能与我的内在小孩建立联结，这让我感到：

_____

_____

当我苦于找不到对我的内在小孩说的话时，我需要记住：

_____

_____

我的内在小孩可能也需要听到我小时候需要听到的三件事，它们是：

_____

_____

如果我对我的内在小孩说这三件事，我的那个部分就会觉得：

_____

_____

我感到很感激，因为我是：

_____

_____

我的内在小孩现在感觉更好了，所以我的成人自我现在感觉：

_____

_____

我为自己做这项工作的每一天，我都觉得：

_____

_____

我想给我受伤的部分一些安慰，但我做不到，因为：

_____

_____

当我试图积极地安慰自己时，我感到：

_____

_____

没有人给过我需要的东西，所以我不知道如何去做：

_____

_____

当我对自己说安慰的话语时，我觉得自己是：

_____

_____

在我的生活中，我认为这三个人是我积极的、实用的成人榜样：

_____

_____

我之所以以他们为榜样，是因为他们具备以下特质：

_____

_____

我试图以他们为榜样，但我有时觉得：

_____

_____

我知道我受伤的部分需要听到我的声音，但我：

_____

_____

我有时会抵制与年幼的自己建立联结的冲动，因为：

_____

_____

我向自己和我的内在小孩承诺，每天我都会：

_____

_____

在你学习如何与你的内在小孩沟通时，记得要对自己温柔点，还要留意你的负责任的成人自我何时以及如何挺身而出。你一直在不断进步。你知道的比你想象的要多，你已经治愈的部分也比你知道的多。

第 9 章

情绪反应方式

身为成年人，我们会根据自出生以来的反应方式合集来应对各种情况。我们基于我们生活中成年人所示范的行为或我们自己的反应来发展这些反应方式。无论走到哪里，我们都与这些情绪反应方式相伴。其中有一些反应方式能帮助我们建立更好的人际关系，但有一些反应方式则会损害或破坏人际关系。

情绪反应方式分为两种，分别是冲动性反应方式（又被称为"受伤的情绪反应方式"）和功能性反应方式，它们混杂在我们的情绪反应方式合集中。有时，我们使用冲动性反应方式（比如，大喊大叫或指责）是比较容易的。因为当我们深感不安的时候，可以更容易、更迅速地运用愤怒的方式，而不是成熟地、负责任地谈论正在发生的事情。在其他时候，如果我们花点时间，就不难找到功能性反应方式（比如，尊重和讲道理）。当我们选择这种类型的反应方式时，可以尝试深呼吸，让自己情绪稳定。因为我们已经知道，当我们使用受伤的冲动性反应方式时，并不总是有好的结果。

冲动性反应方式

当我们受到刺激时，往往会产生"膝跳反应"。这些是我们迷失的内在小孩用来保护我们免受伤害的冲动性反应方式。尽管它们不能帮我们与他人建立健康的关系，但我们仍在坚持使用它们，因为我们对它们很熟悉。

练习 43：你的冲动性反应方式

现在，你已经知道当你被触发时最常用的 3~5 个冲动性反应方式了。如果你需要重温记忆，就请回顾你在"练习 1：你的冲动性反应方式"中的答案。

当你回顾这些反应方式时，请记住你起初使用它们的原因。也许是你看到一个家庭成员有这种反应，你便照做了；也许你只是觉得这样做是对的。

我最常用的 3~5 个冲动性反应方式是：

_____

_____

我最初使用这些功能性反应方式时，是处于_____（童年期/青春期/成年初期）。

我至今仍在使用这些冲动性反应方式，因为：

_____

_____

我坚持使用每一个冲动性反应方式，因为：

_____

_____

当我使用任何一个冲动性反应方式时，我感到：

_____

_____

今天，我的冲动性反应方式通过以下方式为我服务：

_____

_____

在应对这些人和情况时，我最常使用的冲动性反应方式是：

_____

_____

如果我不再使用我的冲动性反应方式，我就会觉得：

_____

_____

如果别人看到我的反应与平时不同，他们可能就会想：

_____

_____

我想放弃这些冲动性反应方式，我却紧紧抓住了它们，因为：

_____

_____

当我用冲动性反应方式回应时，通常会得到这样的结果：

_____

_____

总体来说，我现在仍然使用的冲动性反应方式给我的生活造成了
这样的后果：

_____

_____

在写下这些答案的过程中，我对自己的冲动性反应方式有了这样的了解：

_____

_____

这些冲动性反应方式_____（还在 / 不再）为我服务。

功能性反应方式

功能性反应方式能轻易表现出共情，以及对自己和他人的友善、慷慨。当你处于理智、心平气和、视野开阔的状态时，很容易使用这些功能性情绪反应方式；当你被触发或被激怒时，较难使用功能性反应方式。我们的本能倾向是冲动地做出反应，用我们知道的在过去有效的方式来保护自己，这往往是一种冲动性反应方式。你的反应方式合集中也存在着功能性反应方式，但你可能不清楚它们是什么。

练习 44：你的功能性反应方式

现在，你可能已经知道自己最常用的 3~5 个功能性反应方式了。如果你需要重温记忆，就请回顾你在"练习 2：你的功能性反应方式"中的答案。

当你回顾这些反应方式时，请记住你起初使用它们的原因。也许是你看到一个家庭成员有这种反应，你便照做了；也许你只是觉得这样做是对的。

根据下列问题逐一回忆你使用的每个功能性反应方式，并标记你当时是在童年期、青春期，还是在成年初期？

我最常用的 3~5 个功能性反应方式是：

_____

_____

我最初使用这些功能性反应方式时，是处于_____（童年期 / 青春期 / 成年初期）。

当我处于_____（情绪状态）时，我会采用这些功能性反应方式。

在我使用功能性反应方式时，我感到：

_____

_____

这些功能性反应方式使我能够通过以下方式拥有更好的生活：

_____

_____

我最常使用这些功能性反应方式来应对这些人和情况：

_____

_____

如果我一直使用功能性反应方式，我就会觉得：

_____

_____

如果别人看到我的反应与平时不同，他们可能就会想：

_____

_____

我想更多地使用这些功能性反应方式，但是：

_____

_____

总体来说，在以下情况下，我更容易使用功能性反应方式：

_____

_____

我曾使用过以下功能性反应方式：

_____

_____

我现在不再使用这些功能性反应方式了，因为：

_____

_____

我不再对这些人或在这些特定情况使用功能性反应方式：

_____

_____

因为：

_____

_____

我想继续开发和使用以下功能性反应方式：

_____

_____

在你度过的每一天，注意你会在何时感到平衡和踏实，你很可能就是在这些时候使用你的功能性反应方式。

第 10 章

触发因素

在第一部分中,你致力于识别你的一些触发因素。在本章中,你将深入了解是什么触发了你,以及你如何承认和治愈这种创伤。

是什么触发了你

我们都会因为遇到的某种情况或某种类型的人而感到恼怒、沮丧或触发情绪。例如,有些人不喜欢不被尊重,有些人不喜欢被忽视。下面的练习将帮助你更深入地探索你的触发因素。

练习 45:是什么触发了你

在下面的横线上写下触发你的情况和人的类型。你可能有多种触发因素,这很正常,把它们都写下来。

当有人对我_____(行为)时,我感到_____。

当_____(情况)时,我感到_____。

你内心的触发因素与其说是与对方或某种情况有关,不如说它代表了你未被治愈的部分。忍住责备对方或某些情况的冲动,看看你需要做什么来治愈你被触发的内心创伤。在你意识到这一点后,接下来想治愈什么创伤？

_____

_____

练习 46：温和地脱离触发因素

回忆你与他人和环境的互动，尤其是让你感觉不舒服却一直伴随着你的经历或情况。当你想起这种情况时，你有什么感受？

_____

_____

你的内在小孩被触发了吗？

_____

_____

如果你的内在小孩被触发了，那么他会用什么行为来进行回应？

_____

_____

通过完成以下的陈述，深入了解你与你的内在小孩的联结。

我的内在小孩在我处于以下状态时会出现：

_____

_____

我正在了解我的内在小孩的心声和感受，但我知道这是一项很艰难的任务，因为：

_____

_____

当我和以下人在一起或处于以下情况时，我的内在小孩就会被触发：

_____

_____

当我听到_____时，我的内在小孩就会感到：

_____

_____

关于这些人或情况，最近我的内在小孩感到：

_____

_____

当我告诉自己_____时，我会与我的内在小孩沟通并使其平静下来。

我现在能够观察到我对某种情况的反应，因为我是：

_____

_____

我开始学会在做错事情时不要自责，因为我现在意识到：

_____

_____

我知道我的内在小孩会在何时出现：

_____

_____

当我和这些人在一起时，我的内在小孩会感到害怕、沉默寡言，或大声喧哗：

_____

当我处于这种情况时，我的内在小孩会感到害怕、沉默寡言，或大声喧哗：

_____

_____

我的内在小孩不愿意放弃他的防御，因为：

_____

_____

有时我很难善待我的内在小孩，因为：

_____

_____

我总是在我的内在小孩做出冲动的决定后收拾残局，因此我感到：

_____

_____

练习 47：你的个人主题

每个人都有一个关于"我是谁"的主题。例如，有的人是救援者，有的人总是希望维护正义，有的人对别人的虚伪耿耿于怀，有的人不能容忍别人不尊重自己。你在自己身上看到了哪些主题？你不喜欢哪些行为，无论是针对你自己还是其他人？

我的个人主题是：

_____

_____

我不喜欢自己和别人的这些行为：

_____

_____

在你考虑你的主题时，它是否为你服务？还是你用它来为控制他人辩护以便让你感到更安全？抑或是把自己隐藏在主题后面，这样你就不必处理你真正的感受或解决自己内在的创伤了？写下你的想法：

_____

_____

第 11 章

治愈信重述

在第一部分中，你练习了给年幼的自己写治愈信。你可能会觉得写这些信很难，所以我在本章中加入了另一种方法。

治愈信 Mad Libs™[①] 风格

Mad Libs™ 是一种填空式的写作方式，能让你更轻松地构思治愈信。试试下面的模板，能让你的治愈信与众不同。

练习48：治愈信的 Mad Libs™ 风格

试着在下面的模板中填空，以年幼时的你的口吻给现在的你写一封信。开始通过建立联结和感受你受伤的时期发生的事情，记住你知道这一切，也曾经历过这一切（提示：不要过多地思考你的答案，只需与你受伤的部分建立联结，任它自由流淌）。采用现在时态进行书写，因为你的内在小孩认为创伤仍在发生，而且他被困住了。

---

① Mad Libs 可译为"疯狂填词"，是由企鹅兰登书屋（Penguin Random House，LLC）注册的商标。——译者注

致成年后的自己：

我现在感到非常_____。我生活中的人，特别是_____，最近一直在_____。我是_____岁，我大部分时间觉得_____和_____。

我试图_____，或告诉别人我的情况，但我感到_____，而他们往往只是_____。当我_____找不到合适的词，我就通过_____。有时我做_____和_____。其他时候，我做_____。我觉得_____，甚至觉得_____，但我只是试图保持_____。我需要告诉别人，我是_____。没有人给我_____。

这是我真正需要的东西。当这样的事情发生在家里或学校时，例如_____，我觉得_____。但其他人似乎都不_____。现在，我觉得_____。

年幼的我

现在，试着以你现在的口吻给年幼时的自己写一封回信。同样用现在时态来写，并确保写出你年幼自己所表达的所有情感痛苦。

致年幼的自己：

我知道你在大多数时候都觉得_____，而且这并不总是感觉_____。我想让你知道，我听到你说你感觉_____和_____。我想让你知道，你并不是_____。

当类似_____的事情发生在_____（地点／时间）或_____时，我知道你觉得_____。这一切非常_____，而且我知道有时你想_____。

我想让你知道，我看到了你的_____，而且我在这里支持你。我哪里都不会去，我们将通过这个_____。我也想让你知道，我正在学习_____。也在使用这些边界_____，以确保我们的所有部分都是安全的。

我知道，当你感觉到_____时，有时会通过_____来发泄，这会让你在短时间内感觉好一点和有些失控。但我正在学习新的、更健康的方式来感受安全感和控制感。通过运用这些边界，我可以帮助我们的所有部分在人际关系中感到安全和得到保护。我从未远离，我总是_____，为你服务。我们将一起变得更加强大，有一天你将不会感觉如此_____；有一天，你将作为一个成年人与我相整合，而且会感觉_____。我想让你知道并感觉到，我_____你，并为_____而待在你身边。

爱你的

成年后的自己

回顾治愈信

花点时间回顾你写的治愈信。你可能会发现这比你想象的更容易，或没有意识到自己此时此刻的情绪。在觉察到所有的感受和记忆都涌现出来后，许多人都会为此而感到惊讶。

这些填空式的书信可以作为一个指南，帮助你感受来信和回信的风格。你可以运用这个模板写一封年幼的自我给成年的自我的信，再创作一封形式自由的、意识流的信。你年幼的自我有大量的信息想与你分享，你能否对他仁慈、温和？毕竟这些年来，这个部分一直在努力保护你的安全。所有的情绪都被压抑了很久，需要被表达出来。现在是把它全部发泄出来的最佳时机。一旦你做到这一点，你就很可能会感觉更轻松、更好。

第 12 章

依赖共生

依赖共生是指个体对别人的关心、爱护和尊重胜过对待自己，是一种受伤的反应性方式，是其解决问题的适应性方式。这种关心或爱护别人胜过自己的想法听起来可能是利他主义的，尽管有时确实如此，但系统性地拒绝自我关怀和自爱，才是使依赖共生行为具有内在的破坏性的原因。

当孩子长大到可以看到、感知和感受到自己的世界，并有意识地与他的家庭融为一体时，他会通过自己的个性和情绪框架，以纯真和好奇心看待世界。家庭混乱和功能失调的儿童，在某种程度上大多如此，他们的个性会适应家庭环境。适应后的儿童会重新塑造自己，以适应功能失调的家庭动态，因为他们认为只有这么做，他们的情绪才能在混乱的环境中生存下来。他们审视现状，并意识到他们必须让它发挥作用。他们希望被爱，希望能在家庭中让情绪生存下去，希望每个人都能幸福。

依赖共生和关系

家庭中的长期压力会给孩子造成发展创伤，即所谓的依恋创伤。这种创伤可能会成为孩子日后患上各种精神、情绪和身体疾病的风险因素。儿童具有极强的复原力和反应能力，他们会学会如何适应并与其家庭系统的能量保持一致。他们会通过不断尝试和犯错，独立地找出他们对压力事件的反应，并试图为家庭营造正确的环境。他们利用适应能力、直觉、复原力、智慧和爱与恐惧的情绪来获得归属感和联结感。随着时间的推移，他们利用这些积累的知识来使自己在家庭中的角色发挥作用。在潜意识中，孩子们试图使功能失调的人恢复正常。

儿童还会观察他们父母的适应能力。例如，通过仔细观察母亲的行为，孩子学会了一种不健康的情绪表达方式。易受影响的孩子可能会学会如何愤怒，却不知道或不理解如何用健康的方式表达愤怒。又如，孩子可能会观察到父亲是如何选择被动、不设定边界，以及不表达自己的个人权力的。孩子学会了怀疑自然的感觉，并相信言语没有价值。每个家庭成员都在尽力而为，但每个人都在以一种潜意识中的、依赖共生的方式来宣泄自己未排解的情绪。

判断依赖共生行为

当我们评判某人在童年时学习了依赖共生行为并认为这种行为很糟糕时，就意味着这个人在年幼时因发展了这些技能而变得糟糕。这样的评判可能会导致他感到羞耻，但他在童年时已经尽力应对了。对于这个年幼的孩子来说，成为一个讨人喜欢的人（例如，因为看到父亲很受伤而努力帮助父亲，或在母亲大喊大叫时变得沉默寡言），是他此刻应该做的事情。这个孩子正在摸索一套复杂的受伤反应方式，以便在需要时使用。他会把这些反应方式带到他的成年生活中，并在成人关系出现同样的情景时使用。

将童年时期形成的依赖共生行为视为应对技巧，可以重塑这些行为，并消除了因为天真无邪而学会这些直觉和本能的羞耻感。将依赖共生行为视为技能，使我们能够以不同的方式来看待它们，以便我们可以创造一个新的、积极的叙述方式。我相信，当我们采取这种更积极的方法时，会给成人自我和年幼自我一种能动性，从而对这些适应性行为和感受做出选择。

成年人的依赖共生

当你使用依赖共生行为时，你会把他人卷入你未解决的问题中，形成一个永无止境的循环。在潜意识中，你在邀请他们重演你无人知晓的童年伤痛。当你通过让别人变得更好、更伟大，而自己变得更渺小，从而将自己的权力拱手相让时，你对自己的叙述就会演变成与你想象的、甚至想要的完全不同。

与其重演这出戏、被羞耻感笼罩，不如学习如何给予自己自爱和自我关怀，这才是摆脱依赖共生的解药。你无法通过责备自己做得更好让自己做得更好，你可以通过给自己仁慈、关爱、怜悯、关怀和理解来达到治愈的目的。关心和爱护自己，并设定边界，才能治愈依赖共生模式。

如果你有依赖共生行为，那么请善待你迷失的内在小孩，他从小就努力学习这些适应性技能。你的内在小孩需要听到并感受到你的同情。他需要知道，你尊重他创造受伤性反应方式的自主意识，以帮助你走出一个功能失调的家庭，并从另一面走出来。

祝贺你在幼年时为了在功能失调的环境中生存而开发的适应性技能。祝贺你学会了如何在情绪不稳定的环境中生存下来。看看你是如何在难以忍受的情况下，找出你需要做的事情的。现在，这不是对依赖共生的祝贺，而是对你在功能失调的环境中已经培养的生存技能的祝贺。我们要祝贺的是你正在努力治愈你的依赖共生模式，这样你就可以茁壮成长了。昔日的依赖共生模式曾为你提供了良好的服务，但今天它可能无法再为你提供良好的服务了。

在下面的故事中，贾斯帕通过使用受伤的反应性方式尽力去理解一个非常复杂的家庭动态。

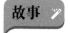

贾斯帕：认为自己是不值得爱的孩子

贾斯帕来找我，因为他不想再对妻子艾丽西亚撒谎了。他不明白为什么他一直对她撒"愚蠢的"小谎。他尝试了各种技巧（我称之为机械性干预），比如，他在说谎话的时候用橡皮筋勒住自己的手腕、贴上鼓舞人心的提醒等，但都没有起到任何效果。艾丽西亚被他多年来的谎言折磨得几近崩溃，他对此也是一筹莫展。他不想失去他的家庭，也不想让他的孩子们失望。我指导他完成了治愈过程，包括创建他的时间轴。

在贾斯帕的时间轴上，最突出的情感经历是在他六岁那年，他的父母离婚了，随后他的父亲搬了出去。此后，贾斯帕与他父亲的联系很少。之后，他的母亲再婚，继父取代了父亲的位置。从那时起，贾斯帕感到漫无目的，并在家里和学校都表现出了过激行为。他们家几乎每年都要搬家，所以他一直在换学校并试图结交新朋友。

当时的贾斯帕正处于学习如何融入社会、察言观色并适应新的环境的年纪。他慢慢掌握了依赖共生技能，即把自己变成他认为新朋友想要的样子，并只说他认为他们想听的话，这样他就会被喜欢和接受了。换句话说，他正在学习撒谎和逃避。在这一切背后，是他感到自己不值得、害怕、孤独。

12岁时，贾斯帕开始吸烟、喝酒，与不三不四的人混在一起，还从商店偷取小物品。尽管他试图表现得强硬、很合群，但他的内心却感到害怕和孤独。

他晚上会把头埋在枕头里哭，想停止这些行为并摆脱这样的循环，但他不知道该怎么做。最后，他的母亲受够了他的种种行为，刚上高中没多久，就把他送到他父亲那里了。

此时，贾斯帕已形成了许多受伤的反应方式。与此同时，他的某些部分也被父亲治愈了——父亲很想与他建立联结。不过，像大多数青少年一样，贾斯帕更渴望有更多的独立空间，不想与父亲有太多联结。

在贾斯帕回顾自己的时间轴时，他确定他的创伤年龄是六岁，即父母离婚那年。他记得自己曾想过，如果他这么容易被抛弃，那么他肯定不值得被爱。这段早期的叙述开始对他的自我意识的各个部分以及他看待生活的方式产生影响。他之所以对自己有这种错误的认识，是因为他父母的选择、他们处理离婚的方式，以及他们没有创造一种环境来帮助他从情感上理解所发生的一切。作为一个六岁的孩子，贾斯帕无法用语言将自己复杂的感受表达出来；但作为一个成年人，他很容易辨认出这种被遗弃和不值得被爱的感受。

内在小孩将受伤的依赖共生技能带到了成年，因为这就是内在小孩知道的方式。利用治愈过程，贾斯帕为自己和妻子设定了更强的边界。他学会了如何表达自己的感受，而不是回避。即使别人不喜欢他所说的话，他也学会了使用他的功能性反应方式来创造一个安全的地方，让他迷失的内在小孩与他的成人自我相整合。

现在，贾斯帕感觉自己更强大了，他开始重新评估他的人生选择。他不再对生活做出反应；他开始思考自己想做什么来创造他的生活。他不再撒谎，也不再回避对抗。他不喜欢对抗，但今天他知道，人们不会因为他说了实话就离开他。通过帮助他治愈他的内在小孩，他的所有部分现在都感到更加强大，他对自己的认识也更加清晰。

● ● ●

在你完成这部分的工作时，请思考你的创伤年龄和被带入成年的受伤的反应方式。回想你在童年时期的原生家庭中是如何适应情感生存的。要知道，你已经尽了最大努力，而且今天你可以选择治愈自己的方式，转变你过时的受伤反应。

练习49：依赖共生行为评估

以下是依赖共生的部分表现形式，请圈出你认同的或做的行为：

- 照顾他人；
- 为他人解决事情；
- 拯救他人；
- 用别人的问题来分散你的注意力，这样就不用看自己的问题了；
- 认为别人比自己好；
- 对自己说一些让自己沮丧的话；
- 把你的权力交给别人；
- 因为你感到紧张或不安全而编造关于别人的故事；
- 让别人来决定你的现实；
- 没有底线，以此来逃避责任；
- 不做选择，这样别人就不能说你做了一个"错误"的选择了；
- 表现得像个受害者，希望有人能拯救你；
- 表现得像个受害者，以获得关注；
- 试探别人是否在乎你；
- 控制他人或结果，以便让自己感到安全；
- 留在毒性关系中，因为你害怕改变；
- 避免设定任何边界，因为你不想让别人对你生气；
- 读懂他人的情绪，从而预测他们的需求，放弃你自己的需求；
- 为别人创造舒适的环境，而忽略自己的需要；
- 尽量做到完美，这样别人就不会看到你不喜欢自己的地方；
- 微笑着说一切都"很好"，以保持与他人的距离；

○ 当被问及一个直接的问题时，回避自己的真实想法；

○ 忽略自己想做的事，而屈从于别人的要求。

你是否看到这些依赖共生行为和你受伤的反应方式之间存在交叉？

请在下面的横线上写下你能在自己身上发现的这两者之间的联系：

_____

_____

完成以下关于你所确定的依赖共生行为的句子。

我相信我仍然有这样的反应，因为：

_____

_____

我今天仍然使用这些适应性技能，因为：

_____

_____

我在我的行为中看到的趋势是：

_____

_____

我对以下类型的人或情况的反应是依赖性行为：

_____

_____

当我还是个孩子时，我就学会了 / 我的父母向我灌输了这些扭曲的现实：

我通过这些伤害的扭曲的行为镜头来看待生活：

现在思考一下，你想如何治愈和改变你所发现的每一个依赖共生特质？

我想通过＿＿＿＿＿＿（做哪些事情），治愈和改变这些反应：

今后，你要在人际关系中留心观察自己。看看你在什么地方放弃了自己的权力，并把别人的愿望和需求置于你自己之上。观察你如何使用你在孩提时期学到的依赖共生技能，以及你如何在成人关系中应用这些技能。当你做本练习册时，你正在学习如何接纳你的感受和如何设定功能性的健康边界。通过使用这些新的功能性反应方式，你将摆脱依赖共生反应，发展更健康的人际关系。

第 13 章

关系圈

每个人都有自己的亲密伙伴和核心圈子，也有一些处于圈子边缘或圈外的人。我们本能地与一些人建立深厚的联系，与另一些人的关系则并不深入。我们与这些群体的自然联结，以及我们不同程度的亲密关系，让我们产生了归属感和联结感。

你的关系圈

有些人会在我们的核心圈待一辈子，有些人则只是路过。这种联结和断开的自然流动创造了丰富的生活经验。我们不是一成不变的存在，一直都在移动、变化、成长和进化。

我们的创伤有时会让我们选择某些人进入我们的内心世界，因为受伤的感觉会让他们觉得自己属于那里。随着治愈过程的推进，我们开始意识到其中一些人没有尊重我们，或者我们在情感上已经超越了他们。我们重新评估是否要把他们放在我们的核心圈子里。

下面的练习能帮助你评估谁在你的关系圈内，谁在你的关系圈外，并看看你是否需要做一些调整，以便让你的关系与现在的你保持一致。

练习50：你的关系圈

在这个练习中，你将建立一个朋友和家人的关系圈，这样你就可以准确地看到你的生活中拥有哪些人。你将能够看到你所拥有的充实的和满意的关系，以及有毒的或依赖共生的关系。先阅读本练习，再填写图 13–1 中的关系圈。

在圆圈的中间写上你的名字。在圈内写上你认为健康、互惠、尊重、对你有好处的朋友或家人的名字，以及你感觉良好的人。

在圈外，写下你生活中有毒的、不尊重你的、贪婪的人的名字；写下让你失望或不倾听你的人的名字；写下你觉得不亲近或迫不及待想要摆脱的人的名字，包括那些你觉得你必须适应或做出改变，这样他们才会喜欢或爱你的人，他们是与你有依赖共生关系的人。

你可能认识一些处于你的关系圈边缘的人。他们有时情绪稳定，你和他们在一起会感到很开心，但有时他们会很麻烦。你可能与这样的人结婚、合作、一起工作或为他们工作，他们还可能是你家庭中的一员。换句话说，就目前而言，你觉得和他们在一起很累，但你不会把他们放在你的关系圈中。那么，在圆圈的边缘写下他们的名字。

概括地说，在这个安全圈中，你可以做真实的自己，并有联结感和安全感；安全圈外是那些你需要为之改变自己的人，他们是有毒的并让你感受不到安全感的人；处于安全圈边缘的人有时对你来说是健康的，有时不是。

观察你的安全圈，注意谁在圈内、谁在圈外。注意你将生活中的人置于某处后产生的反应。你可能会惊讶地发现你所拥有的毒性关系或不令人满意的关系。只需观察你对这个练习的内心反应。

图 13-1　你的关系圈

　　有时人们想立即摆脱所有的毒性关系，但这个练习的目的并不是要"解雇"你的家人、伴侣、朋友或同事，而是要让你问问自己：为什么要保留那些毒性关系？为什么要一直忍受那些你明知对你没有好处的情况？你为什么让别人这样对待你？答案总是会回到未解决的情绪和未解决的、未愈合的创伤上，这些创伤会反映在我们的关系中。

　　如果你写下的许多名字都在你的安全圈的边缘或外面，那么你可能正在做我迈入治愈过程之前的事情。回顾《时间治愈自渡的人》一书的第 3 章内容，我维护了许多对我来说并不健康的友谊，要么是出于忠诚感，要么是因为我不想伤害这些人。随着我在情感上越来越健康，我意识到这些友谊对我不利，因为他们让我失望、沮丧。当我和他们相处时，我重演我以前的伤痛，我却不知道。我以为我很好、做得很好，但事实是，我一直把我的自主权交给他们。

许多人生活在由他们的情感创伤造成的错误信念中。他们没有意识到他们的伴侣或朋友情绪不佳。这对依赖共生者来说尤其如此，因为他们不断地把自己弯曲成椒盐卷饼的形状，以适应别人的实际情况。他们忽略了自己，也忽略了他们想要什么和需要什么。这就是依赖共生性强的人会吸引有毒的朋友和关系的原因。

练习 51：朋友和家人的安全圈回顾

再次审视你的安全圈。为了看得更深，请回答下列问题。

当我看着我的安全圈中的人时，我感到：

_____

_____

当我看着我的安全圈外的人时，我感到：

_____

_____

我的安全圈中的人大部分有这样的特质：

_____

_____

我的安全圈外的人大部分有这样的特质：

_____

_____

我觉得最亲近的、在他面前我可以做自己的人是：

_____

_____

我对我安全圈里的人感到安全，因为：

_____

_____

我无法在我的安全圈以外的人面前做自己，因为：

_____

_____

我曾试图修补与一些处于安全圈以外的人的关系，因为：

_____

_____

我没有试图修补我与一些安全圈以外的人的关系，因为：

_____

_____

我不想和以下人修复关系：

_____

_____

因为：

_____

_____

我不明白我为什么要与以下人保持联系：

_____

_____

我与那些我认为有毒的人保持关系，因为：

_____

_____

我无法放弃我对这些人的依赖共生行为，因为：

_____

_____

我与这些人保持联系，是因为他们对我了解很多：

_____

_____

接下来的陈述将带你深入了解具体的人际关系。

我希望我没有与以下人分享我的私人信息：

_____

_____

因为：

_____

_____

这些人未经我同意就和别人透露了我的私人信息：

_____

_____

而我现在觉得：

_____

_____

我以为通过与他们分享我的个人信息，就可以建立更紧密的联系；相反，它只是创造了：

_____

_____

我在这种关系中看到的趋势或模式是：

_____

_____

我意识到，我是想和这个人保持联系，但这并不是一种健康的关系。在我决定做什么之前，我会先审视内心，更好地理解以下内容：

_____

_____

_____

练习 52：你如何为他人改变自己

在这个练习中，你将探索如何为他人改变自己。想一个在你安全圈以外的人，他与你存在着毒性关系。思考你对这个人的了解，以及当你在他身边时，你是如何使自己变得渺小和低人一等的。完成以下关于此人的陈述。

我通常可以做我自己，除了以下情况：

_____

_____

当我和这个人在一起时，我经常：

_____

_____

我不对这个人说出真话，因为：

_____

_____

我的猜测是，当我在这个人身边时，我会改变自己，因为：

_____

_____

我曾试图在这个人身边做自己，但是：

_____

_____

更广泛地考虑一下你安全圈以外的人群，然后完成以下陈述。
当我和这些人在一起时：

_____

_____

我经常会：

_____

_____

当我和别人在一起时，我会改变或调整自己，因为：

_____

_____

当我为别人改变自己时，事后我会觉得：

____

____

别人告诉我，我在以下情况下会改变或采取不同的行动：

____

____

我很难接受别人的赞美，因为：

____

____

我也不知道为什么，我一直让这种人融入我的生活：

____

____

现在你会发现，一些尚未解决的情绪问题出现在你的成年生活和你与伴侣、朋友和同事的相处中。一旦你解决了自己的创伤并诚实地面对自己，你就能开始在其他人身上看到类似的模式：发脾气或噘嘴的老板、沉默寡言或消极攻击的伴侣，以及极度缺乏安全感、总是需要安慰的朋友。这些都是情感创伤如何在他人身上表现出来的例子。

思考一下你生活中的人所使用的情绪反应方式。注意你如何使自己适应他们受伤的内在小孩，你如何学会适应他们的伤害，你如何对他们的毒性或功能失调视而不见。为了培养一种功能性反应方式来应对这些人，看看你是否能在不改变自己的情况下，为他们受伤的部分提供帮助。你并不是无情，而是首先要尊重自己，并承认自己是如何通过改变自己来维持这段关系的。

你现在的优势是可以更清楚地看到这些伤痕，但你不能改变或控制其他人。那么，你能做什么？这就是同情心和边界设置的作用。如果你已经治愈了自己的情感创伤，就更容易对别人产生怜悯或同情。你富有同情心的一面就能够显现出来。你可以对别人产生共情，观察他们的处境。

当你看着他们愤怒、退缩、孤立、攻击或自残时，你可以伸出善意之手。这并不意味着你任由自己受到虐待或伤害。你仍然需要保护自己，并根据需要设定边界。在必要的时候说"不"，让别人知道你的感受。

> 善待你过去的阴影。
>
> ——唐·伯特牧师

练习53：你生活中有毒的人

请完成以下关于你生活中有毒的人（你安全圈之外的人）的陈述。

我猜我一直在寻找同一类有毒的人，因为：

_____

_____

我似乎总是和有毒的朋友约会或见面，正因为如此，我觉得：

_____

_____

我曾试图改变让有毒的人进入我的生活的模式，但我：

_____

_____

有时我会把有毒的人留在我的圈子里，因为这比以下事情容易：

_____

_____

我一直默许有毒的人对我说刻薄的话或不善待我，因为：

_____

_____

我可以接受保留一些我知道对我不利的朋友，因为我：

_____

_____

我周围的人告诉我，我一直在重复有毒的模式，这让我感到：

_____

_____

有时我希望我没有遇到这个人：

_____

_____

因为：

_____

_____

今天，我对我毒性关系所产生的洞见是：

_____

_____

我想原谅自己在关系上做出的错误选择，但是：

_____

_____

我对自己的这种想法阻碍了我继续前进：

_____

_____

如果我能这样做，我就会觉得我应该拥有更好的生活：

_____

_____

关于"我不值得拥有"的错觉来自：

_____

_____

今天我愿意（在自己的内心）象征性地把"我不值得拥有"的错觉还给：

_____

_____

我也愿意放弃"我不配拥有"的想法，因为：

_____

_____

我还愿意放弃"我不如别人"的想法，因为：

_____

_____

关于自己，以下三件事不再对我有益：

_____

_____

放弃这些关于自己的想法让我有点害怕，因为：

_____

_____

每当我不再抱有这些过时的自我观念时，我就会觉得：

_____

_____

我想象这种情绪自由的新鲜感给我带来以下感觉：

_____

_____

在以下情况，我更能感受到真实的自己：

_____

_____

深吸一口气，静静地倾听你的回答。当你准备好的时候，思考你现在对生活中有毒的人有哪些认识？你对这些关系有什么发现？记住，这个练习并不是让你因为新的认识而改变你的人际关系，而是让你审视内心，评估自己和自己的生活，并反思你希望你的生活是什么样子。

你正在做深入了解自己的工作。多年来，你一直想探讨这些问题，现在你终于做到了。慢慢来，不要着急，这项工作是为你自己而做，不是为了别人。

请记得，今天要对自己温柔点。

第 14 章

受伤的人找到受伤的人

我们经常会吸引那些能"镜映"我们的人以及与我们的创伤互补的人进入自己的生活。我们倾向于吸引那些带有我们所理解的创伤的情绪特征的人，也会被这样的人吸引。例如，一个带着受害者创伤的人会下意识地吸引那些带有施虐者创伤的人。尽管我们不会有意识地这样做，但这就是受伤的人找到其他受伤的人的意义。在人际关系中，我们的依赖共生创伤就是这样产生的。

你受伤的镜子

在本章中，你将探索你自己对那些反映你的创伤的人的吸引力。这些练习可能很有启发性，因为你将开始更清楚地意识到在你生命中出现的人是你的内在小孩受到创伤的结果。

练习 54：你受伤的镜子

确定你受伤的特征以及你吸引的人，因为他们是你受伤的镜子。完成下面的陈述。

尽管他们对我不好，但我还是喜欢这种类型的人：

_____

_____

因为当我在他们身边时，我会感觉到：

_____

_____

有人告诉我，当我和这种类型的人在一起时，我就会变得：

_____

_____

虽然我知道该怎么做、怎么和他们相处，但我也知道他们是：

_____

_____

我被有毒的或混乱的人吸引，因为他们让我想起：

_____

_____

当我和一个精力充沛、比生命更重要的人在一起时，我觉得：

_____

_____

当我和一个矜持、安静的人在一起时，我觉得：

_____

_____

我想和这种类型的人在一起：

_____

_____

因为这种类型的人代表了：

_____

_____

我希望与我约会的人身上具备这样的品质：

_____

_____

如果我没有找到具有这些品质的人，那么我通常会选择退而求其次：

_____

_____

我所有的朋友都告诉我，我需要停下来：

_____

_____

我觉得和这种类型的人在一起时，我可以做我自己：

_____

_____

我意识到我生命中的这两个人很相似：

_____

_____

当我和这两个人在一起时，我也会上演相同类型的剧情：

_____

_____

当我试图与这两个人设定边界时，我得到的反馈是：

_____

_____

我很难与一个将伤害镜映到我身上的人划清边界，因为：

_____

_____

和他们待在一起或把他们当作朋友会更容易，因为：

_____

_____

我发现了自己的这些模式和趋势：

_____

_____

为了转变和治愈这些模式，我需要这样做：

_____

_____

为了帮助我整合我刚刚学到的关于自己和人际关系的知识，我需要这样做：

_____

_____

当我过去设定边界时，对方会说服我放弃。我让这种情况发生，因为：

_____

_____

当我试图与别人设定边界时，对方会非常生气，而我则觉得：

_____

_____

如果我接触到我自己的感受，我就会觉得：

_____

_____

受伤的伴侣关系

情侣之间经常会重演他们受伤的场面，但如果你正在治愈你受伤的、迷失的内在小孩，而你的伴侣的创伤还在肆虐，那么会发生什么呢？遗憾的是，这种搭配比你想象的更常见。记住，你会无意识地吸引那些你想学习和探索的人，因此你受伤的自我会吸引那些与你的创伤交织在一起并与之对应的人。

你的伴侣可能没有与你相同类型的创伤，但它反映了你的创伤。他有你理解的情绪反应，你知道如何适应他以及如何让他适应你。

"我想我是娶了我的母亲/嫁给了我的父亲"这种说法就是这种情况。你知道如何与这种独特的个性组合进行互动和回应。你并不会有意识地去在寻找一个像你的父母那样的伴侣，但你能想到有人会一直在和"错误"类型的人约会或结婚。

一个人不自觉地吸引一个与他分歧最多的父母具有相同创伤和特征的伴侣是很常见的。这种现象与性别无关，在逻辑上也说不通，但这是一种方式，即受伤的内在小孩试图从功能失调的动态中治愈并继续前进。我们在潜意识中相信，如果我们和与父母类似的人在一起，我们的这部分就会成长和治愈，我们就可以从痛苦的"过山车"中走出来。紧张关系往往是在以下情况下出现的：一方正在治愈和成长，学习找到自己的声音并设定边界；另一方则想继续维持这种不正常的关系。

在任何关系中，即使是充满爱和功能性良好的关系，人们也会发现自己与伴侣情感的成熟阶段是不一致的。这是正常的，伴侣之间经常需要学习如何成功驾驭这些情感基准。当一个人在前进而另一个人重蹈覆辙时就可能会带来灾难，但这也可以为关系的成长和发展提供催化剂。

你不需要因为身处两地就离开你的伴侣。如果你正在治愈和成长，而你的伴侣想留在原地，那么你需要学习如何更有效地沟通。任何关系想要健康发展，都必须有良好的沟通。你必须能够表达自己的感受和内心的想法，从而让你的伴侣充分了解你的情感状况和需求。

当我和一个正在了解自己的人一起工作时，我经常会询问他的伴侣或家庭成员如何看待他的治愈工作。常见的答案是"他们不知道我来找你"或"他们知道我在这里，也同意这样做，但他们觉得自己不需要任何治疗"。换句话说，伴侣或家人可能是支持他的，但他们不想知道细节，或者认为自己没有任何问题需要解决。接受治疗的人可能会感到孤立无援——他正在努力了解自己，但在与他人的交往中，对方却对这段关系中不舒服的现实视而不见。

我不想谈论它

当人们开始做治愈工作时，他们有时会意识到他们在回避与伴侣沟通，因为他们的伴侣不愿意参与。他们知道伴侣的情绪按钮，努力避免惹怒对方。久而久之，这样的隐瞒是非常有害的，因为在这段关系中，真实情感的表达变得非常稀缺。

在我的实践中，当听伴侣双方说他们从未发生过任何争吵时，我会提高警惕，因为这意味着他们中的一方或双方都隐瞒了一些真相。只有让这些真相展示出来，才能使这段关系顺利发展。伴侣双方都在监控和调整自己，以避免冲突。这样一来，他们可以说服自己与对方的关系不错，因为他们没有争吵。然而，这种思维方式是不符合逻辑的；它是基于他们自身的情感创伤的。

通常情况下，**内在小孩的创伤会通过隐忍的行为表现出来**。迷失的内在小孩在成人关系中出现，并关闭或使用在童年时学到的回避行为，来作为应对不舒服情况的一种方式。通常情况下，一方或双方会对自己关于某一问题的感受做出价值判断，并认为"我知道如果我提出这个问题，我的伴侣就会说＿＿＿＿＿，然后我们就会再次陷入这种情况"。因此，他们认为沟通是徒劳的。通过回避，他们把这一锅沸腾的创伤感受放在了次要的位置。不幸的是，这口锅不需要太久就会突然升温，令感受沸腾起来。

关系中的回避强化了早期的创伤，伴侣双方最终延长了情感创伤的表达期。他们推迟了不可避免的谈话，当对话最终发生时，往往会演变成争吵，他们会说出互相伤害的话语。不过，**情绪不一定要以这种破坏性的方式表达出来**。

如果这就是你的创伤在你的关系中的表现，那么不妨回顾一下"受伤的伴侣关系"中的边界声明。你如何才能以充满爱的方式表达你的深层感受？下面是一些关于如何开始这些困难对话的例子：

- 有些话我想告诉你，但我很难开口；
- 我爱你，我想让你知道我一直在想的一件事；

● 我需要让你知道我一直在想的事情，现在方便吗？

使用这样的语言可以让倾听者知道你有重要的事情要谈，而且你在和他交谈时是经过深思熟虑的。对于大多数夫妻来说，这是一种完全不同的对话方式。虽然这种对话一开始听起来会很奇怪，但是就像任何新技能一样，做了几次后就会让你们感觉更舒服了。这么想吧，既然无论如何你与伴侣的交流方式都是无效的，那么尝试这种新方法又有什么损失呢？

为失去熟悉的事物而感到悲伤

随着治疗的推进，你可能会第一次发现，你的关系动态中存在着显而易见的不健康行为，包括来自伴侣的讽刺或贬低的评论，甚至是虐待。当你治愈你迷失的内在小孩时，你们关系的实际情况也将被揭示出来。这个实际情况可能是你迷失的内在小孩在欺骗你，让你以为他希望这段关系。

这种认识对大多数人来说非常困难。在我的职业生涯中，我曾与无数人坐在一起，这些人对自己关系的实际的情绪情况感到震惊——当然，这个实际情况一直都在那里，他们只是在治愈过程中看到了它。一旦他们醒悟过来并接受了这一实际情况，他们就开启了对失去的悲痛期。他们意识到，他们对这段关系的希望和梦想将永远不会成真。

精神病学家伊丽莎白·库伯勒-罗斯（Elisabeth Kübler-Ross）博士在她的著作《直到最后一课：生与死的学习》（*On Death and Dying*）中对这种经历做了著名的概述。她在该书中提出了关于悲伤和失去的五个阶段：

- 否认与自我封闭（我无法相信会发生这种事情）；
- 愤怒（发生这种事情让我非常生气）；
- 讨价还价（如果我这样做，情况就会发生好转）；
- 抑郁（发生这种事情让我感到很难过）；
- 接受（我开始明白这确实发生了，我正在学习接受这个新的现实）。

处于悲痛中的人会在这些阶段徘徊，直到他们解决与失去有关的复杂感受。当我的父母去世时，我有时会在同一天经历三个或更多的阶段，而且在一天中多次出现。对我来说，这些阶段就像星星的五个点。我在一天之内从一个阶段跳到另一个阶段。

（如果你正在经历失去，无论是你关系的失去还是失去所爱的人，那么你都要知道你并不孤单，外界会帮助你。不要试图让自己变得坚强以渡过难关，总有受过专门训练的人可以为你创造一个安全的地方，让你在这个痛苦的过渡时期休息、更新和恢复。）

在伴侣关系（尤其是长期伴侣关系）的生命周期中，经历悲伤和失去的时期是很自然的。如果你对自己有更多的了解，并认识到这段关系不再适合你，那么现在是时候与自己的感受建立联系，并找到自己的声音。如果你发现自己处于这种情况，那么你可以通过学习表达，向你的伴侣表达边界。

悲伤和边界声明

标出你希望能够说出的边界声明：

- 我为你为什么不再与我分享你正在做的事和感兴趣的事而感到困惑；

- 即使你坐在我旁边，你也在玩手机，对此我感到很恼火；

- 当你不注意我或不关心我的情况时，我感到孤独和被孤立；

- 我爱你，对你有承诺，但我怀念我们之前的亲密关系；

- 当你对我感兴趣和喜欢的事情冷嘲热讽时，我感到很受伤；

- 当我一次又一次地请求你帮我照顾孩子，但你却不帮我时，我感到很生气；

- 当我们谈话时，你说我们会努力解决我们的问题，你却从来没有抽出时间来做，我感到很沮丧。

这些边界声明是否反映出了你的失去感？标记出那些你想自己练习并在独处时大声说出来的声明，从而习惯说出你的真相。你的失去需要得到尊重和表达，这样你才能从失去中继续前进。

在你知道你对这种情况的感受之前，你无法对下一步做出任何决定。如果你感到情绪高涨或你的感觉被蒙蔽，那么现在不是做重大生活决定的时候。给自己一点时间，治愈自己。在你进入下一次冒险之前，给自己一份关于时间、治愈和视角的礼物。你已经在这段旅程中走过了漫漫长路，因此你不需要急于做出任何结论。

第 15 章

关系转变

当你花时间治愈你迷失的内在小孩时，你主要的家人、朋友和同事可能都会注意到你的一些不同之处，但他们无法确定是什么。你的外表和行为都是一样的，但已经有一些东西在改变了。现在的情况是，你正在由内而外地被治愈。

从本质上讲，当你进行这项工作时，你是在从内部进行改造，有时外表也会发生变化。我经常希望能给一个刚开始接受治疗的人拍一张"之前"的照片，并在治疗结束后拍一张"之后"的照片。对比这两张照片，你一定会看到，他们的面容变得更加开朗，眼神更加柔和，笑容也更加满足。他们在努力与真实的自我建立联结之后获得一种深深的平静感。

这种转变发生在一个深层的、潜意识的、能量的层面。你的内心正在发生非常微妙的转变，你可能不会有意识地发现这一点。然而，其他人会看到并感觉到你负责任的成人自我的出现。

例如，当一个人治愈了自己被虐待的历史，并通过设定便捷开始有更强的自我意识时，他将不再携带受害者的能量，而是会把自己内部的真实的自我转变为胜利者。这创造了一种完全不同的自我关系，并改变了他与他人的关系。将这种从受害者到胜利者的想法向前推进，我们可以想象，通过设置更强的内部和外部边界，这个人将会更多地说"不"。他将不太可能屈服于别人的要求，或者至少他会考虑自己不想做什么事情。他甚至可能开始以不同的方式走路，或举止更自信。当其他人看到他发生变化时，可能无法确定到底是什么发生了改变。如果你正在经历这样的事情，那么你可能会听到别人问你是否还好，或者问你发生了什么他们不知道的事情。

回顾我的故事，以及我在早期与我的父亲相处的挑战。当我在20多岁开始接受治疗时就把愤怒压下去了，但我并没有这样看待自己。我内心对自己的看法是，我是开放的、善于沟通的，但我并没有做好这两点，

> 讽刺是愤怒的语言。它有一丁点的真实性，还有尖锐的怨恨。

我只是认为我自己是罢了。我不能承认自己的愤怒，也不想让我周围的人看到我的真实感受。在我的治愈过程中，我和我的治疗师一起做了很多工作，但没有和我的父亲一起。随着时间的推移，当我越来越自爱和尊重自己时，也越来越爱和尊重我的父亲，我和他的关系也变得柔软，我们之间的联结也更加紧密。我也变得更加理智，不再讽刺挖苦或消极攻击。

我和我的父亲之间的关系转变发生在我的内心深处，是由内而外的蜕变。我并不指望他来修复我，让我们的关系变得更好。我必须先让自己做得更好，这样我们的关系才能获得改善和发展。值得庆幸的是，这些的确随着时间的推移真真切切地发生了。

我的感觉是，我的父亲能感觉到我的转变。我对他不再带着愤怒和怨恨。我首先感受到的是对自己的爱和尊重，我不再因为任何事情而责怪他。我能够看到他的全部——他的痛苦、他的恐惧，还有他的勇气。我相信，当我们在内心做这项工作时，我们就会在能量上改变自己与他人的情感关系。

直到后来，我才和我父亲谈起我自己的治疗工作。不过那时，我们的关系已经愈合到我不需要说什么的程度；我们只是感觉并且知道关系有所改善并得到治愈。因为我学会了爱和尊重自己，反过来也能够爱和尊重他，我治愈并拥抱了自己身上所有与他相似的部分，以及我曾经怨恨的部分。

> 自我肯定：我值得去爱，去赞扬，去尊重我的感受，去克服我内在的小孩的创伤。

转变你的关系

爱你和尊重你的人会注意和欣赏你的努力，在生活中给予你更多的信任。要知道，随着你的成长和发展，他们可能会与你一起成长，对你们的关系报以这

> 练习站起来，说出你的真相。

种意图和希望。不过，并不总是这样的，你不要把你的意图和希望扩展到别人身上——并不是每个人都准备好了要发生转变，你生活中的一些人可能不会对你的转变做出善意的回应。请记住，**你在改变，并不意味着别人也会改变**。

练习55：转变你的关系

我想改变我生活中的这种或这些关系：

_____

_____

为了治愈这种关系，我需要在这方面下功夫：

_____

_____

为了转变这种关系，到目前为止，我已经做了这些事情：

_____

_____

我很想放弃修复这段关系，因为：

_____

_____

我对对方怀有这些怨恨：

_____

_____

这就是我对这种情况的感受：

_____

_____

我想让这段关系感觉更好，因为：

_____

_____

我想通过做这些事情来善待自己：

_____

_____

第 16 章

创造更深的、更安全的联结

转变是一个缓慢而温和的过程，你不需要对生活进行大刀阔斧的改造。这种方式类似于危机应对行为，你可能已经在你的原生家庭中学到了这一点。**你一直在学习的治愈过程，是对你自己的一种温和展开。** 你将认识到你的创伤是如何在你的人际关系中显示出来的，你将看到自己过去是如何通过变得高大和声音变大来回应，或使自己变得渺小、变得隐形的。

你的安全联结

注意你在哪里建立了安全的联结，在哪里的联结让你感觉平等、理性和获得滋养。现在，请回顾那些让你感觉联结不平衡、让你对自己或联结感觉不好的地方。这能帮助你观察你与自己和他人的互动，以及你在哪里使用了你所学到的反应方式。这与判断无关，而是使用你的辨别力来确定你的角色是创造者还是反应者。注意你在哪些地方做得很好、保持了理性，在哪些地方与你的功能性反应方式存在一些差距。

> 没有人可以在未经你同意的情况下让你感到自卑。
>
> ——埃莉诺·罗斯福
> （Eleanor Roosevelt）

练习56：建立更深的联结

这个练习以"练习51：你的关系圈"为基础。你将探索你对建立更深层次的联结的抵触情绪，这将帮助你最终软化并打开你想拥有的人际关系。

完成以下陈述，能帮助你了解你为什么不让你的内心圈子的人走近。

我希望与我圈子里的人感到更亲近、更敞开心扉，但是：

_____

_____

我很难敞开我的心扉，因为：

_____

_____

我想对安全的人更真诚和开放，但是：

_____

_____

当我试图深入自己的内心并敞开心扉时，我开始感到：

_____

_____

当我向那些对我来说安全的人敞开自己时，我常常感到：

_____

_____

我看到别人在我面前很脆弱，但我无法与他们深入交往，因为：

_____

_____

在我的安全圈里，当我试图与_____（某个人）深入交往时，我经常感到他不愿意向我敞开心扉。

我的安全圈里的朋友对我了解很多，但他们不知道这些：

_____

_____

我不想与我的安全圈的朋友分享私人信息，因为：

_____

_____

我希望能与安全圈里的这位朋友走得更近：

_____

_____

我不愿意与安全圈里的这位朋友建立更深的关系，因为：

_____

_____

我注意到，当我向朋友敞开心扉时，他们往往会：

_____

_____

当朋友们不回应我敞开的心扉时，我觉得：

_____

_____

为了使我的友谊达到更深的层次，我需要：

我不想要更多的朋友；我只想要一个亲密的朋友圈，圈中有：

在我的圈子之外，我想更好地了解的安全的人是：

我能感觉到这个人：

我的圈子之外的人想要更多，但我觉得：

第 17 章

树立更积极的人生观

你正在与你真实的自我重新联结，它一直存在于你内心的平静和明智的地方。它被别人投射到你身上的错误信念和你自己对情况的误解所掩盖。你正在学习如何鼓励积极的自我对话和促进真实的自我站出来并茁壮成长。

消极的自我谈话

语言的力量是巨大的，尤其是那些我们用来贬低自己或提升自己的话语。我们往往没有意识到，每天有多少次在不自觉地纠正或批评自己。我们会不自觉地进行消极的自我谈话。

练习 57: 树立更积极的人生观

看看你是否能平息你内心的负面声音，并从自身做起，成为你想看到的世界的改变者。这个练习将帮助你在内心世界树立更积极的人生观。首先，你要认识并写下你告诉自己的消极想法，然后你将开始创造更多积极的想法。

完成以下陈述。

以下是我经常告诉自己的消极想法：

_____

_____

我不认为我可以阻止我的消极想法，因为：

_____

_____

我告诉自己，我之所以产生消极的想法，是因为以下事情的发生强化了我的想法：

_____

_____

放弃我是_____的消极想法是困难的，因为：

_____

_____

我将尝试暂停我的消极想法。要做到这一点，我需要：

_____

_____

我知道我的消极想法对我没有帮助，但如果我让它们消失，就会：

_____

_____

对我有这些消极想法感到震惊的人有：

_____

_____

我知道我生活中的其他人不会把我看成一个坏人，但是：

_____

_____

今天我想在别人眼中拥有积极的自我对话，但是：

_____

_____

我认为我可以中和这些消极的想法：

_____

_____

为了继续前进，我允许自己原谅自己的事情是：

_____

_____

今天，我将对自己说这三件积极的事情：

_____

_____

当我对自己有好的看法时，我会觉得：

_____

_____

别人发现我对自己的感觉更好，因为他们看到我：

_____

_____

我认为我可以一直对自己说积极的话，只要我：

_____

_____

我想对自己做出承诺，让自己变得更积极，因为：

_____

_____

如果你发现自己很难说出关于自己的任何积极的话，那么看看你是否可以暂时中和一下消极的想法。例如，我过去常说"我很笨、我是个白痴"，现在我说对自己说"我已经尽力了，但我并不完美。我是个不错的人，只是我还没有完全做到"。

渺小或强大

当你治愈自己时，你可能不再适合你过时的模式。你正在变得强大，而不是变得渺小，你不能再为了适应旧的思维和感觉方式而让自己渺小。就像你已经穿不进去的毛衣一样，你不再适合那些不再为你服务的人际关系。你可以让自己变得渺小以适应别人的世界，但很难舒适地待在那里。

随着治愈过程的推进，你的意识、视角和认识都在拓宽，你现在看到和知道的东西比以前多得多，而且你不可能不看到这些，你也在感受更多的感情，这是这个过程的自然结果。也许你已经很久没有这些感觉了。你正在为与自己和他人互动的新方式做准备，并且正在挖掘你曾经所掩盖的感受。

练习 58: 感觉渺小或强大

在之前的练习中，你思考并写下了很多关于你人际关系的内容。回想那些内容，然后完成下面有关感觉渺小的陈述。

我学会了如何让自己变得渺小和无形，我不想说出我的真实想法，也感受不到自己的力量，因为：

_____

_____

我让自己在这个人面前变得渺小，因为如果我不这样做，他们就会这样做：

_____

_____

当我变得更强大、更自我时，他们的反应是：

_____

_____

我需要和这个人保持距离，因为：

_____

_____

我学会了如何让自己变得渺小和无形，因为：

_____

_____

当我变得渺小时，我周围的人就会提醒我：

_____

_____

我在这个人身边变得渺小，但如果我不这样做，我就会有这样的感觉：

_____

_____

我想把这些人留在我的生活中，因为：

_____

_____

接下来的陈述，是关于感觉强大的。

当我和这些人在一起时，我感到自己变得更强大、更宽广，并能说出我的真实想法，做一个真实的人：

_____

_____

我和这个人在一起时感觉强大，因为他对我有这种感觉：

_____

_____

当这个人看到我是我自己时，我觉得：

_____

_____

我知道我可以和这个人一起做自己，因为他是：

_____

_____

其他能让我感觉强大并做自己的人还有：

_____

_____

我觉得在这种情况下，我可以做真实的自己：

_____

_____

我重视与真实的人建立联结，因为我觉得：

_____

_____

留意我在填写这些陈述时的感受或觉察，我对我圈子里的人有这样的看法：

_____

_____

第 18 章

讲故事：事实或虚构

当我们感到紧张或缺乏安全感从而想让自己更有控制感时，往往会在脑海中编造别人对自己的看法或感受以填补空白，进而让自己知道人对自己的看法和即将发生的事情，这个过程被称为讲故事、读心术或算命。这种恐惧或不安全感的投射来自未治愈的地方，通过给自己讲故事，我们试图让自己感觉更安全、更强大、更有控制力。

讲故事通常发生在儿童时期，当儿童的需求没有得到满足或儿童在某种程度上受到伤害、迷惑或侵犯时，这种创伤会发展出一个触发因素，导致迷失的内在小孩开始根据这种原始的创伤和他自己的恐惧编造故事。随着时间的推移，当内在小孩被触发时，他们会继续编造同样的故事。然而，这些神奇的故事非但没有让事情变得更好，反而让事情变得更糟。讲故事的人开始相信他们对自己、对别人或对某种情况的最强烈的恐惧。讲故事的根源在于不安全感和焦虑、不相信自己或别人，并带着恐惧或担忧。举例如下。

- 我不认为她喜欢我。
- 为什么他没有回我的短信？
- 她一定认为我很傻。
- 我认为他不喜欢我。
- 我打赌我得了我从书上看到的那种病。
- 如果这一切都发生了、一切都出了问题可怎么办？

这些都是人们为了填补空白而编造的故事的例子。这些故事中大多含有大量的虚构和少量的事实。他们利用少量信息，推断出一个符合他们的恐惧和不安全感的故事。

编造故事

人们通常是知道自己在编故事的，却很难停下来，因为这些故事满足了他们想要完成故事的心理。人们的头脑喜欢整齐划一的东西，而编造故事是一种让大脑放心的方式，它知道发生了什么。焦虑在创造"如果"情景中也起到了重要作用，举例如下。

- 如果我没有升职怎么办？
- 如果这个病真的很严重怎么办？
- 如果我不能去度假怎么办？

如果你是一个像这样的讲故事的人，那么建立对自己和他人的信任对于治愈这部分创伤和停止内部的创伤的叙述会很有帮助。

假设你给一位朋友发信息，他却没有像平时那样快速回复，你便开始编造他没有回复你的原因。你想知道他发生了什么事，并假设他一切正常。过了一段时间后，你开始为你的朋友担心。如果你没有安全感，你就会开始编造故事：他在生我的气吗？我做了什么？也许是因为我没有说我想要和他一起走。也许是因为他并不真正喜欢我。我知道这是因为有一天我说我不喜欢他穿的那件衣服。

人们也会根据他们所担心的情况给自己讲故事。假设你注意到了你有消化方面的问题。然后你想起一个朋友最近谈到有人得了一种非常严重的疾病，起因是胃痛，那么此时你可能会开始讲述你自己的问题。如果你容易担心，你的故事就会发展成一种全面的恐惧，担心自己得了朋友所说的那种病。你开始根据需要填补空白，使你编造的故事与这种疾病的样子和感觉相吻合。现在，你开始相信这个故事了。你在网上研究了这种疾病，并注意到症状越来越严重。于是，你很害怕，去看了医生。他告诉你你很好，你只是吃了一些让你胀气的东西……我们固然需要倾听身体的反馈，尊重我们收到的来自身体的信号，但你从这个例子也可以看到"如果"是如何迅速失控的。

我听过很多人为自己或某种情况编造的超级恐怖的故事。他们把自己搞得焦头烂额，因为他们说服自己，认为他们在头脑中创造的虚构故事是真实的。这种讲故事的方式被称为"灾难化"或"夸大其词"，每个人都曾在生活中这样做过。你可以看到讲故事会如何影响我们的心情，并毁掉一个非常愉快的日子。

要想停止讲故事，你就需要在头脑中采取一些简单的步骤，但与编造故事相比，这要难得多。

回顾前文中关于你的朋友不回你信息的例子，下面是另一个结果。

如果你注意到你的朋友没有像平时那样迅速回复你，那么你在心里记下这件事。过一会儿，留意你是否开始编造故事。如果是，就问问自己，这个故事是事实还是虚构的。告诉自己："我所知道的是，我发信息给他，他会在方便的时候给我回复的。"如果讲故事的情况仍在继续并涌现出了恐惧感，就请深呼吸，然后告诉自己："我知道我们上次聊天时聊得很愉快，我们之间一切都很好。当他有时间时，自然会给我回复的，我相信他。"你所做的就是用一系列已知的事实来安慰自己。你正在回顾你与他上次的互动，提醒自己你们之间的友谊和联结的质量和深度。你让自己平静下来，并提醒自己你知道什么是真实的，这样你就不会因为担心而编造虚构的故事了。

我知道这听起来很容易，但很难做到。人们往往都没有耐心，希望迅速得到答案和回应。这种不耐烦与不安全感、忧虑、控制和信任问题一起出现，为讲故事创造了一个完美的契机。

练习59：你是一个讲故事的人吗

我们经常给自己讲故事，因为我们想感受到控制感。在这个练习中，你将确定你在何时编造故事，以及编造的是关于谁的故事。完成下列陈述。

我最常对自己说的故事是，我是：

_____

_____

我最常编造的故事是关于这个人的：

_____

_____

因为：

_____

_____

我编造故事是因为我对这段关系有这种感觉：

_____

_____

我知道我编造了这些故事，但我无法停止，因为：

_____

_____

在我编造故事时，我觉得我在：

_____

_____

如果我不再给自己讲这些故事，我就会觉得：

_____

_____

我想有控制感，想知道别人发生了什么。这与我儿时的这种感觉
有关：

_____

_____

我经常给自己讲"如果"的故事，尤其是关于：

_____

_____

我可能在小时候就开始编这样的故事，当时发生了这种情况：

_____

_____

我知道我的内在小孩需要听我讲这些故事，以帮助我平静下来：

_____

_____

在这种情况下，我往往会编造故事：

_____

_____

我很难只根据事实来思考，因为我想编造故事，我这么做的原因是：

_____

_____

当我想让自己冷静下来、相信事情会得到解决时，我会通过对自己这样说来取代编造故事：

_____

_____

第 19 章

羞耻

　　我们因做错事而感到羞耻是情感生活的一个自然部分。羞耻感在社会和生活中起到了一定的作用，而且我们一生都会经历这种感受。如果羞耻感发生在儿童时期而且没有和现实情况联系起来，迷失的内在小孩就会将这种羞耻感带到成年。羞耻感来自儿童或青少年自己所做的行为，或别人对他们所做的行为。通常情况下，孩子会将他们的身份或自我价值与他们所做的或对他们所做的可耻的事情合并起来。当这种情况发生时，羞耻感就会变得有毒，这就是"羞耻怪兽"的起源。

　　当我们偏离了我们所知的正确道路时，健康的羞耻感能帮助我们重新定位自己。当我们观察并尊重羞耻感时，我们可以审视自己的感受、原谅自己，并继续前进。当我们被羞耻感淹没、无法原谅自己、无法摆脱羞耻感时，就会发展成有毒的羞耻感（即人们紧紧抓住自己的羞耻感，产生无价值感）。辨别真实的自我会变得非常困难，因为有毒的羞耻感是如此显著。

　　羞耻和内疚是两种不同的情绪。羞耻是我们对自己的一种感觉（比如"我本身就是个错误"），而内疚是对某种情况的感觉（比如"我犯了一个错误"）。健康的羞耻感是指我们对自己所做的事情感到羞耻，因为根据社会标准，我们知道自己做错了，我们会感到羞耻，我们对自己的选择感到难过，而且我们中的大多数人会在此时试图弥补。不健康的或有毒的羞耻感是指我们认为我们的错误选择说明了我们是一个怎样的人。我们会将这一经历个人化，并深深地接受它，而不是仅仅将这个选择视为一个错误。

"羞耻怪兽"的阴影

在人们透露了一个可耻的秘密后，有时会感到过度暴露和悔恨。我曾经遇到过一些坚强、聪明的人，他们在告诉我他们感到羞耻的事情时非常紧张，以至于他们差点在我的办公室里晕倒。实际情况是，他们担心的不是我，而是他们自己。无论他们做了什么、想了什么，他们都不想大声承认，因为他们对此感到羞耻。他们不想看，也不想把它透露给别人。

尽管如此，与治疗师合作的一大优势是，由一个不带偏见的人来倾听你的心声。当别人真正听到了你的情感真相时，深层的治愈就会发生，你将开始放下部分负担。当你谈论你不引以为豪的事情并把这个真相带出阴影时，你就开始与你的那段历史建立起关系。羞耻感不再隐藏在阴影中，让你在凌晨两点从梦中惊醒。使用治愈过程来处理你的问题，会给你提供许多与内在小孩治疗师或依恋创伤治疗师相同的练习。

在你做这项工作的时候，给自己一份礼物，原谅自己曾经所做的选择。尽管这些选择的结果并不理想，但你很可能是怀着良好的愿望出发，在这个过程中发生了一些事，让整件事发生了变化，这是生活的正常部分。**与你身边的人分享你的故事可能非常有力量，可以把你的内心带**

> 一旦我们把羞耻心暴露在阳光下，我们所赋予它的力量就会消失。

到更深层次的治愈，并与你的朋友建立更深层次的联结。这与去看治疗师不一样，但当别人成为你的故事的见证者时，治愈就会发生。

要小心与人分享你的羞耻感。你需要试着辨别他是否能在情感上为你的脆弱性保留空间。

我们对别人所做的或别人对我们所做的冒犯行为是不容易获得治愈的，甚至难以释怀。如果你是这种情况，就可能需要为这些选择向自己或他人做出补偿，以弥补自己或他人的这些选择。现实是，每个人都会犯错，每个人都是不完美的。

练习 60：暴露羞耻的阴影

这个练习将帮助你受伤的部分找到勇气，进入羞耻的阴影，看看那些使你痛苦的事情。在这个练习中，要对自己温柔一些。如果你还没有准备好去看某件羞耻的事情，就不必在这本练习册上写你的回答。

如果条件允许，就请找一个安静的空间做这个练习。记住，一定要温柔地对待自己。

完成下面的陈述。

有一件事让我感到羞耻，我已经耿耿于怀了很久，大概____年。

我希望我能够放下这段羞耻的记忆。我试着做了以下事情，这样我就不必思考这个问题了：

_____

_____

每当这种羞耻感浮现在我的脑海中时，我就会立即感到：

_____

_____

我曾多次回顾这一事件，希望自己能做出其他选择，但这一切只
会让我感到：

_____

_____

在这种羞耻感面前，我感到非常孤独，如果别人知道我所做的事
情或我现在的感受，他们就会：

_____

_____

我的羞耻感涉及他人，他让我保守秘密，因此我感到：

_____

_____

我想把这种羞耻感告诉我生活中的其他人，但我担心如果我告诉
他们，他们就会：

_____

_____

我有时认为我是唯一做过这种事的人：

_____

_____

我需要告诉自己的是，我所感到羞耻的是：

_____

_____

每一天，我都可以通过各种方式，抱持和尊重我感到羞耻的这部分：

_____

_____

我知道，今天我不会做出同样的选择。我相信，无论出于什么原因，我所做的事情在当时似乎都是最好的选择。以下是令我很难（或很容易）接受的原因：

_____

_____

我曾分享过我的羞耻秘密，但并不顺利，我现在意识到：

_____

_____

我将尝试每天从小事上原谅自己在过去所想或所做的事情。我可以通过以下方式做到这一点：

_____

_____

如果我不能放下这种羞耻感，就一定会去看治疗师，这样我就不用再背负这个负担了。以下是我的承诺：

_____

_____

我知道，进入羞耻的阴影中并不是一项容易的任务。不过，通过练习你会发现，你越是承认那些令你感到羞耻的事情，并与之互动，它们对你的影响力就越小。

对你来说，审视那些令你感到羞耻的事情有什么感觉？如果你愿意，那么你可以经常回来做这个练习。

第20章

说出你的真相

许多人不说真相，因为他们认为如果他们这样做，别人就可能无法接受。他们替别人决定他们是否能接受真相，而不是相信对方能独立思考并决定他们如何处理他们听到的真相。人们不说真相的其他原因是，他们觉得自己不够坚强，不认为自己有权利这样做，或在过去说出真相时被忽视了。人们扼杀自己的感受有很多原因，但他们最终只会伤害自己。

使用"我"声明

使用"我"声明，表达了你对某人所说的或所做的反应的感觉。这些声明不是指责或羞辱他人，而是用来表达你的一种感觉，并指出对方的某种行为。当你以一种坦诚沟通的方式进行沟通时，你就能向对方表达你的感受并尊重自己，而不是产生封闭的防御心理。

举一个指责对方、谈论对方行为，而不是说出自己的感觉的例子："我觉得你在操纵我！不要再操纵我了！"这样的说法并不有助于公开交流，因为它是一种指责、沮丧和愤怒的表达。这种说法会形成一堵防御性的话语墙，对方听到这些话后很有可能会产生强烈的抵触心理。

再举一个表达和命名感受并明确指出对方的行为的例子："我感到受伤和不被尊重，是因为有时你对我说一些刻薄的话。此外，当你纠正我的语言时，你似乎在试图让我相信我是错的。以后，我需要你_____（某种行为）。"

看到区别了吗？第一个例子会让你陷入对骂或防御性对话，第二个例子则表达了你的感受，并说出了你所指的对方的行为，然后陈述你需要对方做什么。

自我肯定：我是一个不断进步的人，我每天都在变得更强大、拥有我的力量、感受我的价值、说出我的真实想法，更加爱护和尊重自己。

顺便提一下，我们经常能听到这样的表达："他让我有这样的感受。"这种说法将我们的感受归咎于他人，这使我们处于受害者的地位。现实情况是，其他人不能让我们有某种感受。我们的感受是一种对外界刺激反应的情绪。**我们要对自己的感受负责，对我们如何对待这些感受以及如何表达这些感受负责。**

练习 61: 使用"我"声明来表达你的真相

这个练习将帮助你与你想说但一直不愿意说的真相联系起来。参考表 20-1 中列出的感受词，练习写出"我"声明来表达你对某件事的感受。尽力为每个陈述选择准确的、合适的感觉词（注意，"好的"和"我很好"并没有被列在此表中。如果你需要更多的感受词，请参阅《时间治愈自渡的人》一书的"附录 A：感受词表"）。

表 20-1   感受词短名单

害怕	咄咄逼人	生气	愤怒	不知所措
好奇	谨慎	胡诌	幸福	郁闷

续前表

厌烦	平静	自信	困惑	崩溃
欣喜	坚决	沮丧	不赞成	失望
苦恼	狂喜	愤怒	羡慕	恼怒
疲惫	可怕	受惊	失落	悲痛欲绝
敏感	快乐	伤害	愚蠢	冷漠
无安全感	喜悦	疼痛	迷茫	自豪
遗憾	放松	悲伤	满足	安全
害羞	怀疑	受威胁	安宁	犹豫不决

以下是"我"声明的格式：

当你做出＿＿＿＿＿＿＿（行为）时，我感到＿＿＿＿＿＿＿（情绪），我希望＿＿＿＿＿＿＿（行为要求）。

在进行"我"声明之后，重要的是表达你未来的需要。声明的最后一部分清楚地告诉对方你的感受以及他今后可以做什么来帮助你。举两个例子。

"当你说我坏话的时候我感到很受伤，我希望不再发生这种情况。我需要听到我做对了什么，而不仅仅是我做错了什么或我是如何错的。"

"当你倒垃圾的时候我感到非常高兴，我想对此表示感谢。我希望以后我可以不提醒你，你也能继续这么做。"

完成以下陈述，看看你需要对谁或在哪里说出你的真相。

我需要对这个人使用"我觉得"的说法：

＿＿＿＿＿＿＿＿＿＿＿＿＿＿＿＿＿＿＿＿＿＿＿＿＿＿＿

＿＿＿＿＿＿＿＿＿＿＿＿＿＿＿＿＿＿＿＿＿＿＿＿＿＿＿

我一直不愿意对这个人说什么，因为：

＿＿＿＿＿＿＿＿＿＿＿＿＿＿＿＿＿＿＿＿＿＿＿＿＿＿＿

＿＿＿＿＿＿＿＿＿＿＿＿＿＿＿＿＿＿＿＿＿＿＿＿＿＿＿

如果我讲真话，它就会是这样的：

_____

_____

我认为讲真话不会得到好的回应，因为：

_____

_____

我以前曾试图讲真话，但总会发生这样的情况：

_____

_____

我不想再讲真话了，因为：

_____

_____

如果我讲真话，就会发生：

_____

_____

我可以继续压抑真相，因为：

_____

_____

我可以继续否认真相，因为这样做比较容易，而且我是：

_____

_____

如果我能找到勇气和力量说出真相，那么我想说：

_____

_____

当我写出我想说的话时，我觉得：

_____

_____

我知道我现在可能还没有准备好说出我的真相，但我如果这样做，就可以为说出我的真相做准备：

_____

_____

我很仰慕这些人，因为他们说出了自己的真相：

_____

_____

我打算通过以下方式来解决我的恐惧、不安全感和缺乏自我信任的问题：

_____

_____

为了解决这些问题，我将需要：

_____

_____

我可以找到这么做的勇气和力量，因为我在过去有过这种勇敢的举动：

_____

_____

第21章

象征性的信件写作

当你有挥之不去的沮丧、怨恨或烦躁时，转化这种能量的好方法是写象征性的信件。就像你在第一部分中写的治愈信和在第二部分中的 Mad Lib™ 写作，象征性的信件只是为你而写，并不是要作为记录或日记。写象征性的信件的时机是当你无法摆脱某个问题的时候、当它不断地出现并打扰着你，而你只想让它消失的时候。

然而，你选择以何种方式清除你和他人之间的能量是由你决定的。写下自己的感受的行动本身会使你的感觉和思想变得清晰，并给你一种认可和确认感。你和对方之间可能没有任何变化，但在潜意识中，你正在默默地清理那些在你体内卡住的、不再起作用的沉重情绪。

象征性的信件

象征性的信件不是写给别人的，你只是在做这个内部工作和处理好自己的部分。如果你觉得有必要与对方谈论某个问题，象征性的信件写作就将帮助你明确你的感受。作为预防措施，记得在与对方交谈之前管理好你的期望。记住，他们可能不像你一样，一直在有意地处理自己的情绪，而且他们可能不是从如此理性的角度出发的。

练习62：象征性的信件写作

抽出 15 分钟左右的时间来做这个练习。

把你的情绪集中起来，这样有利于明确你的意图。关注刺激你的事情，不要预先计划你要写什么。在一张干净的纸上或新的电子文件中写信，写给你感到被激怒、沮丧或有怨恨的人。

迅速地写，让它全部涌现出来。一直写下去，直到你不再有什么要说的话。你就像是在打扫房间，让它从你体内全部出来。

当你无话可说时，停下来重读你写的东西。写好后，把它撕掉或删除它，作为了结的方式。

然后，请完成下面的陈述。

我需要给这些人写一封象征性的信：

_____

_____

我想写一封信，但如果要写，我就会觉得：

_____

_____

我不认为这有什么好处，因为：

_____

_____

我很想把信交给对方，但是：

_____

_____

我过去曾试着和这个人谈话，而我：

_____

_____

我一直在想，我想写一封象征性的信，但我阻止了自己，因为：

_____

_____

我害怕写一封象征性的信，因为我觉得：

_____

_____

为了帮助我整合写完象征性信件后感受到的新能量，我可以做这些事情：

_____

_____

当你做这项治愈工作时，你会发现写象征性的信是一个很好的方法，可以清理空间，把你体内卡住的、不再起作用的能量排出体外。这也是一个帮你过滤负面情绪并让你回归生活的好方法。

第 22 章

过滤

你已经了解了很多关于你迷失的内在小孩如何控制和影响你的许多反应的影响。还有一种看法是，你的所有互动都经过了过滤。从童年开始，你遇到的每一个人、每一件事、每一种情况都要经过这个过滤器。这个过滤器是由你的自我认知、情感创伤、治愈以及你的所有生活经历而来的。所有拥有未愈合的情感创伤的迷失的内在小孩都在过滤器中被捕获。

你的个人过滤器

你的过滤器对你来说是独一无二的，你通过它看待自己和世界。如果你的过滤器是相对开放和清晰的，你就会真实地看待自己和他人，并对生活有良好的判断力。然而，如果你的过滤器被许多未解决的情感创伤堵塞，你通过它所看到的一切就会被解释为不确定和恐惧的。当你的过滤器被沉重的、分散注意力的巨石堵住时，生活就会需要很多精力。这种堵塞的过滤器会抑制你设置良好的边界，使你无法发展健康、实用和快乐的关系。

过滤器中的每一个堵塞物都会影响你的自我意识。例如，如果你一直与某个人持续进行控制权争夺战，你可能就会编造故事，说明为什么你是对的、他是错的。你给自己体内的这块控制权争夺战的大石头注入了大量的精力。正如圣奥古斯丁（Saint Augustine）所说的：
"怨恨就像喝下毒药，等着对方死去。"这听起来很残酷，但如果你想
一想你心中所有悬而未决的问题，你就会意识到你每天花了多少精力
来维护那个肮脏、堵塞的过滤器。你必须努力透过浑浊的问题过滤
器，看到你自己、你的生活和其他人身上的优点，而这是一项艰巨的
任务。

如何判断过滤器是否堵塞了？问问自己，你是否经常抱有悲观、
消极的态度？你是否有焦虑、恐惧和忧虑？你是否悲伤、抑郁，只看
到坏事发生？这些都表明，你的个人过滤器被堵塞了，你的内在小孩
已经迷失了。

你的过滤器越堵塞，你对世界的感知就越扭曲，这也会影响到你
对自己的想法和感受，并耗尽你的精力。

练习63：是什么堵塞了你的过滤器

这个练习将帮助你确定过滤器的内容，以便你能将其清除。你可
以在任何时候回到这个练习中来，继续清理你的过滤器。

图22–1代表你的过滤器。在过滤器中，写下你认为造成它堵塞
的问题。例如，你与某人的分歧已经持续了多年，但仍未解决且困扰
你的问题，或者是你的时间轴上的一些童年时期的问题，又或者在你
的成年生活中发生的一些事情，仍然让你心情沉重。

在过滤器的外面写下你已经获得治愈的问题。例如，你与他人的
矛盾得到了解决，或者你摆脱了一段不再适合你的毒性关系。

图 22-1　你的过滤器

你的过滤器内有很多堵塞物吗？如果是这样，这些情感巨石是否从童年时期起就堵在那里了？还是说，它们大多是在你的成年生活中形成的？你是否发现了其中的规律？

_____

_____

哪些问题堵塞了你对现实的认知，让你认为你可以开始获得治愈？

_____

_____

你需要做出什么改变来获得治愈?

_____

_____

　　如果有许多问题堵塞了你的过滤器，请使用你所学到的治愈过程的各个部分来解决这些情感创伤。你现在有了可以随时使用的反应方式来解决你生活中出现的问题。

　　现在看看你在过滤器外面写下的事项。留意你是如何清理那些曾一度耗费你大量精神和情感的问题的，然后祝贺自己解决了这些问题。记住，**你是现实的创造者，你可以改变和控制你的自我认知。**

第 23 章

每天都感觉更强大

每一天，你在各个方面都变得更强大，因为你开始更深入、更紧密地了解自己。你已经学会了如何承认你的创伤，并使用新的功能性反应方式，制订一个计划来治愈自己，继续前进。

随着治愈过程的推进，你受伤的部分会放下受伤的情绪反应方式和冲动性反应方式，并学会信任你负责任的成人自我的存在。你受伤的部分知道并感觉到，你负责任的成人自我正在设定功能性边界。这些部分不像以前那样感到戒备，而是逐渐放松。你受伤的部分不再被搁置或冻结在时间中。你正在将这些部分与你负责任的成人自我相整合。

你的一个新部分

现在，你受伤的内在小孩感觉更强大了，不再那么受伤了，你可能会想知道除了"迷失"或"受伤"之外，你还存在其他部分吗？答案是，是的！用另一种方式来称呼你的这个部分。你不仅已经完成了一些令人难以置信的艰苦工作，还可以为自己正在治愈的那个部分起一个新名字。

练习64：重新命名治愈的部分

你可以随心所欲地给你的治愈部分重新命名。这个练习将帮助你找到合适的词语。有些人把这个治愈的部分称为"年幼的我"或"小我"。你如何命名它是由你决定的，但重要的是要认识到这部分的声音和感受，并让你知道它何时出现。

如果你需要了解如何称呼你获得治愈的内在小孩，就请想一想你会给你生活中你所爱的年轻人起的昵称。你还可以参考以下词语或短语，从中选择一个来准确地描述这部分。这样做的目的是，你这部分是以"袖珍尺寸"出现的，是你想联结的地方。

参考这些词语或短语，为你的内在小孩起个绰号：冠军、英雄、朋友、伙伴、闺密、兄弟、通心粉、虫子、袖珍尺寸、可爱的自己、光芒、亮点、火花、儿童自我、爱、痛处、小零件、金块。

思考以下问题，然后写下你自我治愈的特点。

这个年幼的部分是否仍然以同样的方式被触发，或者它正在软化、不那么敏感了？

_____

_____

它是否仍然像你在工作之初那么年幼，还是长大了一些、变得更智慧了一些？

_____

_____

你负责任的成人自我是否愿意为你内在的小孩挺身而出，并持续设定边界，还是说他很混乱？

_____

_____

完成下面的陈述，描述你的内在小孩的声音、感觉和行为。请使用你能想到的最具体的词语。

_____

我的内在小孩现在有这样的感觉：

_____

_____

我的内在小孩不再有以下感觉：

_____

_____

我的内在小孩已经学会了：

_____

_____

当我和这些人在一起时，我的内在小孩感到自己是完整的：

_____

_____

当我处于这种类型的情况下，我的内在小孩感到很完整：

_____

_____

我的内在小孩对这些人仍有这种感觉：

_____

_____

我的内在小孩害怕放下他的受伤的反应方式，因为：

_____

_____

我的内在小孩不断出现，并冲动地做出反应，因为：

_____

_____

我身上负责任的成人部分需要这样做，这样我的内在小孩才会感到更安全：

_____

_____

我的内在小孩仍然对我负责任的成人自我保持警惕，因为：

_____

_____

今后，我每天都要对我的内在小孩说这些话：

_____

_____

今后，我每天都要为我的内在小孩做这些事情：

_____

_____

为了让我的内在小孩与我负责任的成人自我相整合，我需要：

_____

_____

放弃对结果的执着

期待是指头脑中认为某些事情会发生（即期待某种结果并想要控制它），而不是对结果感到好奇或抱有希望、类似于预期。当你期望某件事情会发生或某个人会做出某种反应时，你就会对结果附加了期望。

期望通常在内心悄悄发生，我们甚至没有意识到我们有这些期望。例如，你兴奋地送某个人生日礼物，你会下意识地期望他会以某种方式来回应。或者你期待着一个假期或一项工作任务，并对它们有具体的期望。

你每天的期望清单都可能会让你大吃一惊。它们从小到平凡的（比如"我要让这个绿灯亮起来"），到大到深刻的（比如"我希望我能获得这份工作"）。有期望是很自然的事情。如果我们有不切实际的期望，或当我们希望会发生某些具体的事情，抑或希望某个人将会改变，就会出问题了。

有人可能会问："我是否不应该有任何期望？"我认为这不可能，也不现实。我们都对自己和他人抱有期望，这是人的本性。我们的大脑喜欢确定性，头脑会在早期就开始设计一个预期的结果或保证。大脑不喜欢意外，它喜欢控制一切。重要的是，要记住，**期望并不是对结果的保证**。

我最近听到一个故事，很好地诠释了这个概念。

查兹给妻子买了一份礼物，他认为妻子会喜欢。然而，当妻子打开礼物时，她并不像他想象的那样兴奋，他感到很失望，他的妻子也不太高兴。查兹想用这个礼物取悦他的妻子，但他没有达到目的。他在购买礼物的那一刻，脑中就已经为送礼物设定了一个期望和结果了。

你该怎么做？如何才能不再因为期望落空而受伤？你可以将期望变成希望。要做到这一点，你可以设定一个内部边界（即你将如何允许自己设置对结果的执着程度），然后保持希望。如果你希望别人喜欢你的礼物，就会有一些期望，但它没有那么强烈。如果你经常感到失望，就说明你对一个人或一种情况期望过高。

保持充满希望的状态，就是给自己的礼物。你不会像抱有期望时那样感到失望。这种区别是微妙的，但期望和希望之间的情感重量是不同的。

艾比的故事是一个例子，它说明了抱有期望而不是设定目标所带来的失望。

艾比计划为她的孩子们和她的刚刚重组家庭后丈夫带过来的继女举办一个聚会——在炎热的夏日里扎染一些衬衫。她已经准备好了所有需要的用品，并开始想象她的继女将如何与她的孩子们互动。她想象着这个重组家庭的孩子们做着有趣的衬衫，其乐融融，一切进展都很顺利。她在不知不觉中创造了一个完美的失望机会。

派对进行得很顺利，孩子们玩得很开心，但衬衫的效果并不理想——衬衫的颜色并不鲜艳有趣，而是弄得一团糟；衬衫的效果也不完美，这并不是艾比想要的，艾比一直在寻精彩瞬间。这次经历让她觉得自己很失败，也让她感到很失望。

后来，当我们谈到这次经历时，她问我她可以采取哪些不同的方式，使她不会感到如此失望。我建议，她可以不给自己施加完美主义的压力，而且她可以把对结果的期望转化为有意义的想法。例如，她可以这样想："我只是想让我们一起度过一段愉快的时光。不管衬衫的效果如何，都是它们的结果。我们的目标是让我们花时间一起做一项有趣的活动而已。"这样一来，她就会希望事情进展顺利，但她也会允许自己放弃特定的结果。

对于像艾比这样有信任问题的人来说，希望有事情发生是一种奢望。观察自己内心的这种期望模式，看看你是否能从依附于特定的结果转向对新的可能性和机会持开放态度。

练习 65：观察你的期望

这个练习将帮助你看清你在何时设定了期望，以及你在何时只是抱有希望。思考上个星期发生的一件事。你在哪里、做了什么、如何及为什么设定了期望？你在哪些方面只是抱有希望？通过完成下面的陈述能帮助你找到答案。

在上个星期，我设定了一个强烈的期望，并对结果充满了期望，这个期望是：

_____

_____

我对这个人或这种情况有更大的期望：

_____

_____

我经常对这个人或这种情况感到失望：

_____

_____

我意识到，我对这个人抱有期望，而不是希望得到结果：

_____

_____

我已经试着不对这个人抱有任何期望了：

_____

_____

我意识到我的内在小孩的不切实际的期望与我童年时的经历有关：

_____

_____

当期望落空时，我的内在小孩就会有这种感觉：

_____

_____

我的内在小孩期望别人能：

_____

_____

我的内在小孩放弃了对这个人或情况的任何期望：

_____

_____

我的内在小孩因为期待而感到疲惫：

_____

_____

当我放弃对某个人或某件事的期望时，我通常会感到：

_____

_____

我希望有掌控的感觉，所以我不喜欢不确定的情况：

_____

_____

我对结果抱有期望，因为：

_____

_____

对我来说，充满希望而不期待一个结果很难，因为：

_____

_____

如果我没有期望，人们就不会知道我想要什么，因为：

_____

_____

我试图明确自己对一个项目的期望，但人们会让我失望，因为：

_____

_____

我需要开始用这种方式来表达自己，这样别人就会知道我在想什么：

_____

_____

我需要停止假设别人知道我说这些话的意思：

_____

_____

我将通过说这句话来练习对一个人或情况充满希望：

_____

_____

第24章

自我滋养

你已经做了大量艰苦的工作，因为你已经审视了自己的感受，并解决了一些难题。你需要照顾自己和你的内在小孩，因为你在改变、转移和拓展自己的部分，创造新的现实。

治愈不是一个简单的过程，你可能没有意识到需要多少脑力、情感能量和身体的转变才能改变你的情感景观（emotional landscape）。这种转变是无法衡量或无法看到的，但当你做这项工作时，你可能会认识到一些不同的感受，这些感受是你之前从未体会过的，或者只是短暂的感受。这种新的感受是你迷失的内在小孩与你真实的自我重新整合。它与你重新联结，并回到你自己内心的安全地带，在那里你知道这才是真正的自己，才会感到自己完整和圆满是多么美妙的感觉。

自我滋养的要素

为了保持这种感觉，维持这种能量转化，并维持所有正在发展的功能性技能，你将需要继续创造自我关怀和自我培养的要素。自我关怀的例子包括：（1）做那些你知道你需要做但可能不喜欢做的事情（比如，吃得好、吃得有节制、进行某种形式的锻炼，以及与他人在一起、不与世隔绝而不是孤立无援），并保持你的心理健康；（2）意识到你的思想走向以及你给自己的信息，因为你的思想会想回到你大脑中那些熟悉但不健康和不正常的沟壑中去。

从这个练习中得到的最重要的一点是，**你要知道你掌管着你的思想，但你的思想并不掌管着你，而且你已经做了很多治愈工作。**因此，即使你的大脑想陷入那个熟悉的受伤状态，你也可以温柔地引导它离开，只需对自己说："我现在不需要去那里。我正在选择积极，我相信我生活中的一切都会好起来的。我每天都在为我获得治愈努力工作。"

这个信息触动了一些人的信任按钮，他们无法对自己说这些，或者他们认为这不是真的。我尊重他们的想法，我也不想把这一切说得很容易，就像每个人都能做到似的。如果真有那么容易，那么每个人都已经在做这项工作了。现实情况是，**你可以把你的思想引导到不同的叙述中。**你不必一遍又一遍地告诉自己同一个故事，让自己陷入困境。

练习66：练习自我滋养的叙述

这个练习将帮助你练习说出和相信那些在你治愈过程中自我滋养的叙述。阅读以下关于自我关怀和自我滋养的信息。看看哪些是你今天可以给自己的，哪些是你要努力带入你的意识中的。

大声读出以下语句，每读完一句就暂停几秒钟。

- 我是完全不完美的。
- 每一天我都在尽我所能。我知道，每一天我都在把我最好的一面展现出来。
- 无论我过去做了什么让自己后悔的事，我都知道那不是我有意要犯的错。我原谅自己。

○ 我现在已经很好了。我不需要比现在更好。

○ 今天，我专注于"存在"，而不是做那些让我有自我价值感的事情。

○ 我要选择我的思维去向和我关注的东西，而不是把控制权交给我的思维。

○ 我选择如何对待我的感受，而不是把所有的控制权完全交给它们。

○ 每一天，在每一个方面，我都在过着我知道的最好的生活。

○ 我正在学习如何温柔地爱自己。

○ 我不再用消极的激励来逼迫自己"做得更好"。

○ 我选择与情感健康的人相处，他们爱我、尊敬我、尊重我。

○ 我知道，即使未来不确定，我也对自己有信心。

○ 我正在把握生活中的每一刻和每一天。

○ 我将我的期望转化为充满希望的意向，并放下对结果的执着。

○ 我相信，只要我意识到我的选择，就会在任何特定的时刻做出最好的选择。

○ 尽管我并不完美，也没有做出正确的选择，但我知道我是一个好人。

○ 我知道我是值得被爱的。

○ 我知道我是值得被尊重的。

○ 我知道我是值得被信任的。

在阅读了这份清单并将自己置于中心位置后，你会如何向别人描述自己？

_____

_____

你想强调自己的哪些方面并让别人真正听到？

你将如何尊重自己仍在治愈过程中的那些部分？

你对自己和他人讲的故事会强化和延续你的叙述。你可以通过认识到你从哪里来、你已经治愈了什么、你正在做什么，以及你期待在你的生活中实现什么，塑造你的故事。正如我已故的朋友唐·伯特牧师曾说的"善待你过去的阴影"，你正在治愈你的阴影，每当你治愈自己受伤的部分时，你都闪耀着光芒。

> 只有先爱自己，才能真正爱别人。
>
> ——弗雷德·罗杰斯（Fred Rogers）

当你继续推进治愈过程时，谈谈你今天在哪里以及你想去的地方。你已经努力治愈了你过去的大部分创伤。为你的独特性和今天的你喝彩，因为永远都不会有第二个你。每一天、每一刻，你都是最好的你——过去是，将来也是！

北京阅想时代文化发展有限责任公司为中国人民大学出版社有限公司下属的商业新知事业部，致力于经管类优秀出版物（外版书为主）的策划及出版，主要涉及经济管理、金融、投资理财、心理学、成功励志、生活等出版领域，下设"阅想·商业""阅想·财富""阅想·新知""阅想·心理""阅想·生活"以及"阅想·人文"等多条产品线，致力于为国内商业人士提供涵盖先进、前沿的管理理念和思想的专业类图书和趋势类图书，同时也为满足商业人士的内心诉求，打造一系列提倡心理和生活健康的心理学图书和生活管理类图书。

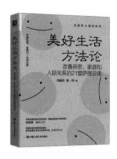

《美好生活方法论：改善亲密、家庭和人际关系的 21 堂萨提亚课》

- 萨提亚家庭治疗资深讲师、隐喻故事治疗资深讲师邱丽娃诚意之作。
- 用简单易学的萨提亚模式教你经营好生活中的各种关系，走向开挂人生。

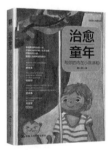

《治愈童年：与你的内在小孩讲和》

- 幸福的童年治愈一生，不幸的童年需要一生去治愈。
- 15 个简单易操作的练习，帮你疗愈内在小孩，重拾人生的希望与信心。
- 蔡仲淮、邱丽娃、赵会春、刘志军等推荐。

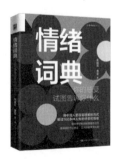

《情绪词典：你的感受试图告诉你什么》

- 用中国人更容易理解的方式解读 160 多个人类的感受和情绪。
- 帮你更好地识别情绪的语言，准确捕捉内心体会，让人际交往更从容。
- 张伯源、贾晓明、丛中、张焱联袂推荐。

《了不起的小狐狸：用力生活，用力爱》

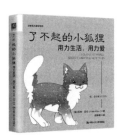

- 作者亲手绘制了 100 多幅治愈系插画，并配上了暖心的文字。
- 如果你正在与抑郁、自卑、焦虑、饮食失调或其他心理健康问题做斗争，建议你一定要读一读它。

《情绪彩虹书：CBT 艺术疗愈完全手册》

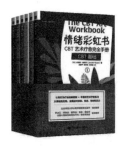

- 本套书以认知行为疗法（CBT）经典框架为基础，结合富有创造性的艺术疗愈练
- 习，全面舒缓抑郁、焦虑、愤怒和压力，提升情绪管理能力。
- 王建平领衔翻译，李占江、李献云、杨凤池、张岚、赖念华、全国心理服务基层协作网、联袂推荐。

《陪你的悲伤坐一坐》

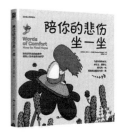

- 陪你度过人生 emo 时刻的暖心绘本，学会与情绪和平共处。
- 它既是成年人与自己情绪和解的重要一课，也是孩子必读的治愈悲伤的课本。
- 心理咨询师严艺家、李宏夫、漫画家燕七、播客《问题不大》联袂推荐。

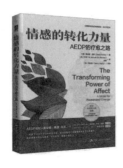

《情感的转化力量：AEDP 的疗愈之路》

- AEDP 创始人戴安娜·弗霞奠基之作。一本关于 AEDP 疗法的来龙去脉、临床应用与干预策略的革命性经典著作，帮助患者深度体验情感，治愈创伤，唤醒生命活力。
- AEDP 疗法国内引路人杨兆前、叶欢、徐勇匠心呈献。EFT 创始人格林伯格鼎力推荐。
- 赠送中文版专属别册，含中文版导读、中文版专属案例（叶欢）。

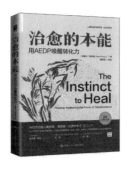

《治愈的本能：用 AEDP 唤醒转化力》

- 每个人都具有治愈的本能，AEDP 可以唤醒它，让我们不再感到孤独、沮丧，像个空心人一样感到生活无意义。
- AEDP 创始人戴安娜·弗霞、上海市精神卫生中心副主任医师徐勇、舒辅（上海）信息技术有限公司顾问吴霞作序。赠送思维导图。
- AEDP 的核心是通过化解孤独，让我们不再感到孤独、沮丧、空虚、无意义，从而将苦难转化为生命的蓬勃生长。

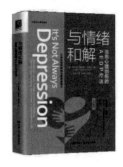

《与情绪和解：治愈心理创伤的 AEDP 疗法》

- 让你在受伤的地方变得更强大。
- AEDP（加速的体验性动力学心理治疗）创始人戴安娜·弗霞、AEDP 认证治疗师和督导师叶欢作序推荐。